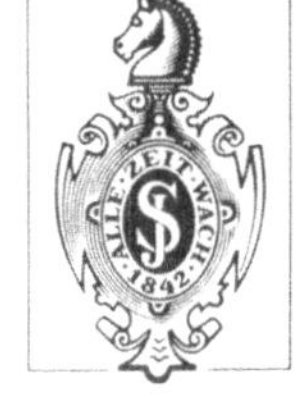

Monographien aus dem
Gesamtgebiete der Psychiatrie

55

Herausgegeben von
H. Hippius, Munchen · W. Janzarik, Heidelberg
C. Müller, Prilly-Lausanne

Albert Zacher

Kategorien der Lebensgeschichte

Ihre Bedeutung für Psychiatrie
und Psychotherapie

Mit einem Geleitwort von Dieter Wyss

Springer-Verlag
Berlin Heidelberg New York
London Paris Tokyo

Privatdozent Dr. Albert Zacher
Institut für Psychotherapie
und Medizinische Psychologie
der Universität Würzburg
Klinikstraße 3
D-8700 Würzburg

ISBN-13:978-3-642-83485-1   e-ISBN-13:978-3-642-83484-4
DOI: 10.1007/978-3-642-83484-4

Offsetdruck: Druckhaus Beltz, Hemsbach/Bergstr.
Bindearbeiten: Konrad Triltsch, Graphischer Betrieb, Würzburg
2125/3130-543210 – Gedruckt auf säurefreiem Papier

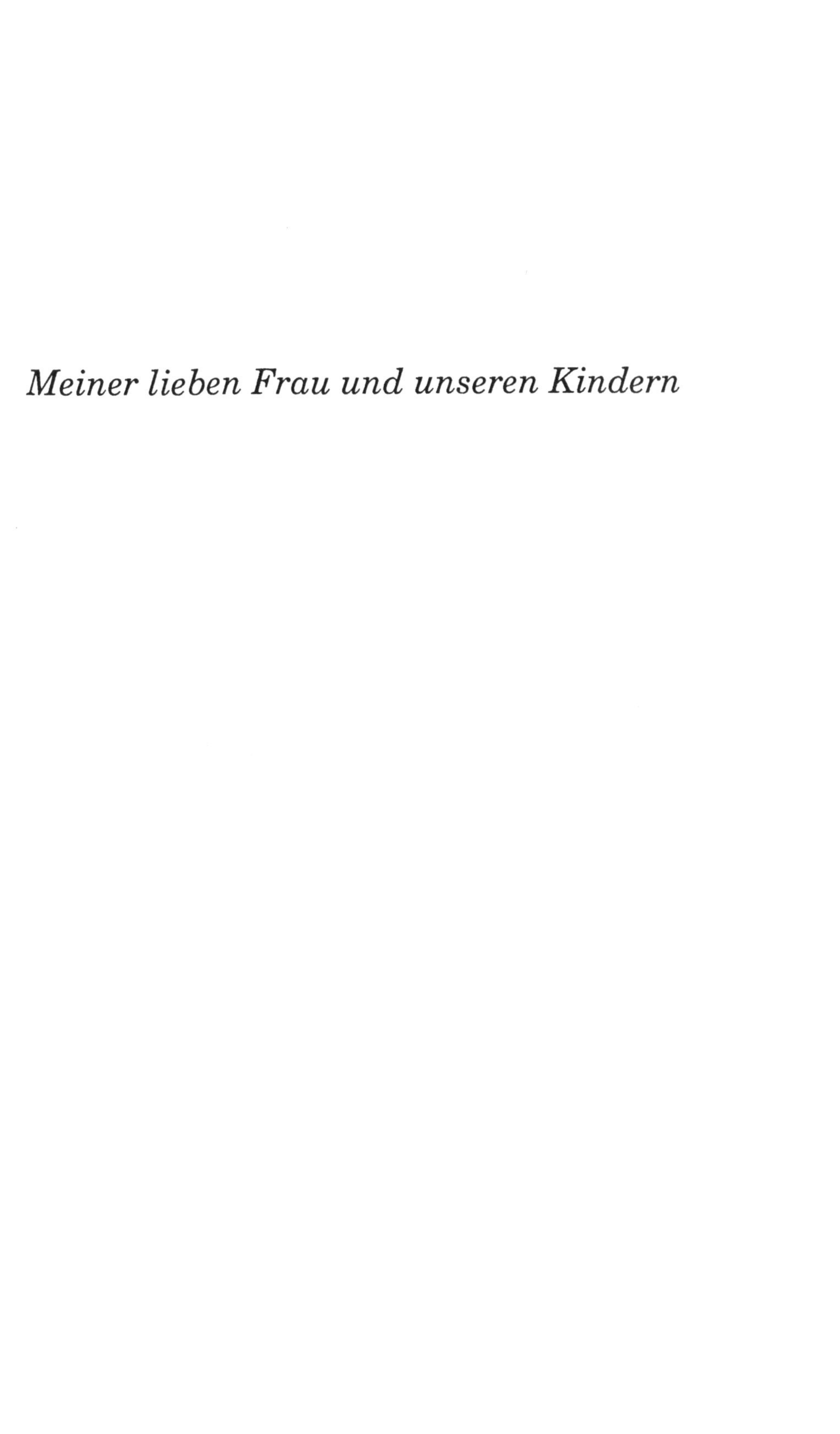

Meiner lieben Frau und unseren Kindern

Geleitwort

Wenn sich anthropologische Medizin in der Forschung um Vermittlung zwischen einer organismusgerechten Biologie, einer sinngebenden Psychologie und verstehenden Psychatrie bestimmt, in der Praxis um Vertiefung einer stets symmetrisch erfahrenen Arzt-Patient-Beziehung, dann darf die Untersuchung Albert Zachers — deren Inhaltsangabe schon die Neugier des Lesers erwecken sollte — als exemplarisch für deren Bemühungen angesehen werden. Die Vorväter und Väter der „anthropologischen Medizin", die hier mit Scheler, Plessner und Kunz für die mehr philosophische dieser umfassend den Menschen in den Blick nehmende Richtung stehen, dürften sich zu dem Werk dann gemeinsam mit Binswanger, von Gebsattel, von Weizsäcker und Tellenbach und vielen anderen mehr zu Taufpaten berufen fühlen. Denn im Netz seiner lebensgeschichtlichen Verstrickungen und auf dem Hintergrund der Frage „Was ist Geschichte?" überhaupt erschließt der Autor gemeinsam im Dialog mit dem Patienten neue Kategorien lebensgeschichtlicher Zusammenhänge, neue Kategorien psychischen Erlebens — etwa der „Tiefe", oder eine Phänomenologie der „Verzweiflung" — und nicht zuletzt neue Kategorien der Psychopathologie.
Die Ingeniosität der Emiprie liegt hier in ihrer Erweckung schöpferischer, sinngebender Impulse selbst, die nicht „im Elfenbeinturm" ausgebrütet, dann die Wirklichkeit zu einer besseren verwandeln, da sich hier echte Theorie — im Sinne der ursprünglichen Wortbedeutung „Schau" — im Kairos mit dem glückhaften ärztlichen Handeln finden.
So möge dieses Werk als eine Resultante kreativer Vektoren in der Fülle gleichgesinnter Bestrebungen — die weder Orthodoxie noch Materialismus zum Schweigen bringen können — auf seinem Weg zum aufgeschlossenen Leser Anregung, „Denkanstöße" und Antwort auf offenes Fragen begleiten.

Würzburg, Sommer 1988   DIETER WYSS

Vorwort

Diese Untersuchung zur Biographik in Psychiatrie und Psychotherapie ist das Ergebnis jahrelanger und oft Jahre während Arbeit mit kranken Menschen. Ich habe versucht, aus dem Gespräch mit ihnen zu lernen, unter welchen Gesichtspunkten sie ihre „Lebensgeschichte" zunächst aufgreifen, sich dann damit auseinandersetzen, sie gestalten und oftmals zu einem neuen historischen Ganzen fügen. Vieles von dem, was sich mir in den Behandlungsstunden mitteilte, fand ich in literarischen Werken, sei es in Dramen oder Romanen wieder, anderes bereits systematisiert und geistig geordnet bei Philosophen, Psychologen und Ärzten, vor allem natürlich Psychiatern.

In diesem Buch wird für den Leser nichts auffallend Neues zu finden sein, eigentlich auch nichts Unbekanntes — so hoffe ich wenigstens, denn ob eine phänomenologische Analyse die Wirklichkeit treffend erfaßt, beweist sich nicht im überraschten Erstaunen angesichts des erstmals Erkannten, sondern im Wiedererkennen des Vertrauten.

Wenn es mir gelungen sein sollte, einige Wesenszüge der menschlichen Biographie schlüssig herauszuarbeiten und damit den Menschen in seiner geschichtlichen Dimension deutlicher werden zu lassen, so verdanke ich dies vor allem meinen klinischen und akademischen Lehrern, besonders Herrn Professor Dr. D. Wyss, der stets meine Arbeit mit kritischem Rat begleitet, mir dabei aber großzügig geistigen Freiraum gewährt hat. Gedenken will ich an dieser Stelle auch meines früh verstorbenen psychiatrischen Lehrers Herrn Professor Dr. O. Schrappe. Während der Jahre an seiner Klinik hatte er sich meinen wissenschaftlichen Interessen gegenüber außergewöhnlich aufgeschlossen gezeigt.

Viele Anregungen verdanke ich meinen Kollegen am Institut für Psychotherapie und medizinische Psychologie der Universität Würzburg, allen voran Herrn Oberarzt Dr. H. Weitze, dann Herrn Professor Dr. H. Csef, Frau Dr. K. Uhlemann und Herrn Privatdozent Dr. H. Weiß. Die Krankengeschichten, die sie mir zur Verfügung gestellt haben, und die vielen Diskussionen mit ihnen waren unverzichtbare Anregung und Korrektur. Frau Dr. phil. C. Weiß (Würzburg) sei für die fachkundige Beratung in Fragen der Mythologie gedankt, Herrn Professor Dr. A. Kraus und Herrn Dr. Th. Kornbichler (Berlin) für die Überlassung von Manuskripten.

Daß aus meinem eigenen Manuskript schließlich ein Band in dieser Reihe werden konnte — dafür danke ich nächst den Herausgebern all denen, die sich in so freundlich engagierter Weise um das Verlegerische bemüht haben: dem Hauptlektor des Springer-Verlags Herrn Dr. Th. Thiekötter und seiner Mitarbeiterin Frau Dr. Susan Kentner, Frau Th. Deigmöller von der Herstellungsabteilung dieses Hauses und schließlich Frau Henninger und den Mitarbeitern ihrer Firma. Mein ganz besonderer Dank gilt aber meiner Frau und unseren Kindern. Sie haben es nie an Verständnis und Geduld für mich mangeln lassen.

Würzburg, im Sommer 1988   ALBERT ZACHER

X

Inhaltsverzeichnis

1 Einführung

> „Denn schwer zu deuten bleibt des Schicksals Pfad."
> (Euripides, Iphigenie im Taurerlande)

1.1 Vorbemerkung und Einleitung

Was geschieht, wenn einem Menschen die Gelegenheit geboten wird, im Dialog mit einem anderen, der sich weitgehend im Hintergrund hält, zu erzählen, was in ihm vorgeht? Einzige Bedingung: er müsse so offen sein, wie es ihm nur möglich sei, müsse freimütig alles, auch das scheinbar Nebensächliche und offenkundig Peinliche aussprechen, selbst wenn es den Partner dieses Zwiegespräches betrifft, ja gerade dann. Eine große Zahl von Arbeiten ist zu dieser Fragestellung erschienen, denn es handelt sich bei der skizzierten Situation um das von Freud entwickelte psychoanalytische Gespräch. Die Erfahrungen, die im Dialog gesammelt wurden, haben eine Vielfalt von Hypothesen unterschiedlichster Qualität und oft höchst spekulativen Charakters hervorgebracht (s. z.B. in Wiesenhütter 1981; Wyss 1972). Eines scheint jedoch als Quintessenz der psychoanalytischen Forschung mehr und mehr für wesentlich gehalten zu werden: daß die analytische Therapie den Menschen zu seiner Lebensgeschichte vermittle, daß sie ihn „geschichtlich" werden lasse, indem sie ihn zur „Selbstreflexion" anregt (vgl.z.B. Rosenkötter 1977, S. 1072 ff..; Weiß 1986).

Keine Einigkeit herrscht darüber, welche Strukturen und Gesetze für die Lebensgeschichte elementar sind, denn die tiefenpsychologischen Schulen verfügen weder über ein gemeinsames Bild des Menschen noch über einheitliche Kategorien seiner Biographie. Oft liegen die Elemente, aus welchen sich das jeweilige Menschenbild zusammensetzt, unhinterfragt den Hypothesenbildungen zugrunde (vgl. Wyss 1972). Im Sinne Diltheys handelt es sich bei den fast durchwegs tiefenpsychologischen Forschungsansätzen um „erklärende Psychologie", die auf Hypothesen aufbaut (Dilthey 1957, S. 175) — oft ohne sich dessen bewußt zu sein. Meist bleiben diese „Schulen" ihrer eigenen wissenschaftstheoretischen Basis gegenüber naiv (vgl. z.B. Habermas 1968; Lorenzer 1974; Ricoeur 1965). Eine wissenschaftliche Betrachtung dagegen, die sich die von Dilthey formulierten „Ideen über eine beschreibende und zergliedernde Psychologie" (1957) zugrundelegt, die sich auf deren Ausarbeitung durch Jaspers (s. 1963; 1974) einerseits und ihre vertiefende Modifizierung durch die sog. anthropologische Medizin andererseits stützt, wird nicht von Hypothesen ausgehen können, sondern die Phänomene des Lebensgeschehens in „disziplinierter Naivität" (Mc Leod zit. nach Revers 1964, S. 203) betrachten, beschreiben und auf ihr Wesen hin untersuchen müssen. Hypothesen sollen denn auch die Folge, nicht aber die Basis der Untersuchung sein.

Diese Arbeit hat die menschliche Biographie zum Thema, genauer diejenigen ihrer Erscheinungsformen, die sich im psychotherapeutischen Prozeß zu erkennen geben. Deren Kategorien sollen „freigelegt" werden. Als phänomenologisch-anthropologische Studie geht sie nicht lebensgeschichtlichen Ursachen oder Bedingungen nach, sondern fragt sich, in welcher Weise Lebensgeschichte im psychotherapeutischen Prozeß in Erscheinung tritt.

Sie ist im Jaspersschen Sinne empirisch angelegt, denn „sie wird allein in Gang gehalten durch das Faktum der *Mitteilung seitens der Kranken.* Daß es bei diesem Verfahren anders zugeht als bei naturwissenschaftlichen Beschreibungen, ist offenbar: Der Gegenstand ist nicht selber für unser Auge sinnlich da; die Erfahrung ist nur ein Vergegenwärtigen. Aber das logische Prinzip ist nichts anderes." (Jaspers 1973, S. 47 Anmerkung)

Schließlich soll das Wesen der so ausgegrenzten Erscheinungsweisen der Biographie klarer gefaßt, systematisch geordnet und in seiner anthropologischen Dimension ausgelegt werden. Damit versteht sich diese Studie in der Tradition phänomenologischer Arbeit, wie sie von L. Binswanger (z.B. 1947; 1955), V. E. von Gebsattel (z.B. 1954), E. Straus (z.B. 1930; 1956) und J. Zutt (z.B. 1963) begründet worden ist.

Als *klinisches Material* dienen die genauen Mitschriften und Krankenberichte von diagnostischen Erstgesprächen, von Gesprächstherapien (durchschnittliche Dauer 20 Stunden), Langzeitbehandlungen (durchschnittliche Dauer 140 Stunden) und die Protokolle von 2 therapeutischen Gruppen, die in wechselnder Zusammensetzung als „offene Gruppen" über 4 bzw. 3 1/2 Jahre liefen (insgesamt ca. 3000 handschriftliche Protokollseiten). Allen genannten Behandlungen, aber auch der Art des Vorgehens bei den diagnostischen Gesprächen, war als explorative bzw. therapeutische Methode die anthropologisch-integrative Psychotherapie zugrundegelegt: In deren Zentrum stehen das erhellende Gespräch über existentielle unbewußte Konflikte der Antriebe, Motivationen, Haltungen und Einstellungen des Einzelnen, seine Unstimmigkeiten mit sich und den anderen sowie der therapeutische „Gang durch die Möglichkeiten" des jeweiligen Patienten in seinem Planen, Entwerfen, Träumen und Phantasieren (Wyss 1982 I). Weil ihr nicht eine lebensgeschichtliche Theorie von bestimmten notwendigen Inhalten zugrundeliegt, sie sich vielmehr der Klärung und Lösung *individueller* Problematik verpflichtet weiß, ist sie in besonderer Weise geeignet, vorurteilsfreies „Material" biographischer Phänomene im therapeutischen Dialog zu erbringen.

Die Zentrierung auf den einzelnen Kranken mündet in eine unbegrenzte Fülle lebensgeschichtlicher Thematik. Hieraus gilt es Kategorien zu entwickeln, die als Ordnungs- und Systematisierungskriterien verwendet werden können, ohne daß dadurch die Eigenheit der betrachteten Lebensläufe zerstört würde.

Diese Form systematischer Betrachtung steht somit in striktem Gegensatz zur einer Typisierung, wie sie etwa als Realtypologie von E. Kretschmer

(1949) oder durch Max Webers Lehre von den Idealtypen methodologisch geklärt (z.B. in Weber 1964, S. 240 ff.) und von H. Tellenbach (1976) in der Psychiatrie fruchtbringend angewandt wurde. Im Unterschied zur Typisierung faßt die phänomenologische Kategorisierung nicht Individuen anhand bestimmter ähnlicher Merkmale zusammen, um mit Hilfe dieser Ähnlichkeiten abgrenzbare und damit vergleichbare Gruppen zu bilden, sondern sucht, die dem Untersuchungsgegenstand an sich eigenen Wesenselemente aufzuzeigen.

Phänomenologisch-anthropologische Kategorisierung erbringt demnach nicht bestimmte Arten und Gruppierungen von Lebensläufen (vgl. z.B. Bühler 1976, S. 288), sondern die dem Lebensgeschichtlichen eigenen Wesenselemente, sei es daß sie ubiquitäres Merkmal der Biographie überhaupt sind, sei es, daß sie in einer einzigen Ausprägung je erschienen sind. Nicht die Häufigkeit des Vorkommens richtet ja über die Frage der Wirklichkeit des irgendwann einmal Geschehenen.

Zwei Ziele verfolgt diese Arbeit: die immanenten Eigentümlichkeiten des Biographischen klar zu beschreiben und zu ordnen *(deskriptive Phänomenologie)*, aber auch in ihrem Wesensgehalt zu bestimmen *(eidetische Phänomenologie)* (s. z.B Blankenburg 1971, S. 10 ff.). Daß sich bei diesem Unterfangen nicht allein für die Psychotherapie relevante Kategorien ergeben werden, liegt in der Natur der Sache: der Mensch, der sich seiner Lebensgeschichte besinnt, ist der gleiche, ob er sich nun in der psychotherapeutischen Situation oder in einem anderen Zusammenhang reflektierend seinem Sein, Werden und Gewordensein zuwendet.

Damit greift diese Studie einen Gedanken auf, den K. Jaspers in seiner „Allgemeinen Psychopathologie" (1973, S. 565 ff.) mit „Forschung unter der Idee des Bios" überschrieben hat: „Auf dem Wege zu einer vollendenden absoluten Biographie des schlechthin Einmaligen, die niemals erreichbar ist, erwachsen uns spezifische Kategorien der Erkenntnis, die *biographischen Kategorien,* die uns Anschauungen relativer Totalität in der Zeitgestalt des Lebens ermöglichen. Sie sind Mittel unserer Biographik, durch die im Biographischen ein Allgemeines klar wird. Wir verhalten uns in biographischer Erkenntnis darum doppelt: Wir schildern und beschreiben, was in der Folge einer allgemeinen biographischen Erkenntis zugänglich wird, die Biographie wird zum *Fall* — und wir berühren, lassen fühlbar werden und sind innerlich beteiligt an dem, was dieser eine, einmalige Mensch selber ist, von dem wir erzählen. (...) Die spezifischen Auffassungsformen oder Kategorien (...) haben das Eigentümliche, jene Doppeltheit in sich zu bergen, sowohl Mittel allgemeiner Erkenntnisse abzugeben als auch den Blick auf das Einmalige als solches zu lenken."

Hierfür bietet sich als wissenschaftlicher Zugang der psychotherapeutische *offene Dialog* geradezu an: biographische Forschung, die sich nicht im Mittel der Befragung des Kranken und der ihm Nahestehenden, des Quellenstudiums in den Akten und der Beobachtung der Situation erschöpft, die vielmehr im Gespräch über das Erleben gegenwärtiger und vergangener Geschehnisse, über die Träume und ihre Verknüpfung mit dem Wachleben, die freie Assoziation, die Analyse der Empfindungen dem

Anderen (v.a. dem Therapeuten) gegenüber (vgl. Freud 1904) tiefen und weiten Einblick in Lebensgeschehen und Lebensgeschichte des Kranken gewährt.

Für diese Art lebensgeschichtlicher Forschung in der Nachfolge Jaspers' und auf der Grundlage von Freuds Psychoanalyse und der anthropologischen Medizin trifft Lichtenbergs Vergleich von Mikroskop und psychologischer Methode besonders gut zu: Sie erfüllt die Aufgabe des Vergrößerns und des Durchdringens der Oberfläche zu dem, was unter dem äußerlich Beobachtbaren zutage tritt — so wie es das Mikroskop dem Biologen ermöglicht, die dem makroskopischen Bild zugrundeliegende Feinstruktur zu betrachten (zit. nach Müller 1986, S. 185 ff.). Doch auch Marcel Prousts entgegengesetztes Bild vom Teleskop kann verdeutlichen, was diese Art biographischer Forschung zu leisten vermag: „(...) diejenigen, die meiner Schau jener Wahrheiten (...) sympathisch gegenüberstanden, beglückwünschten mich dazu, daß ich sie, ‚mit dem Mikroskop‘ entdeckt habe, während ich im Gegenteil ein Teleskop benutzt hatte, um Dinge wahrzunehmen, die in der Tat sehr klein waren, aber nur deshalb, weil sie in weiter Ferne lagen, und deren jedes für sich eine Welt darstellte." (Proust 1976, S. 4185)

„Sind wir hier zusammengekommen,
um einander unsere Lebensgeschichte zu erzählen?"
(Lord Jim von Joseph Conrad)

1.2 Die Lebensgeschichte und ihre besondere Stellung im intersubjektiven Umgang

Eine alltägliche Situation: Zwei Männer sitzen auf einer Bank in einem städtischen Park und plaudern miteinander. Das Wetter, die Vorübergehenden, der Zustand der Bäume bilden zunächst das Thema ihrer Unterhaltung. Dann beginnt einer von beiden über seine berufliche Situation, sein Herkommen oder seine Familie zu sprechen. Unverkennbar hat sich die Situation der Unterhaltung entscheidend gewandelt.

Die Atmosphäre eines Gespräches wird persönlicher, sobald einer beginnt, von seinem Woher im Leben zu berichten. Unwillkürlich ergibt sich der Eindruck von Nähe. Ja es mag dabei ein Anspruch von Verbindlichkeit auftauchen. Das kann peinlich berühren, wenn der andere sich gedrängt, vielleicht gar überrumpelt fühlt, eine Intimität zu teilen, die ihm nicht behagt. Es kann auch beglücken, wenn ein bis dahin Fern- oder Höherstehender einen solchen Beweis unerwarteter wiewohl erhoffter Vertrautheit erbringt. Umgekehrt bedeutet schon die Frage nach der Lebensgeschichte einen Schritt zur geschilderten Veränderung des Atmosphärischen einer Begegnung, bezeugt sie doch ein Interesse am Schicksal des Anderen, sei es, um ihn einordnen zu können, sei es, um ihm menschlich näher zu kommen.

Bei Joseph Conrad heißt es: „Die Einsilbigkeit, die er hinsichtlich seiner Vergangenheit an den Tag legte, war von der Art, die ein wahres Ranken-

4

werk von geheimnisvollen Geschichten um einen Menschen emporwachsen
läßt." Das Verschweigen des biographischen Herkommens führt zu phantasierten Hypothesen derer, die es nicht ertragen können, mit einem letztlich
Unbekannten zusammenleben zu müssen. Dagegen tritt der, dessen
Lebensgeschichte wir kennenlernen, weil wir sie hören oder lesen, aus dem
Dunkel der Unbekanntheit heraus. Er ist entzaubert, weil er nicht mehr
weiter dazu nötigt, sein Werden aus dem momentanen Eindruck zu konstruieren. Er umgibt sich mit der Helle der Bekanntheit und einer gewissen
Familiarität, sobald er sich in seinem Gewordensein erklärt.

Dazu gehört, daß, wer bei jedermann über persönlich Erlittenes und
Erlebtes plaudert, Befremden weckt. Er wird früher oder später für distanz-
los gelten. So scheint eine gewisse Scheu um die Biographie gefordert und
ihre Offenbarung mit der Aufgabe einer schützenden Hülle von Geheimnis
um das eigene Herkommen verknüpft. Dies gilt zumindest, wenn nicht nur
Anekdotisches zur Sprache kommen oder die Lebensgeschichte als Lehr-
stück oder vorbildhaftes Beispiel erzählt werden soll. Nicht umsonst sind die
berühmten Autobiographien von Augustinus (1964) und Rousseau (1985)
„Bekenntnisse" überschrieben. Sie enthalten im Gegensatz zu vielen von
den heutigen „Memoiren" nicht nur kurzweilige Erinnerungen, sondern die
Schilderung des Ringens mit sich selbst im Geschehen des Lebens. Diese
Biographien enthüllen nicht nur das Werden der Person und fügen damit
der Momenthaftigkeit der aktuellen Erscheinung die Dauer hinzu, sondern
zeigen, daß dem äußeren Werden ein inneres gegenübersteht, das in seiner
Zwiespältigkeit die Höhen und Tiefen des Menschlichen umgreift und ohne
dessen Kenntnis die eigentliche Person des Anderen im Verborgenen bleibt.

Biographie im hier verstandenen Sinne läßt die *zeitliche Physiognomie*
des einzelnen Menschen in Erscheinung treten.

In dieser Eigenart wächst der Erzählung der Lebensgeschichte nicht nur
beim Anknüpfen und Vertiefen persönlicher Beziehungen eine wichtige
Funktion zu, sondern auch in der an sich banalen Situation eines Einstel-
lungsgesprächs oder einer Aussage vor Gericht. Nur der kann davon
sprechen, einen anderen wirklich zu kennen, der von seiner Biographie
weiß, und erst dann scheint das anfängliche Mißtrauen zu schwinden,
scheint ein Beurteilen des Anderen möglich, wenn auch seine „zeitliche
Physiognomie" Gestalt angenommen hat.

Die Erzählung der Lebensgeschichte liefert aus. Es ist ein Zeichen von
Macht, wenn man den Anderen ungeniert nach seiner Vergangenheit fragen
darf. Sie macht ja Unsichtbares bekannt und läßt damit aufscheinen, was
aus der körperlichen Physiognomie nicht entnommen werden kann. Im
Gegensatz zur körperlichen Gestalt, ist die Lebensgeschichte (v.a. dort, wo
sie über den reinen faktischen Lebenslauf hinausgeht) ein Bereich unser
selbst, über dessen Offenbarung wir frei entscheiden können. Dagegen
lassen die Art des Auftretens, die Mimik, Gestik usw. unsere Persönlichkeit
aktuell und jedermann erfaßbar in Erscheinung treten, lassen sie zum
Ausdruck, zur Gebärde werden, die im Anderen einen bestimmten Eindruck
hervorruft (vgl. z.B. Darwin 1986). Die Offenbarung der Biographie läßt den
Menschen in der Dauer „sichtbar" werden. Sie erweitert die Momenthaftig-

keit der aktuellen äußeren Erscheinung um die zeitliche Erstreckung des Woher und Wohin. Daß ihre Erzählung ein gewisses Vertrauen fordert, aber auch Vertrauen schaffen kann, gibt sie als intimen Anteil der Persönlichkeit zu erkennen.

Ärzte, gerade Psychiater und Psychotherapeuten, sprechen täglich und meist routiniert — d.h. ohne Scheu — mit ihren Patienten über deren Lebensgeschichte. In der Fachsprache heißt dies reduzierend und versachlichend: die biographische Anamnese wird erhoben. Für den Patienten handelt es sich oft um eine ganz ungewohnte Forderung und nicht selten eine neue Erfahrung, den Lebensweg noch einmal (im Gespräch) abzuschreiten. Ganz selbstverständlich erwartet der Arzt, daß der Kranke, so wie er sich für die körperliche Untersuchung entkleidet, sich ihm für die Erhellung seines seelischen Befindens in seiner Geschichtlichkeit eröffnet, ja preisgibt. Die geschilderte Stellung der Lebensgeschichte im intersubjektiven Umgang zeigt die Besonderheit, durch welche sich die psychotherapeutische Situation als Beziehung zweier oder mehrerer Gesprächspartner auszeichnet: Auslieferung und Macht, Intimität und Vertrauen sind gleichermaßen in ihr eingeschlossen. Dies sei als Einstimmung auf den Behandlungsteil und seine Interpretation im voraus bemerkt.

Die eigentliche Aussage dieses kurzen Abschnitts sei nochmals wiederholt: Die Lebensgeschichte ist die „zeitliche Physiognomie" des Menschen. Sie zu offenbaren heißt, sich kenntlich machen, sich anvertrauen, denn sie liegt primär nicht offen zutage. Ihre Erzählung schafft Nähe mit dem Partner des Dialogs, ja erzwingt sie geradezu, weil sie dem persönlichsten, verborgensten Bestand der Person angehört. Zugleich bedeutet sie für den Anderen die unverzichtbare Voraussetzung, will er sein Gegenüber wirklich kennen. Aus dieser Spannung: Möglichkeit des Verbergens gegen Unverzichtbarkeit des Eröffnens erwächst der besondere Gehalt der Lebensgeschichte für den intersubjektiven Umgang.

1.3 Die Lebensgeschichte als konstitutiver Faktor des Empfindens von „selbst"

Die kurze Betrachtung des kommunikativen Aspekts der Lebensgeschichte hat sie als intimen Bestand des Subjekts ausgewiesen. „Ich selbst habe dies erlebt, nicht ein anderer" könnte das Ende eines biographischen Berichts lauten. Um diese spezifische Erfahrung der Erlebniswirklichkeit von „ich selbst" begrifflich festhalten und strukturieren zu können, haben Philosophie und Psychologie der Sprache altbekannte Ausdrücke entnommen oder neue geprägt. Bestimmte Bereiche des Subjekts können damit abgegrenzt werden:

Person, Persönlichkeit, Ich, Es und Über-Ich, Ich und Ander-Ich, Ich und Selbst, Proprium etc. (s. z.B. in: Allport 1949, 1970; Kessler 1983; Lersch u. Thomae 1960). Jeder dieser Ausdrücke steht für die Eigentümlichkeiten des Erlebens von „selbst" und des Umgangs mit sich „selbst". „Werde Du selbst", „Erkenne dich selbst", Selbstfindung und -verwirklichung: In den zitierten Wendungen drückt sich aus, daß die Introspektion, daß die Erfahrung im ständigen Umgang mit der eigenen Person ein „Ich" und diesem gegenüber ein noch eigeneres Erleben als Fühlender, Denkender, Handelnder und Wahrnehmender, eben das Erleben von „selbst" kennt. Die Kleinschreibung und damit die pronominale Form sei im folgenden beibehalten, um von vornherein jeder Auseinandersetzung mit dem Problem der Existenz eines substantivischen „Selbst", als einer festgefügten Instanz, einem Teil der Psyche, welcher über eine bestimmte Struktur, bestimmte Funktionen und Inhalte verfügt, aus dem Weg zu gehen. Ausschließlich der Funktionscharakter dieses Pronomens „selbst" ist im folgenden gemeint, des „selbst", das nicht als Bestand in der Person verankert ist, sondern in Erlebniszusammenhängen bewußt werden und wieder zurücktreten kann.

„Ich selbst" — hier dient das „selbst" zur Bekräftigung des Persönlichen, wird es als Betonung der „Eigen"heit der Person, gebraucht, die in zwei Merkmalen gründet: Ihrer Beständigkeit (Dauer) — zeitübergreifende Identität (vgl. Erikson 1970; Kraus 1984, S. 8 = Zeitcharakter) und der Verankerung in der Tiefe. Letztere verweist über Gefühls- und Triebleben auf die organismisch-biologische, also die leibnähere Sphäre (vgl. Bräutigam 1961, S. 66—92; Wyss 1987), erstere auf den geschichtlichen (vgl. Jüttemann 1986), den momentüberdauernden Anteil der personalen Existenz. Mit anderen Worten: Das Erleben von „selbst" gründet in der individuellen biologischen (Raum) und der spezifischen lebensgeschichtlichen (Zeit) Erstreckung der menschlichen Existenz.

Das Vorhaben dieser Untersuchung ist es, den historischen Faktor des Erlebens von „selbst" — den biographischen Anteil auf seine Kategorien hin zu untersuchen.

1.4 Begriffserklärung

„Biographie" und „Lebensgeschichte" werden im folgenden synonym gebraucht, auch wenn dies nicht ganz dem eigentlichen Wortsinn von Biographie (= Lebensbeschreibung) entspricht.

„Biographik" sei analog dem Begriff der Historik (Droysen 1977) nur die „Enzyklopädie und Methodologie" (Bayer 1960, S. 208) der Beschäftigung mit der Lebensgeschichte genannt. Damit ist der Begriff der Biographik enger gefaßt als z.B. bei Jaspers (1973, S. 566 ff.), der ihn auch verwandte, wenn er die Beschreibung einer Lebensgeschichte meinte, also analog zu „Kasuistik".

Unter „lebensgeschichtlichen Kategorien" werden mit Jaspers (1973, S. 566) die „spezifisch biographischen Auffassungsformen" verstanden. „Sie haben das Eigentümliche, jene Doppeltheit in sich zu bergen, sowohl Mittel allgemeiner Erkenntnisse abzugeben, als auch den Blick auf das Einmalige als solches zu lenken." Wie Jaspers ausführt, handelt es sich bei den „biographischen Kategorien" um „spezifische Kategorien der Erkenntnis, (...), die uns Anschauungen relativer Totalität in der Zeitgestalt des Lebens ermöglichen" (S. 565).

Letzlich geht diese Auffassung der Kategorien auf Dilthey zurück, für
den sie Werkzeuge der Lebenserfassung (Dilthey 1981, S. 245) und damit
Grundbausteine der Biographik sind.

2 Historische Grundlegung

2.1 Biographie und Biographik in Geschichtswissenschaft und Kunst

„Die Biographie oder Lebensbeschreibung von Einzelmenschen in ihrer rudimentärsten Form ist nicht nur das älteste Genre der Historiographie oder Geschichtschreibung, sondern dasjenige der Literatur überhaupt", heißt es in Jan Romeins unübertroffener Darstellung „Die Biographie" (Romein 1948, S. 14). Das Interesse an Lebensgeschichten beginnt bereits dort, wo Geschichte sich aus der Vorgeschichte herausentwickelt. Bestimmte Ereignisse und Großtaten aus dem Leben von Königen sind als erste geschichtliche Zeugnisse auf den Keilschrifttafeln Altmesopotamiens vermerkt — 27 Jahrhunderte vor Christi Geburt (Schramm 1978, S. 69). So stellt denn auch nach Dieckhöfer „(...) die Biographie eines Menschen (...) zweifellos die älteste Form der Historiographie dar" (1977, S. 111).

Für unser Verständnis wurden die ersten echten „biographischen" Darstellungen erst in der klassischen Antike verfaßt. Damals wurden die reinen Schilderungen bestimmter geschichtlich bedeutsamer Episoden während des Lebens eines Menschen durch das Aufzeigen von Persönlichkeitseigenschaften ergänzt. In Xenophons Werk sind uns die ältesten derartigen Lebensbeschreibungen erhalten (Romein 1948, S. 17, 18).

Schon die antiken Biographien können je nachdem als Geschichtsschreibung, Erbauungs- und Erziehungsliteratur verstanden werden. Oft sind sie bereits von eindeutigem künstlerischen Wert. Die Literaturgattung der Biographie stellt ohnehin bis heute eine Besonderheit dar, kann sie doch zugleich als Quellenmaterial für den Historiker, als Lektüre zur bildenden Unterhaltung oder zum Aufzeigen von vorbildlichen geschichtlichen Persönlichkeiten dienen.

Von der Antike an unterlag die biographische Geschichtsschreibung stetem epochenspezifischem Wandel. Wurde sie im klassischen Rom in Form der Leichenrede weitergeführt, so im Mittelalter als Beschreibung des Lebens von Heiligen und Märtyrern (Hagiographien), um sich in der Renaissance wiederum dem Schildern individualistischer Züge der Persönlichkeit und des Lebensweges zuzuwenden (Dieckhöfer 1977, S. 111; Gruhle 1953, S. 48 ff.).

Während dieser Epoche entstand in Deutschland „erst langsam und ganz von neuem und ohne Kenntnis antiker Selbsteinsichten die Autobiographie" (Gruhle 1953, S. 69). Diese spezifische Gattung der Lebensgeschichtsbeschreibung, immer pendelnd zwischen „primitiver Aneinanderreihung äußerer Geschehnisse (Götz von Berlichingen, ,Lebensbeschreibung') und den sachlichen Darstellungen denkwürdiger Geschehnisse (...) bis zur bekenntnishaften Bildungs- und Entwicklungsgeschichte der eigenen Seele (...)" (Wilpert 1964, S. 48).

1000 Jahre zuvor hatte die Kunst der Lebensgeschichtsbeschreibung schon einen Höhepunkt in Augustinus' „Confessiones" (z.B. 1955) gefunden. In Italien waren bereits die Selbstschilderungen Dantes und Petrarcas als Zeugnisse subtiler Innenschau erschienen (Gruhle 1953, S. 68).

Die Fülle der biographischen Literatur der Neuzeit ist Legion. Sowohl Autobiographien als auch Lebensbeschreibungen aus fremder Feder gehören zu den am meisten gelesenen und oft auch künstlerisch wie wissenschaftlich interessantesten Werken. Rousseaus „Confessions" (z.B. 1985), Goethes „Dichtung und Wahrheit" (z.B. 1962), „Auf der Suche nach der verlorenen Zeit" von Marcel Proust (z.B. 1976) seien stellvertretend für Selbstschilderungen genannt, Diltheys „Das Leben Schleiermachers" (1922), Jones' biographische Darstellung von Freuds Leben und Werk (1960, 1962), Fests „Hitler" (1973) und Hildesheimers „Mozart" (1977) mögen für die Fremdbiographie stehen.

In einer hervorragenden Rezeption und Analyse der literarischen Biographie der Gegenwart kann Scheuer einige für die heutige Lebensgeschichtsschreibung spezifische Grundhaltungen und Methoden ausmachen: assoziative Verknüpfungstechnik, die bei Hildesheimer ein anti-chronologisches Verfahren hervorbringt, „um der Sogkraft eines scheinbar logischen Ablaufes sich entziehen zu können", bewußte Variationsversuche, wechselnde Perspektiven, Spiel von Nähe und Distanz. Vor allem aber, findet er, sei die „Potentialität in der Dichtung" ein Grundzug der modernen Literatur, die in der Lebensgeschichtsschreibung die Besinnung auf die „Vielheit der Möglichkeiten" fordert und gelegentlich (z.B. in Dieter Kühns „N") biographisch „nahe" Alternativen ausphantasieren läßt (Scheuer 1979, S. 230—231).

Als autobiographische Gattung in der darstellenden Kunst dürfen die Selbstportraits berühmter Maler nicht vergessen werden. Sie können nicht nur als Wiedergabe des Aussehens, sondern müssen (wie z.B. die berühmte Folge der Selbstbildnisse Rembrandts) als introspektive Auseinandersetzung mit der Entwicklung der eigenen Persönlichkeit behandelt werden.

Ist somit der Darstellung und Schilderung der geschichtlichen Existenz des Menschen — sei es des eigenen Lebenslaufes oder des fremden — von jeher ein wesentlicher Platz im Schrifttum zugekommen, so wurde deren systematischen Grundlagen erst im 19. Jahrhundert größere Aufmerksamkeit zuteil. Droysen, der es 1857 in seinen Vorlesungen zur „Historik" unternommen hatte, eine „Disziplin vorzutragen, die bisher noch nicht existiert, noch keinen Namen, keine Stelle im Kreise der Wissenschaften hat (...)" (1977, S. 4), begründete auch Methode und Aufgabe der Biographik als historischem Arbeitsgebiet (S. 60). „Es gilt zu verstehen" (S. 22), fordert er, und er leitet dieses „Muß" davon ab, daß die historische Methode „analytisch aus den vorliegenden Erscheinungen deren Wesen (sucht), aber dieses Wesen ist nicht ein stoffliches Substrat mit unveränderlichen Attributionen

10

(...), sondern (...) Formgebungen" (S. 21) Es gelte, „die Formen, die sich in dem so Vorliegenden ausgeprägt zeigen, auf das zurückzuführen, was sich in ihnen hat ausprägen wollen" (S. 22)

Dilthey hat Droysens Gedanken aufgegriffen und in bis heute geltender Form ausgeführt (so z.B. Jaspers 1973, S. 250 ff.; Schelling 1978, 1985). Für ihn ist die Selbstbiographie „die höchste und am meisten instruktive Form, in welcher uns das Verstehen des Lebens entgegentritt" (Dilthey 1981, S. 246). „Selbstbiographie ist ein Verstehen seiner selbst" (S. 307). Die Frage, was „in der Betrachtung des eigenen Lebensverlaufs den Zusammenhang konstituiert, durch den wir seine einzelnen Teile zu einem Ganzen verbinden" (S. 247), führt ihn zur Feststellung: zu „den allgemeinen Kategorien des Denkens traten im Verstehen des Lebens die von Wert, Zweck und Bedeutung hinzu" (S. 248). Ja „nur die Kategorie der Bedeutung überwindet das bloße Nebeneinander" (S. 249).

Diltheys Anliegen ist es, „Begriffe zu bilden, welche die Freiheit des Lebens und der Geschichte ausdrücken". Sowohl Hobbes Aussage, „daß Leben ständige Bewegung sei" (Dilthey 1981, S. 250) als auch die „Kategorien des Tuns und Erleidens" (S. 249) sind für ihn Formen von Aussagen, in welchen die strukturellen Formen des Lebens selbst in seinem zeitlichen Verlauf zum Ausdruck kommen „aufgrund der formalen, in der Einheit des Bewußtseins gegründeten Operationen" (S. 251). Die so bestimmten Kategorien sind ihm Werkzeuge der Lebenserfassung (S. 245) und damit die Grundbausteine der Biographik. Er grenzt die genannten Kategorien der Lebenserfassung als formale Kategorien von den realen Kategorien, die aus den elementaren Denkleistungen entspringen ab. Solche sind Einheit, Vielheit, Gleichheit, Unterschied, Grad, Beziehung ... (S. 242).

Diltheys Einfluß auf Psychiatrie und Psychotherapie wird in den jeweiligen Kapiteln dieser Arbeit zur Sprache kommen. Seine Wirkung strahlte mächtig, soviel sei vorweggenommen, in diese Fächer hinein. Jedoch kehrte sich in der Folge die Richtung des Wirkens von einer Wissenschaft auf die andere um. Die Psychologie, vor allem die tiefenpsychologische Interpretation wurde eher zu einem Instrument in der Hand des Historikers, als daß Erkenntnisse der Geschichtswissenschaft in die Methodologie der Psychologie eingeflossen wären.

Jan Romein, dessen Bändchen „Biographie" zu den grundlegenden Schriften über dieses Genre zählt, nennt unter den wichtigsten Merkmalen einer guten Lebensbeschreibung denn auch zwei psychologische Kriterien:

1)   Unvoreingenommenheit des Biographen,
2)   sein psychologisches Einfühlungsvermögen,
3)   die komplizierte Struktur des seelischen Bildes (Romein 1948, S. 63).

Gleichzeitig wendet er sich aber mit Recht dagegen, eine Biographie in Psychologie „aufgehen" zu lassen (S. 126 ff.). Im angloamerikanischen Kulturkreis hat sich in den letzten beiden Jahrzehnten eine eigene historisch-wissenschaftliche Richtung etabliert, die als „Psychohistory" v.a. mit dem Namen Lloyd de Mause verbunden ist (z.B. de Mause 1980). Kornbichler hat in einer umfassenden Studie über „Tiefenpsychologische Biographik" aufzeigen können, daß bei deutschsprachigen Historikern im Gegensatz zur angloamerikanischen Geschichtswissenschaft tiefenpsychologisches Denken als Erkenntnisinstrument weitgehend verpönt ist (Kornbichler 1986).

Eine umfassende und anerkannte „Biographik", wie sie sich in Droysens „Historik" (1977) oder in Diltheys psychologischen und historischen Schriften findet (Dilthey 1957, 1981), ist von historischer Seite nicht mehr in Angriff genommen worden. Die Erforschung von Strukturen und Kategorien der Lebensgeschichte hat sich weitgehend auf die Fächer Psychologie, Psychiatrie und Psychotherapie, aber auch die Soziologie verlagert (vgl. Thomae, Hans 1952; Blankenburg 1983).

2.2 Das biographische Interesse der Psychiatrie

2.2.1 Von der Pathographie zur biographischen Anamnese

1841 veröffentlichte Ideler (1841) 11 „Biographien Geisteskranker in ihrer psychologischen Entwicklung". Seine „genetische Deutung" (S. 66) ging davon aus, daß „sich in den meisten Fällen von Wahnsinn eine sehr bestimmte Beziehung zwischen den inneren Vorstellungen, verkehrten Gefühlen und Willensstrebungen unter sich und zu dem früheren Leben nachweisen" lassen (S. X). Das Ziel seines biographischen Vorhabens war demnach etwas bescheidener formuliert als das Herders (1744—1803), der von einem Irrenarzt erwartet hatte, er müßte als „Vorsteher eines Toll- und Siechenhauses (...)" durch die Biographien seiner Schutzbefohlenen „(...) die frappantesten Beiträge zur Geschichte der Genies aller Zeiten und Länder (...)" liefern können. Mit dieser etwas emphatischen Formulierung wollte Herder dazu anregen, die Beachtung konkreter menschlicher Lebensläufe gegen die „Mangelhaftigkeit" und „Phantomhaftigkeit" philosophischer Begriffe einzusetzen. „Lebensbeschreibungen, Bemerkungen der Ärzte und Freunde, Weissagungen der Dichter" fordert er, als Quellenmaterial zu benützen —, und hat somit auch als Begründer einer biographisch fundierten Anthropologie zu gelten (zit. nach Thomae, Hans 1952, S. 163).

Völlig gegensätzliche Absichten verfolgte Moebius. Äußerungen in Lebensbeschreibungen berühmter Persönlichkeiten, in ihren Briefen und Werken dienten ihm zu deren psychiatrischer Klassifizierung (z.B. Moebius 1903; 1904). Seine umfangreichen biographischen Darstellungen betrachten die Großen der Geschichte unter psychopathologischen Kriterien.

Emil Kraepelin gilt als der entschiedenste Förderer der allgemeinen psychiatrischen Krankengeschichtsschreibung (Dieckhöfer 1977, S. 1113). Er wollte die detailliert erfaßte Lebensgeschichte in mehrfacher Hinsicht für die klinische und wissenschaftliche Arbeit genützt sehen: Sie sollte als Vorgeschichte der Erkrankung über die erbliche Belastung und die prämorbide Persönlichkeit Aussagen gestatten („ursprüngliche Veranlagung"), aber auch Einblick in die Entwicklung der Krankheitserscheinungen gewähren (Kraepelin 1916, S. 436). Für die Schreckneurosen anerkannte er sogar lebensgeschichtliche Ereignisse als Auslöser (S. 354, 355).

In der Folge haben Gaupp (1914), Gruhle (1912) und Bürger-Prinz (1940) die biographische Arbeit in der Psychiatrie zu einem Höhepunkt geführt. Sie gaben Lebensgeschichten wieder, um Zugang zum Verständnis der Krankheit zu verschaffen. Dies sollte nicht durch das genetische Erklären psychopathologischer Erscheinungen erreicht werden, sondern man wollte „ein Lebensbild zeigen", „das als einzelnes zugleich repräsentativ ist und das durch konkrete Anschauung orientiert in der erreichten Wirklichkeit psychopathologischer Einsicht" (Jaspers 1973, S. 570).

Die vier wichtigsten Absichten psychiatrischer „Lebensgeschichtsschreibung" sind damit erfaßt:

1) Die Biographie der berühmten Persönlichkeit, verfaßt von einem erfahrenen Psychopathologen, sollte Handeln, Wirken und Erleben dieser herausragenden Gestalten auf möglicherweise krankhafte Ursprünge hin untersuchen (Pathographie; Beispiel: Moebius, so v.a. auch Lange-Eichbaum 1928).

2) Biographien von Kranken oder sonstwie psychopathologisch Auffälligen werden ausgearbeitet, um psychopathologische Erscheinungen mit Lebensereignissen in Verbindung zu setzen und einen genetischen Zusammenhang zu erforschen (Beispiel: Ideler).

3) Die lebensgeschichtliche Entfaltung schwer auffällig gewordener Persönlichkeiten wird exemplarisch dargestellt. D.h. Lebensbilder dieser „Außergewöhnlichen" werden nachgezeichnet, ohne daß nur die Entwicklung der pathologischen Erscheinungen ins Auge gefaßt würde (Beispiel: Bürger-Prinz).

4) Durch die genaue Erfassung der „Vorgeschichte" der Erkrankung sollen lebensgeschichtliche Einflüsse von körperlichen Faktoren gesondert werden. D.h.: die Kenntnis möglicher biographischer Bedingungen wird dazu verwandt, die nicht biographisch zu verstehenden rein biologischen Elemente der Krankheitsentstehung auszusondern (Beispiel: Kraepelin).

2.2.2 Karl Jaspers' kategoriale Biographik

Mit dem biographischen Anliegen der Psychiatrie ist K. Jaspers' Name untrennbar verbunden. In seiner Untersuchung über den Eifersuchtswahn (aus dem Jahr 1910) greift er erstmals Kraepelins Forderung nach der „Gewinnung ganzer Lebensläufe" (Jaspers 1963, S. 86) auf. Damit rechtfertigt er die außergewöhnlich umfangreiche Wiedergabe biographischen Materials. Seine intensive Beschäftigung galt hinfort ebenso den Lebensläufen von Patienten wie den Biographien großer Gestalten aus Kultur und Geschichte (z.B. Jaspers 1922; 1950; 1957; 1963). Dies Interesse hieß ihn auch die Methodik der Lebenslauferfassung und -wiedergabe theoretisch zu durchdringen. Seine Biographik in der „Allgemeinen Psychopathologie" gilt nach wie vor als eine der bedeutsamsten Arbeiten zu diesem Themenkreis (s. Blankenburg 1983). Jaspers wendet sich darin nach der Klärung des Wortteiles „Bios" im Begriff der Biographie den Methoden der Lebensgeschichtsschreibung zu, um schließlich biographische Kategorien als spezifische Kategorien der Erkenntnis herauszuformen.

Ihm stellen sich 2 Gruppen von biographischen Kategorien dar: entsprechend den kausalen Zusammenhängen die biologischen, entsprechend den verständlichen Zusammenhängen die lebensgeschichtlichen Kategorien. Beide Gruppen „bedeuten das Allgemeine an den immer individuellen Biographien. Die Biographie ist nicht bloße Anwendung des Allgemeinen, sondern läßt im klärenden Medium dieses Allgemeinen das jetzt Einzige entgegenkommen" (Jaspers 1973, S. 569).

Für Grundkategorien des biologischen Geschehens gelten ihm die Lebensalter, die z.B. als biologische Altersphasen von Kindesalter, Pubertät, Greisenalter spezifische Beziehungen zur Seelenkrankheit aufweisen. „Jede Krankheit hat ihre Modifikation durch das Lebensalter" (S. 574). Krankheiten können aber auch „an das Lebensalter gebunden (...)" sein (S. 574). Als zweites Moment des biologisch fundierten Geschehens ergeben sich „typische Verlaufsreihen" (S. 576), deren Unterschiedlichkeit als Anfall, Phase, Periode und Prozeß er scharf herausarbeitet.

„Der Bios als Lebensgeschichte" erfaßt dagegen die Kategorien, die sich nur von einem sinngetragenen Verstehen her auffassen und interpretieren lassen und deren oberste Einheit im Begriff der „Entwicklung des Menschen" gefunden wird.

Im „Ganzen" gliedert sich für Jaspers die Entwicklung in den biologischen Lebensprozeß, der unter den kausalen Kategorien abzuhandeln war, zweitens in die für sich selbst noch nicht durchsichtige aber faktische seelische Lebensgeschichte, wie sie vom Beobachter verstanden werden kann, drittens in die selbstreflektierte Bewußtheit, in der sich die Lebensgeschichte selber versteht, vollzieht und entfaltet, und als viertes Element in den existentiellen Grund von Entschluß und Übernahme des Gegebenen zu durchdringender Aneignung. Einschränkend gilt für den zuletzt aufgezählten Punkt: „man kann an mögliche Existenz nur philosophisch erinnern und durch Erhellung appellieren" (Jaspers 1973, S. 583). Aus dem ungegliederten Ganzen der Entwicklung greift Jaspers die folgenden Kategorien heraus:

1) „*Das Bewußtsein als Mittel zum Erwerb neuer Automatismen.* Was wir leiblich im Lernen des Gehens, Radfahrens, Maschinenschreibens erfahren, das geschieht analog in den seelischen Ereignissen. (...) Für das, was ich jetzt bin, bin ich durch ungezählte Akte meines Bewußtseins im Lauf meines Lebens verantwortlich in dem Sinne, daß einmal freie Akte die Ursache meines jetzigen Soseins sind."

2) „*Weltbildung und Werkschöpfung.*" Der Mensch „will einen Sinn seines Lebens erfahren. Daher ist ihm die Welt nicht bloß erlittene Umwelt, sondern Aufgabe der Gestaltung (...). Sein Leben geht über sein biologisches Dasein hinaus."

14

3) *„Einbrüche und Anpassung."* „Die Welt des Menschen ist nicht stabil",
und seine Lage kann „durch Einbrüche in jedem Leben sich katastro-
phal verwandeln. Ereignisse und Aufgaben verändern die Lage. Um
sein Dasein zu erhalten und zu erfüllen, muß der Einzelne sich anpas-
sen."
4) *„Erstes Erlebnis."* „Das erste Erlebnis ist als erstes unwiederholbar (...)
— hat einen spezifischen Ernst. (...) Nur die existentiell entscheidenden
den ersten Erlebnisse verändern mit dem Menschen seine Welt. Die
ganze Erlebnisweise wird anders, die Vergangenheit bekommt ein neues
Licht, die Zukunft taucht in eine neue Atmosphäre."
5) *„Krisis.* Im Gang der Entwicklung heißt Krisis der Augenblick, in dem
das Ganze einem Umschlag unterliegt, aus dem der Mensch als ein Verwandelter hervorgeht, sei es mit neuem Ursprung eines Entschlusses,
sei es im Verfallensein. Die Lebensgeschichte (...) gliedert ihre Zeit
qualitativ (...). Die Krisis hat ihre Zeit. (...) Sie muß (...) reif werden."
6) *„Die geistige Entwicklung.* (...) Eine Grundform der geistigen Entwicklung ist die Bewegung in Gegensätzen (...), kurz die dialektische Entfaltung. (...) Während geistig alle Gegensätze übergriffen werden, ist es
existentiell entscheidend, wo dem Menschen jene Gegensätze bewußt
werden, die er nicht umspannt, sondern zwischen denen er wählt, wo die
Beschränkung nicht Enge, sondern geschichtliche Tiefe der Existenz
wird, wo der Verlust von Möglichkeiten die Bedingung des Aufstiegs in
das eigentlich Wirkliche wird" (Jaspers 1973, S. 584—587).

Damit sei die Wiedergabe der Jaspersschen Kategorien abgeschlossen.
Einzelne davon sollen im folgenden Text immer wieder aufgegriffen werden,
um sie in ihrer Bedeutung für eine Biographik der Psychotherapie untersuchen zu können. Nach Häfner handelt es sich dabei um eine wichtige
Aufgabenstellung auch der allgemeinen Psychopathologie, sei doch Jaspers
das „neue, der wissenschaftlichen Bewältigung harrende Erfahrungsfeld"
der Psychoanalyse verschlossen geblieben (Häfner 1986, S. 86).

2.2.3   Die Life-event-Forschung

Galileis Forderung „Was meßbar ist, messen und was nicht meßbar ist,
meßbar machen", hat sich auch auf die Auseinandersetzung mit geschichtlichen Tatbeständen ausgewirkt. Im 19. Jhdt. mußten sich die geisteswissenschaftlichen Historiker vernichtende Kritik von ihren naturwissen-
schaftlich-statistisch arbeitenden Kollegen gefallen lassen. Nur mit Hilfe
der Statistik könnten die Gesetze der Geschichte entschlüsselt werden,
lautete deren Devise. Die Geschichtswerke eines Curtius oder Mommsen
erklärten sie zu Anekdotensammlungen und Unterhaltungsliteratur
(s. Demandt 1983, S. 65).
Auch heute glaubt man, die biographische Arbeit in der Psychiatrie aus
dem „Ruch" des geisteswissenschaftlichen „Anekdotischen" herauslösen zu
müssen. Lebensgeschichtliche Ereignisse werden nicht mehr als individuel-

les historisches Geschehen betrachtet, sondern als unspezifische Stressoren (Zusammenfassung bei Katschnig 1980).

Unter diesem Denkansatz wurden bisher hauptsächlich 2 Forschungsstrategien angewandt: „Zum einen wurden die Folgen akuter Streßsituationen untersucht und zwar sowohl bei Ereignissen, die größere Gruppen von Menschen bzw. ganze Bevölkerungen betreffen (wie z.B. Kriege, Erdbeben oder Flutkatastrophen) als auch bei solchen, die sporadisch auftreten und Einzelpersonen betreffen (wie z.B. Tod nahestehender Personen, akute Krankheit oder Geburt eines Kindes). Zum anderen wurden mit Hilfe von Kontrollstudien die Lebensveränderungen und -ereignisse untersucht, die dem Ausbruch akuter Krankheitsepisoden bei verschiedenen Gruppen von psychiatrischen Patienten vorangingen" (Cooper 1980, S. 321)

In anderen Studien werden Life-events, die einer Krankheit vorausgehen, mit einem Index versehen. Man geht davon aus, daß eine bestimmte Indexsumme von Lebensereignissen den Organismus überlastet und zu Krankheit führt. Monk et al. (1970), die eine Life-event-Studie zur Psychogenese des Morbus-Crohn vorlegten, warfen die Frage auf, ob nicht die Erlebnishaltung der Patienten („the patients reactions to these events") mit zu berücksichtigen sei, wenn Lebensereignisse und Krankheitsgeschehen aufeinander bezogen würden. Mit der hypothetischen Aussage, soziale Veränderungen wirkten nicht als „psychologischer", sondern als „physikalischer" bzw. „physiologischer" Streß, glauben sie, dies Problem gelöst zu haben (Monk et al. 1970, S. 576).

Obwohl die Autoren der entsprechenden Arbeiten der Überzeugung Ausdruck verleihen, durch die Life-event-Forschung seien kausale Zusammenhänge bei psychiatrischen Krankheitsbildern entdeckt worden, muß doch z.B. Cooper eingestehen, daß man bisher keinerlei Ereignisspezifität nachweisen konnte (Cooper 1980, S. 321).

Und so beurteilt Hoffmann (1986) aus der Sicht der Neurosenpsychologie das Resultat der immensen Anstrengung der Life-event-Forschung höchst kritisch. Er schreibt: „Fraglos ist es auch ein im Prinzip deskriptiver Ansatz, die Ereignisse zu beschreiben, welche als Belastungssituationen dem Ausbruch von Neurosen vorausgehen. Die Life-event-Forschung hat uns jedoch hier in manchem enttäuscht. Einerseits scheint eine gewisse Tendenz dafür zu sprechen, daß z.B. vor dem Ausbruch depressiver Erkrankungen gleich welcher Art, Trennungserlebnisse gehäuft auftreten (...). Andererseits jedoch stoßen wir gerade auf diesem Gebiet immer mehr auf unspezifische Faktoren. Fast vor jeder schweren Erkrankung, sei es nun ein Karzinom oder eine Depression oder ein Herzinfarkt, stoßen wir auf gehäufte psychosoziale Belastungssituationen. Und daß der Mensch auf gehäufte Belastungen mit Krankheit reagiert, war uns eigentlich ja schon vorher geläufig gewesen" (Hoffmann 1986, S. 11).

Die „Biographik" dieser Forschungsrichtung besteht denn im Grunde nur in den beiden Kategorien: Reiz und Reaktion.

Dem Reiz (Lebensereignis) kommt weitgehend unabhängig von seiner Art ein bestimmter Wert zu. Die Reaktion erfolgt ab einer bestimmten Schwelle und wird durch die Energie (Indexsumme) des auslösenden Reizes bestimmt. Die Analogie zum Gesetz der „spezifischen Sinnesenergie" nach J. Müller (vgl. z.B. Ten Bruggenkate 1971, S. 178) liegt auf der Hand. Reiz und Reaktion stehen ja in keinem anderen Verhältnis zueinander als dem von unspezifischem Auslöser und organismisch vorgegebenem Reaktionsmuster — ohne Anhaltspunkte dafür, warum ein Patient mit Depression, der andere mit Krebs „reagiert".

Diese kritischen Einwände haben in der Zwischenzeit zu einer erheblichen Modifizierung der Forschungsstrategien der Life-event-Forschung geführt. Unter anderem wurde das Hauptgewicht des Interesses von den großen Ereignissen auf die „kleinen Mißlichkeiten" (hassles) und die kompensierende Wirkung von sog. „uplifts" verlagert. Jedoch ändert weder diese Wendung, noch die stärkere Berücksichtigung von subjektiven Faktoren (vgl. hierzu die Diskussion in Miltner et al. 1986, S. 40 ff.) etwas am Grundsatz des Quantifizierens. Denn auf eine kurze Formel gebracht, lautet die Überzeugung der Life-event-Forschung: Die Lebensgeschichte gliedert ihre Zeit quantitativ. Sie steht demnach in völligem Widerspruch zu Jaspers' Theorem von der rein qualitativen Bestimmung der Lebensgeschichte. (Zu einer grundsätzlichen Kritik am Ansatz der Life-event-Forschung s. S 65).

2.3 Biographische Forschung in der Inneren Medizin

2.3.1 Die biographische Medizin der Heidelberger Schule

Zur gleichen Zeit, als Kraepelin vollständige Lebensgeschichten von psychisch Kranken forderte, begann auch in der Inneren Medizin die Aufmerksamkeit für Biographisches im Zusammenhang mit Krankheiten zu wachsen. Nach Clauser (1963, S. 6) liegen die Ursprünge der biographischen „Analyse des Kranken schon im ausgehenden 19. Jhdt.". Er nennt Liebermeister und Rosenbach als erste Autoren, die in die Arzt-Patient-Beziehung lebensgeschichtliche und individuelle Faktoren miteinbezogen. Der entscheidende Anstoß ging aber von L. von Krehl aus. Besonders seine berühmte „Pathologische Physiologie" (z.B. 1918 oder 1930) erfuhr über die vielen Auflagen hin eine immer stärkere Wendung zur Individualisierung des Kranken und zur Betrachtung des Krankheitsgeschehens im Lichte der Lebensgeschichte. Auch F. Kraus ist hier zu nennen. Die 1919 erschienene „Allgemeine und spezielle Pathologie der Person. Klinische Syzygiologie" forderte die Überwindung der psycho-physischen Gegensätze und wandte das ärztliche Interesse ganz der Person des Kranken zu.

Die eigentlichen Grundlagen der biographischen Medizin erarbeiteten freilich erst die Krehl-Schüler W. Siebeck und V. von Weizsäcker, die Hauptvertreter der „Heidelberger Schule" (Lain-Entralgo 1950). Ihr zugehörig bzw. von ihr beeinflußt sind P. Christian (z.B. 1952), W. Jacob (1978), D. Janz, (z.B. 1966), W. Kütemeyer (z.B. 1963), A. Mitscherlich (z.B. 1971) und D. Wyss (z.B. 1973; 1976; 1982), um nur einige zu nennen (vgl. hierzu auch Csef 1985).

Aus der Arbeit dieses Kreises ging auch G. Clausers „Lehrbuch der biographischen Analyse" (1963) hervor, mit dem der Autor (letztlich erfolglos) versuchte, die „Theorie und Praxis lebensgeschichtlich orientierter Krankheitsbetrachtung und Krankenbehandlung" in die klinische Medizin einzugliedern.

2.3.2   Die Biographik V. von Weizsäckers

Von Weizsäcker gilt als einer der wesentlichen Begründer der „Anthropologischen Medizin". Diese sollte unter Verwendung der Biographik als neu etablierter medizinisch-wissenschaftlicher Methode (1926, S. 82/83) den ganzen Menschen in die Medizin einbeziehen (1925, S. 1252). Der Leitgedanke seiner Krankheitslehre läßt sich aus dem Satz „Krankheit ist eine Weise des Menschseins" (1950, S. 65) ersehen. Die menschliche Existenz ist aber nicht rein ontisch erfaßbar, sondern ihrem Wesen nach pathisch konstituiert. Sie ist nicht auf ein bloßes Sein, sondern auf ein Sollen hin ausgerichtet. Darum könne auch nicht gesagt werden, „was der Mensch ist, sondern was er sein sollte" (1956, S. 5). Krankheit drücke aus, daß im Leben des von ihr Betroffenen etwas nicht so sei, wie es sein sollte. Von Weizsäcker hält dem Kranken lapidar entgegen: „Ja, aber nicht so!" (1950, S. 230) Pathisch existieren heißt, historisches Subjekt sein. Krankheit als Ausdruck des pathischen Elements im Leben ist unauflöslich mit der Lebensgeschichte des Menschen verknüpft — nicht nur mit der vergangenen, sondern auch mit der gegenwärtigen und zukünftigen. Die Biographik - die Wissenschaft von der Lebensgeschichte — wird zum Kernstück der medizinischen Anthropologie. Sie gewinnt ihre Tiefe aber nicht aus der Betrachtung des im Leben faktisch Gewordenen, sondern gerade aus dem, was unterblieb, aus der Fülle dessen, was ein Mensch nicht verwirklichen konnte oder dem er sich entzog. Das „ungelebte Leben" wirkt in die Gegenwart hinein (1950, S. 191). In der Gegenwart bricht Krankheit als krisenhafte Zuspitzung der Lebensgeschichte auf, sie nimmt in der Biographie die Stelle eines Knoten- und Wendepunktes ein, gibt die Möglichkeit, innezuhalten und umzukehren (1946b, S. 87). Der Gesichtspunkt des Zukünftigen taucht im Prinzip des Sollens als finaler Bestimmung der Krankheit auf, könne doch, „wenn aus Lebenslügen Krankheiten" wurden (1950, S. 65), eine Krankheit „den Betroffenen zum „Sinn seines Lebens" führen (1957, S. 96).
Krankheit ist Krise, deren Struktur von Weizsäcker sprachlich als Dialektik von Freiheit und Notwendigkeit bestimmt (1973, S. 269). Wollen und Müssen als subjektiver Ausdruck der genannten Dialektik erfahren nach Lösung der Krise ihre Klärung: „denn erst (...) post festum erfahren wir, welches Wollen gesiegt und welches Müssen gesiegt hat". An dritter Stelle, „von der Krise aus gezählt", stehen die „genetischen Bedingungen des Möglichen, das ist des Könnens und Nichtkönnens, des Sollens und Dürfens" (1973, S. 270). Von Weizsäcker hebt hervor, daß die „Anwendung der pathischen Kategorien (...) auch ihre Konkretisierung auf jemand im *Ver-*

hältnis zu einem anderen" erzwingt. „Die Kategorien des Biologischen sind nicht nur subjektive, sondern auch soziale" (1973, S. 272).

Im „Gestaltkreis" (zit. nach von Weizsäcker 1973; Erstausgabe 1940) werden die pathischen Kategorien entwickelt, in der „Pathosophie" (1956, S. 60 ff.) erfahren sie ihre differenzierte Ausarbeitung. Als das pathische Pentagramm von sollen, können, dürfen, wollen und müssen (von Weizsäcker 1956, S. 333) bildet diese kategoriale Bestimmung von Eigenschaften des Lebendigen einen Eckstein in der Lehre von Weizsäckers.

2.3.3 W. Siebecks biographischer Ansatz

Siebecks Überzeugung lautet: „Jeder Kranke ‚hat' nicht nur ‚seine Krankheit' — er selbst und sein Geschick ‚machen' sie. Die Krankengeschichte ist immer zugleich eine Lebensgeschichte" (Siebeck 1953, S. 35). Dieser Gedanke liegt seinem Hauptwerk: Medizin in Bewegung (1953) zugrunde. Die von ihm ausgearbeiteten Lebensgeschichten Asthmakranker, Tuberkulöser, Hypertoniker usw. überzeugen durch die „Gediegenheit und Nüchternheit", die sich Siebeck selbst zum Gebot erhebt (S. 482). Keine spekulative Ätiopathogenese findet hier Platz. Psychisches wird mit Physischem nicht kurzerhand über Analogien verknüpft, Krankheit erscheint vielmehr verwoben mit dem Geschick, ihre Färbung und ihr Ablauf mit der Persönlichkeit des Kranken. Nach Rössler (1959, S. 173) ist für Siebeck „der Gesamtverlauf der Biographie relevant, und zwar mit jeder Einzelheit, gerade auch dann, wenn sich kein unmittelbarer Zusammenhang mit der gegenwärtigen Krankheit erkennen läßt. Die Lebensgeschichte ist in jedem Fall mehr und ein anderes als die bloße ‚Vorgeschichte der Krankheit' (Rössler 1959, S. 173). Rössler sieht erst in Siebecks biographischem Ansatz die Überwindung des klassischen medizinischen Modells von bestimmten Krankheiten und deren Behandlung; denn in seinen Arbeiten sei - auch im Gegensatz zu von Weizsäcker — konsequent ernst gemacht mit dem Begriff der „unverwechselbaren geschichtlichen Individualität" des Kranken (S. 177, 178). Ohne daß sie explizit ausgewiesen wären, können in Siebecks Krankengeschichten Kategorien einer Theorie der Biographie aufgefunden werden, welche „das Allgemeine an den immer individuellen Biographien" bedeuten (Jaspers 1973, S. 596). So ist davon zu lesen, daß eine Patientin „das versäumte Leben" nachholen wollte, wird vom „Einsturz des erträumten Weltbildes" gesprochen (Siebeck 1953, S. 256), werden Anlage und Erziehung als gestaltende Elemente von Persönlichkeit „und damit Erlebnis und Verlauf der Krankheit" hervorgehoben (S. 244).

2.3.4 Vergleich Siebeck — von Weizsäcker

Rössler ist beizustimmen, daß Siebecks Krankengeschichten entschiedener als von Weizsäckers Arbeiten jeden kausalen Rückschluß von einem bestimmten Lebensereignis auf die Krankheit meiden. Bei seinen Kategorien (z.B. „versäumtes Leben", „erträumtes Weltbild") handelt es sich weniger um Entwicklungskategorien als vielmehr um Wertkategorien, die mit den Begriffen „innere Haltung", Sorge, Verzicht, Eigenständigkeit zusammenhängen. So mag es beim Vergleich zwischen Siebeck und von Weizsäcker jenem besser gelungen sein, genetisch-kausales Erklären und somit das Werten von Entwicklungselementen vermieden zu haben, jedoch auf Kosten eines anderen. Bei Siebecks biographischem Ansatz handelt es sich um ärztliches Verstehenwollen des Anderen als Gegenüber (damit letztlich Objekt). Erinnerte oder erfahrene Biographie wird zu einem in sich für den Betrachter stimmigen Lebenslauf gefügt. Von Weizsäcker dagegen zielt nicht so sehr auf die erfaßte Lebensgeschichte, als auf das gemeinsame Erhellen einer Biographie aus der Arzt-Patienten-Beziehung heraus und auf die im lebendigen Vollzug gelebte (erlittene) Lebensgeschichte. Dies soll dem Kranken ein Verstehen seiner selbst vermitteln aus dem Durchgang seiner Geschichte durch den Anderen hindurch. Auf Entwicklungskategorien wie z.B. die der „Krise" oder des „ungelebten Lebens" und auf unterschiedliche Wertungen verschiedener Erlebnisse kann jedoch eine Auseinandersetzung mit der eigenen Vergangenheit nicht verzichten.

Die Atmosphäre des therapeutisch-erhellenden Prozesses gemeinsamer biographischer Analyse ist bei von Weizsäcker vom Pathos erlittenen und gestalteten Werdens durchsetzt und nicht von der sachlich nüchternen, wenn auch anteilnehmenden Leidenschaftslosigkeit des ärztlichen Begleiters getragen. Der „Umgang" als elementare Kategorie der Arzt-Patient-Beziehung (s. Wyss 1972, S. 302 ff.; Zacher 1978, S. 81 ff.) weist die Atmosphäre gelebter Lebensgeschichte mit all den Attributen des pathischen Pentagrammes auf. Er ist Vollzug gemeinsamen biographischen Erleidens, nicht nur Nachvollzug lebensgeschichtlichen Werdens und Vergehens durch einen unbetroffenen Betrachter.

2.4 Die Stellung der Biographie in der Daseinsanalyse

Die Daseinsanalyse ist heute im wesentlichen in 2 Schulen aufgespalten: Die Daseinsanalyse Binswangers (z.B. 1922, 1947, 1953, 1955, 1957) versteht sich primär als ein Instrument philosophischer Vertiefung in die Phänomene des Daseins, diejenige von Boss (z.B. 1957, 1971) und Condrau (z.B. 1965, 1968) vorwiegend als psychotherapeutische Methode. Auf diese Mehrschichtigkeit hat Blankenburg hingewiesen und die verschiedenen Bedeutungen von Daseinsanalyse dargelegt (Blankenburg 1977). Für die Fragestellung, die hier behandelt werden soll, genügt es, die unterschiedlichen Zugangswege der Boss-Condrauschen und der Schule Binswangers zu sondern.

Hicklin (1987) sieht in der geringeren und individuellen Betonung der lebensgeschichtlichen Arbeit durch die Daseinsanalyse einen markanten Unterscheidungspunkt zur orthodoxen Psychoanalyse. Gelte für diese ein psychogenetischer Determinismus, so mache sich jene zur Sachwalterin menschlicher Freiheit. In der praktischen Arbeit räume die Daseinsanalyse der gegenwärtigen Auseinandersetzung des Patienten mit seinen Beziehungspersonen den Vorrang gegenüber der Bearbeitung der Vergangenheit ein. Letzlich solle nicht von der generellen Bedeutung der Lebensgeschichte in der daseinsanalytischen Psychotherapie gesprochen werden, sondern von der Bedeutung, die sie jeweils für einen bestimmten Menschen haben kann; denn jeder Mensch gehe mit seiner Vergangenheit anders um.

Liest man dagegen die an Binswanger anschließenden daseinsanalytischen Arbeiten Blankenburgs (z.B. 1958, 1971) und v.a. Kuhns, die auf psychotherapeutisch gewonnenen Einblicken in das Lebensgeschehen, besser die „innere Lebensgeschichte" der beschriebenen Patienten beruhen, so wird hier die intensive Beschäftigung mit der Lebensgeschichte zu einer unverzichtbaren Voraussetzung (z.B. Kuhn 1946, 1948, 1952/1953, 1960). Die Seelenkunde ermögliche es, „seelische Rätsel aufzulösen, indem sie uns lehrt, die äußere und innere Lebensgeschichte eines Menschen wiederherzustellen" (Kuhn 1948, S. 66). Auch geht aus Kuhns Arbeiten hervor, daß nach seiner Überzeugung gerade die „Erinnerungsweckung" ein entscheidendes psychotherapeutisches Agens darstellt (z.B. Kuhn 1950, S. 138, 139). Dieser Richtung der Daseinsanalyse ist also die Beschäftigung mit der Lebensgeschichte ein zentrales Anliegen, weil sich im Wechsel der gegenseitigen Bedingung erst durch das Biographische hindurch die Gefügestruktur des Daseins (Blankenburg 1977, S. 951) erkennen läßt. Andererseits werde die „Erinnerungsweckung" durch die daseinsanalytische Arbeit befruchtet, wodurch erneut „die Erfahrungen des ‚lebenden Lebens' aus dem ‚blinden ungewollten Sein' des gelebten Lebens an's Licht kommen" (Szilasi, nach Kuhn 1960, S. 138).

Grundlegend für die Bedeutung, welche der Biographie in den Arbeiten z.B. von Kuhn und Blankenburg (1977, S. 959, Anm. 24) oder auch Häfner (1961, 1962) zugesprochen wird, sind Binswangers Ausführungen über „Lebensfunktion und innere Lebensgeschichte" (1928, zit. nach 1947, S. 50—73) und seine Buchbesprechung zu E. Straus' „Geschehnis und Erlebnis" unter eben diesem Titel (1931). Der Begriff der „inneren Lebensgeschichte", nach Kuhn (pers. Mitteilung) erstmals von Griesinger gebraucht, umfaßt den „inneren geistigen Zusammenhang" der „Erlebnisgehalte der individuellen, geistigen Person". Binswanger scheidet den geschichtlichen Teil der Person streng von ihrem funktionalen Grund. Eine *sinnhafte* Verknüpfung besteht nur innerhalb des historischen Zusammenhangs der „inneren Lebensgeschichte", nicht aber zwischen dieser und der zugrundeliegenden Lebensfunktion (entscheidend ist dabei, daß natürlich andere als sinnhafte Beziehungen durchaus bestehen mögen). Eine genauere Betrachtung und Eingrenzung des Begriffs der „inneren Lebensgeschichte" folgt in Kapitel 7 dieser Untersuchung: „Die strukturellen Kategorien der Biographie als lebensgeschichtlicher Gesamtzusammenhang"(S. 52 ff).

Nach Blankenburg relativiert die daseinsanalytische Betrachtung der Biographie „(...) jeden bedingungsanalytischen Ansatz und damit auch den in diesem Ansatz implizierten Zeitbegriff. Nur in diesem Sinne liegt die Daseinsgestalt (die sie in ihrem geschichtlichen Werden herausarbeitet) ‚mit einem Wort von Jaspers grundsätzlich quer zur Zeit (Jaspers) (...) und quer zur Zeit blickt die Warum-Frage selbst, die die Existenzstruktur, ja jedes Wesensbild aufwirft' (Sonnemann 1959). Das hat mit einer statischen Betrachtung nichts zu tun, zumal die kausalgenetische Fragestellung keineswegs ausgeklammert, sondern *ein*geklammert', d.h. eine eingehende Beschäftigung gerade auch mit psychosozialen wie mit anderen Faktoren stets einbezogen wird" (Blankenburg 1977, S. 951).

2.5. Einige wesentliche Elemente der psychoanalytischen Biographik

Den kursorisch geschilderten Entwürfen einer Biographik in Literatur, Geschichtswissenschaft, Psychologie und Medizin konnte bereits entnommen werden, daß mit dem Werk Freuds ein neues Element in die biographische Betrachtung hineingetragen worden ist (vgl. auch Dollard 1949; George u. George 1971). So ist die biographische Medizin erst aus der Rezeption seiner Schriften hervorgegangen, (s. z.B. in Kütemeyer 1963; von Weizsäcker 1950, S. 251 ff.). Auch die Psychohistorie der amerikanischen Schule um Lloyd de Mause (z.B. 1980) basiert auf den Theorien Freuds. Vergeblich verläuft jedoch die Suche nach einer in einem Aufsatz oder einer Monographie spezifisch ausgewiesenen Theorie der Biographie in Freuds Schriften. Sein ganzes Werk muß als ein einziger Versuch angesehen werden, Krankheitsäußerungen in einen lebensgeschichtlichen Zusammenhang zu stellen. Diese Grundtendenz trug sicher mehr zur außerordentlichen Wirkung Freuds auf viele wissenschaftliche Bereiche bei, als einzelne seiner Theorien wie z.B. die der Kastrationsangst oder des Ödipuskomplexes.

Die Theorie von der biographischen Verursachung kennzeichnet schon die ersten Arbeiten Freuds zur Hysterie. Lebensgeschichtliche Erfahrungen sollten den Krankheitserscheinungen zugrundeliegen — Erfahrungen, die ob ihrer Anstößigkeit durch einen „Gegenwillen" niedergehalten ein Dasein gleich den Schatten im Hades fristen (Freud 1892, S. 262). Schließlich wurden individuelle „vorgeschichtliche" Erlebnisse zu den prägenden „Reminiszenzen" der persönlichen Entwicklung erklärt (Freud 1986, S. 330), um in der weiteren Ausarbeitung der psychoanalytischen Theorie durch Vorgänge in der Phantasie des Säuglings und Kleinkindes ersetzt zu werden (s. die Diskussion in Masson 1984).

Bei aller Heterogenität der Freudschen Gedanken, die zu der beispiellosen Exegese seines Werks geführt hat, basieren sie doch auf einigen wenigen biographischen Grundanschauungen.

Seiner Theorie liegt zugrunde, daß sich psychopathologische Erscheinungen (z.B. in der Hysterie) aus der Lebensgeschichte erklären lassen und nicht unveränderlich (wie die Überzeugung der Psychiatrie seiner Zeit lautete) in der Konstitution verankert sind (vgl. Freud 1905, S. 81).

Freud rückte von seiner These auch nicht ab, als sich herausstellte, daß die Verführungsgeschichten seiner Patienten meist erfunden waren (Freud 1986, S. 283 ff.). Um seine lebensgeschichtliche Theorie nicht opfern zu müssen, unterschied er nun streng zwischen äußerer und innerer Wirklichkeit, die er praktische (materielle) bzw. psychische Realität nannte (z.B. Freud 1914a, S. 55 f.; 1919, S. 271). Für die Genese der neurotischen Erkrankungen gewannen die Vorgänge in der „psychischen Realität" größere Bedeutung als die in der praktischen (s. Masson 1984, S. 141 ff.). Durch den Mechanismus der Verdrängung sollten die Erinnerungen an phantasierte und gelebte Vergangenheit ins zeitlos strukturierte Unbewußte „abgeschoben" werden. Sie vergehen dadurch nicht und gehören nicht zur „abgelegten" Vergangenheit, sondern bleiben aktuell in den Beziehungsschemata, die als „Übertragungssituation" immer wieder neu aufgelegt werden (Wiederholungszwang) (s. Freud 1920, S. 228 ff.; vgl. z.B. auch Loewald 1986, S. 65 ff.).

Aus dem Geschilderten lassen sich nun schon einige der für die Psychoanalyse Freuds wesentlichen biographischen Kategorien entwickeln:

1) Das prägende Erlebnis in einer bestimmten Epoche der Kindheit. Es ist von entscheidender Bedeutung für die weitere Lebensgeschichte. Es prägt, sei es, daß es real gelebt, sei es, daß es ausschließlich in der Phantasie erlebt wurde. Es wirkt über
2) die Wiederholung. Nach Freuds Ansicht gibt es kaum einen Hinweis auf die Möglichkeit kreativer Neuschöpfungen im Erwachsenenalter (s. z.B. Freud 1910). Das Schicksal ist modifizierte Wiederholung infantiler Reminiszenzen (vgl. z.B. Fenichel 1980, S. 58 f.).

Diesen beiden Kategorien des zeitlichen Ablaufs der Lebensgeschichte stehen die räumlichen gegenüber:

1) die Lebensgeschichte der äußeren Ereignisse (praktische Realität) und ihrer Wirkung auf das Innen und
2) die biographischen Wirkungen der eigenen Phantasie (psychische Realität) auf die Entwicklung der Psyche.

Freud postulierte, daß sich dem Bewußtwerden eines Großteils der verinnerlichten Biographie erheblicher Widerstand entgegenstelle (z.B. in Freud 1937, S. 376 ff.). Der Patient agiere das Vergessene und Verdrängte, statt es zu erinnern. „Er reproduziert es nicht als Erinnerung, sondern als Tat, er *wiederholt* es, ohne natürlich zu wissen, daß er es wiederholt" (Freud 1914b, S. 209, 210). Freud fährt fort: „Wir haben nun gehört, der Analysierte wiederholt, statt zu erinnern, er wiederholt unter den Bedingungen des Widerstandes; wir dürfen jetzt fragen, was wiederholt oder agiert er eigentlich? Die Antwort lautet, er wiederholt alles, was sich aus den Quellen seines Verdrängten bereits in seinem offenkundigen Wesen durchgesetzt hat, seine Hemmungen und unbrauchbaren Einstellungen, seine pathologischen Charakterzüge. Er wiederholt ja auch während der Behandlung alle seine Symptome. (...) Wir machen uns nun klar, daß das Kranksein des Analysierten nicht mit dem Beginne seiner Analyse aufhören kann, daß wir seine Krankheit nicht als eine historische Angelegenheit, sondern als eine aktuelle Macht zu behandeln haben. Stück für Stück dieses Krankseins wird nun in den Horizont und in den Wirkungsbereich der Kur gerückt, und

während der Kranke es als etwas Reales und Aktuelles erlebt, haben wir
daran die therapeutische Arbeit zu leisten, die zum guten Teile in der
Zurückführung auf die Vergangenheit besteht" (S. 211).

An Kategorien des „lebensgeschichtlichen Erinnerns" finden sich bei
Freud die Erinnerungshemmung durch den Widerstand und die Weckung
der bewußten Erinnerung mittels des Durcharbeitens der Wiederholung des
zu Erinnernden im Medium des Übertragungsaffekts (als gelebter trieb-
haft-emotionaler Einstellung zum Analytiker) (s. z.B. Freud 1937, S. 373).
Daß es sich bei dieser „Lesart" der Übertragungstheorie nicht um die einzig
mögliche handelt, zeigt z.B. Weiß. Er versteht den psychoanalytischen
Übertragungsbegriff dialektisch, wodurch „wir die Vergangenheit immer
nur als gegenwärtige, die Gegenwart immer nur als vergangene verstehen
können. In dieser dialektischen Spannung situieren wir den Begriff der
, Wiederholung'" (Weiß 1987, S. 40; v.a. Weiß 1986).

Weiß vermag die „Ahistorizität" der „orthodoxen" Psychoanalyse zu
sprengen und ihren Begriffen neue Bedeutungshorizonte zu vermitteln. Er
vertritt damit jedoch nicht das „offizielle" Interpretationsschema, wie es
sich z.B. in Fenichels „Perversionen, Psychosen, Charakterstörungen"
(1980) oder Abrahams „Versuch einer Entwicklungsgeschichte der Libido
aufgrund der Psychoanalyse seelischer Störungen" (1969) findet. Dort kann
von Geschichtlichkeit des Menschen keine Rede sein, ist Schicksal nichts als
stete Wiederholung.

2.6 Lebenslaufforschung in der Psychologie

Einer der entschiedensten Vertreter der biographischen Methode in der
deutschsprachigen Psychologie ist Hans Thomae. In seinen Übersichtsar-
beiten werden die verschiedenen Ansätze biographischer Forschung in
Psychologie, Psychiatrie und Soziologie skizziert und kritisch beleuchtet
(Thomae, Hans 1951, 1952, 1977). Seine eigenen Untersuchungen zur
Lebensgeschichte betonen die Bedeutung biographischen Arbeitens, weil es
eine Möglichkeit sei, zu einer Synthese von idiographischer und nomothe-
tischer Forschung in den Humanwissenschaften zu gelangen (s. hierzu auch
Blankenburg 1981). Sein Ziel ist es, „ein begriffliches System zu erarbeiten,
innerhalb dessen alle individuellen Welten mit möglichst wenigen Reduzie-
rungen und Verzerrungen zu lokalisieren" sind (Thomae, Hans 1977,
S. 216).

Er fordert für die Vollständigkeit einer Biographie: „Die Lebensgeschichte (Falldarstellung) muß

a) den kulturellen, soziologischen und ökonomischen Rahmen skizzieren,
   in dem sich ein Bios vollzieht;
b) sie muß jeweils festzustellen suchen, wieviel von diesem Rahmen subjektiv bedeutsam wird und wieviel nicht;
c) sie muß die konstanten Merkmale einer Persönlichkeit in den verschiedenen Lebensabschnitten (...) festhalten;

d) sie muß die Varianten des Verhaltens in den verschiedenen Lebensepo-
   chen möglichst sorgfältig zu erkennen geben, also die meist nur schwer
   zugänglichen Veränderungen und Wandlungen im Persönlichkeitsgefü-
   ge, wie sie etwa in den Begriffen Verfestigung, Erstarrung, Lockerung,
   Vertiefung, Verflachung, Verinnerlichung, Distanzierung (...) usw.
   zutage treten;
e) sie muß den zu betrachtenden Bios nicht nur von bestimmten sozialen
   Normen, sondern auch von den für ihn wesentlichen Anliegen aus zu
   erfassen suchen. Insbesondere muß in einer Biographie ebenso wie in
   der kleinen Falldarstellung erkennbar werden, wie ein Mensch sich das
   Dasein möglich zu machen sucht, und nicht nur, was die Sozietät an ihm
   vermißt bzw. auszusetzen hat." (Thomae, Hans 1977, S. 226, 227).

Mit dieser Forderung beruft sich Thomae auf seine früheren Arbeiten, in
denen er die bestehenden lebensgeschichtlichen Konzepte dargestellt hatte
(1951, 1952), und verwendet als Ordnungsgerüst die in seiner Monographie
„Persönlichkeit. Eine dynamische Interpretation" definierten „Grund- und
Sekundärvorgänge". Mit den Begriffen Verfestigung, Versachlichung, Verinnerlichung, Veräußerlichung usw. hatte er darin Entwicklungskategorien der Persönlichkeit herausgearbeitet (Thomae, Hans 1955). Auf diesem
kategorialen System baut Tölle seine katamnestischen Untersuchungen
zur Biographie abnormer Persönlichkeiten auf (Tölle 1966). Seine Arbeit
zeigt einerseits die Brauchbarkeit der „Grund- und Sekundärvorgänge"
Thomaes für biographisch orientierte Forschung, läßt aber zugleich erkennen, daß sie nicht als wertfreie Entwicklungskategorien gelten können. Vor
allem die Kategorien Veräußerlichung und Verflachung enthalten abwer-
tende Tendenzen. Es handelt sich bei Thomaes kategorialem System nicht
um ein rein phänomenologisches, sondern um ein tendenziell normatives
System.

An Sammelreferaten sei noch Revers' Arbeit über den biographischen
Ansatz in der Sozialpsychologie genannt (Revers 1954) und aus jüngster
Zeit der von Jüttemann herausgegebene Band „Biographie und Psycholo-
gie" (1987).

Als äußerst bedeutsamer Beitrag für die biographische Forschung gilt
das Werk von Charlotte Bühler (1931, 1933, 1969). Ihre Studien waren
denen von Hans Thomae um zwei Jahrzehnte vorausgegangen und so sind
die von ihr erarbeiteten Grundlagen in seinen Untersuchungen bereits
enthalten. Trotzdem soll noch besonders hervorgehoben werden, was Ch.
Bühler an das Ende ihres Hauptwerks „Der menschliche Lebenslauf als
psychologisches Problem" (1933) als Quintessenz setzte. Ihre Analysen von
Lebensläufen berühmter Persönlichkeiten aus dem kulturellen, politischen
und sportlichen Bereich führte sie zu folgender Hypothesenbildung: „Kindheit und Jugend stellen, wie schon häufig gesehen wurde, einerseits Rekapitulation der Phylogenese, andererseits jedoch prospektiv betrachtet, einen Entwurf des Lebens, also der Ontogenese dar. Kindheit und Jugend als
Ganzes gesehen ist ein provisorischer Aufriß des Lebens. (...) Aktives
Vordringen also in die Welt, erst tentativ und provisorisch, dann definitiv

und spezifisch bis zur Herstellung bestimmter Ergebnisse ist Methode und Ablauf des Lebens, dem das fernere Leben als die definitive Ausführung folgt, unter Einbeziehung des Entwurfs als seiner Exposition" (zitiert nach der Aufl. von 1959, S. 170). Neben dieser Grundhypothese, die am Übel aller retrospektiven Psychologie krankt, daß sie Entwicklungsgeschehen vom bekannten Ausgang her interpretiert, dann aber prospektiv anwenden will, formulierte sie folgende biographische Charakteristika:

1. Wachstum und Abbau; 2. begrenzte Dauer; 3. individuelle Entwicklung nach einem Grundplan; 4. Gliederung in Phasen a) Aufbauwachstum, b) stationäre Phase, c) Abbau; 5. irreversible Entwicklung; 6. kontinuierliche Prozeßhaftigkeit (Individuum ständig aktiv); 7. Druck der Bedürfnisse; 8. alle Aktivitäten des Menschen sind zielgerichtet; 9. Dualismus der menschlichen Absichten; 10. gleichzeitige Orientierung auf Gegenwart, Vergangenheit und Zukunft (Bühler, Ch. 1969, S. 16—21).

Diese Charakteristika des menschlichen Lebenslaufs sind ebenso wie die von Thomae aufgeführten Kategorien äußere Kriterien, unter welchen sich Lebensgeschichten begreifen lassen, nicht aber Ordnungsprinzipien der „inneren Lebensgeschichte". Aber nur als solche ist die Biographie im Einzelnen nicht vergangene Vergangenheit, sondern „aktuell wirksame Macht".

Die übrigen bei Thomae, Revers und Jüttemann (s. o.) sowie Blankenburg (1981) referierten biographischen Konzepte in Psychologie und Soziologie werden an dieser Stelle nicht weiter verfolgt, weil sie für den Gedanken der „inneren Lebensgeschichte" keine wesentlichen neuen Gesichtspunkte erbracht haben.

3 Die Grundbegriffe des Konzepts der anthropologisch-integrativen Psychotherapie als eigener gedanklicher Ausgangsbasis

Mit „Der Kranke als Partner" hat Wyss (1982 I. u. II) ein Lehrbuch der „anthropologisch-integrativen Psychotherapie" vorgelegt. Das Attribut „anthropologisch" soll ausdrücken, daß dieses Konzept den tiefenpsychologischen Ansatz einer Krankheitsgenese aus unbewußten Konflikten anthropologisch-existentialontologisch fundiert. Philosophisch steht es in der Nachfolge von Husserls Phänomenologie und Heideggers Existentialontologie. „Integrativ" besagt, daß dank der voraussetzungsfreien Erhellung des Phänomens die vielfältigen theoretischen Entwürfe der tiefenpsychologischen und psychotherapeutischen Schulen (vgl. Wyss 1972; Wiesenhütter 1981) durch die anthropologische Sichtweise eine Einung erfahren können. Im folgenden sollen die Grundbegriffe der anthropologisch-integrativen Psychotherapie kurz erläutert werden, da sie der weiteren Behandlung des Themas gedanklich zugrundeliegen.

3.1 Die Antinomien

Dem unvoreingenommenen Betrachter der menschlichen Existenz zeigen sich unaufhebbare Widersprüche, die sog. Antinomien (vgl. auch von Weizsäcker 1923, 1956), von denen 2 näher erläutert seien:

1) Der Mensch ist zugleich Subjekt und Objekt seiner Erkenntnis. Notwendig muß ihm deshalb die Gesamtheit seiner Existenz verborgen bleiben. Ja diese wechselweise Selbstverborgenheit ist ein konstitutives Element des menschlichen Daseins. Sie setzt jeder wissenschaftlichen oder sonstigen Aussage des Menschen über sich selbst von vorneherein Grenzen.
2) Der Mensch existiert leibhaft als Einzelner, ist jedoch von seinem Ursprung her auf den Anderen bezogen. Schließt die unentrinnbare Einzelexistenz die uneingeschränkte Verwirklichung der Beziehung zum Anderen aus, so läßt umgekehrt die Menschsein begründende Situation der Gemeinschaftlichkeit (vgl. auch Lehmann 1983) jeder Forschung, die den Menschen als Einzelwesen hypostastiert, nur aspekthaft-einseitige Aussagekraft zukommen (Wyss 1979, S. 99).

3.2 Die Kommunikation

Die antinomische Daseinsverfassung begründet einen Mangel, der die
Existenz des Menschen letztlich prägt (vgl. auch Gehlen 1950, S. 21, 35, 89,
383). Kommunikation springt als verbindendes Element ein, welches den
existentiellen Mangel ändern kann - ja darin liegt das Wesen von Kommunikation: den dem Dasein zugrundeliegenden Mangel zu mildern (Wyss
1976, S. 40 ff.). Kommunikation ist wesenhaft Vermittlung und Ausgleich.
Doch auch ihr haftet die Grundkonstitution des Mangels an und so entbehrt
sie nicht in sich konflikthafter Elemente, welche in den Modi und Strukturen des kommunikativen Entwurfs aufbrechen.

3.2.1   Die Modi der Kommunikation

Kommunikationsprozesse entwickeln sich vom Erkunden über das Entdecken, Erschließen, Sich-Auseinandersetzen, Binden und Lösen zum Bewältigen. Liegt im Erkunden ein ungezieltes und unspezifisches Interesse,
die Suche nach etwas noch ganz Unbestimmtem, so wird der Suchende im
Entdecken fündig. Der nächste kommunikative Schritt erschließt das Entdeckte in seinen jeweiligen Zusammenhängen, worauf idealtypisch Auseinandersetzung folgt: Die erschlossenen Eigenschaften des Gefundenen werden mit den Erfahrungen, Wünschen und Bedürfnissen des Suchenden in
Beziehung gesetzt. Nun kann das im Erkunden Entdeckte, mit dem sich das
Subjekt nach erfolgtem Erschließen auseinandergesetzt hatte, im Binden
oder Lösen genommen oder gelassen werden. Gelingt eine Entscheidung, so
ist der kommunikative Prozeß bewältigt und damit zu einem vorläufigen
Abschluß gelangt, der die Möglichkeit zu neuer kommunikativer Bewegung
eröffnet. (Zur klinischen Bedeutung von „Binden und Lösen" s. Csef u. Wyss
1985.)

3.2.2   Die vier Strukturen

Das kommunikative Geschehen läßt vier ontologisch und existential zu
begründende Strukturen voneinander abgrenzen: Raum, Zeit, Leistung
und Leib. Die Struktur des Raumes schließt den Ordnungs- und Orientie-
rungsentwurf des Menschen in sich, wie auch den Lebensraum, in dem er
sich aufhält (Elternhaus, Ehe, Freundeskreis, aber auch weiter gefaßt
Heimat, Wohnort etc.).
  Zeit konstituiert sich für den Menschen im Nacheinander von Mitteilung, Aufnahme und Antwort. Ihre antilogische Verfassung (z.B. in der Unergründlichkeit der Gegenwart oder des Augenblicks - um nur zwei logisch
unlösbare Aspekte der Zeitproblematik zu nennen), bezeugt die Gleichzeitigkeit von „Sein" und „Nichts". In der zeitlichen Konstitution des Menschen gründen Reflexionsvermögen, Verantwortungsbewußtsein und
Schuld.

Kraft seines Vermögens zur Leistung, dank deren er in die Natur
einzugreifen und sie zur Kultur umzugestalten vermag, schafft sich der
Mensch den ihm gemäßen und ihn zugleich widerspiegelnden Lebensraum.
In den Ergebnissen seines schöpferischen Entwurfs stellt er sich leistend
dar.

Triebe, Befindlichkeit, Gestimmtheit, Emotionalität und Affektivität
sind im Leib verankert. Der Leib entsteht phylo- und ontogenetisch in den
Strukturen Raum, Zeit, Leistung, die wiederum durch ihn erst ermöglicht
werden, denn er ist die Voraussetzung für räumliche, zeitliche und sich in
Leistung darstellende Lebensvorgänge. Gerade am Beispiel des Leibes, dem
eine umgreifende Funktion zukommt, läßt sich zeigen, wie sehr die einzelnen Strukturen einander gegenseitig durchdringen (Wyss 1976, S. 49 f.).

3.3 Die drei Konfliktebenen des menschlichen Daseins

Wyss stellt den Konflikt als eigentlich bewegendes Element in das Zentrum
seiner Theorie. Auf drei Ebenen gibt sich das Dasein in sich konflikthaft zu
erkennen. Die *erste* und elementarste *Ebene* ist der Grundmangel der
antinomischen Seinsverfassung, das stets vorhandene Ungleichgewicht an
der Wurzel der Existenz. Diese strebt in den Kompensationsmöglichkeiten
des Handelns, Sich-Entwerfens, der Wunscherfüllung, des Erkennens, der
Phantasie — womit nur einige Beispiele benannt sein mögen — ihrer Aufhebung zu (Wyss 1976, S. 35 ff., S. 283 ff.).

Die *zweite Ebene* des existentiellen Konflikts ist in der *Doppelgesichtig-
keit der Kommunikation* gegeben, dem Kreisprozeß von Sich-Mitteilen,
Aufnehmen des Mitgeteilten und des Antwortens. Aber Mitteilung und
Antwort schließen nicht nur Bestätigung und Nähe ein, sondern lassen auch
Nichtung und Distanz durch Infrage-Stellen entstehen. Jegliches Kommu-
nizieren enthält bejahende und nichtende Elemente, indem sie immer, auch
in der Bejahung des Anderen, Möglichkeiten in ihm verfehlen (Wyss 1976,
S. 177 ff.). Allein das Dasein des Anderen birgt stets schon in sich die Wurzel
des Konflikts.

Die *dritte Konfliktebene* enthüllt sich bei Betrachtung der *Strukturen
und Modi.* So bedingen sich Leib und Leistung gegenseitig, schränken sich
aber zugleich ein, ja können sich gegenseitig ausschließen. Dies offenbart
sich gerade durch den immanenten Widerstreit von leibhafter Emotionalität und Triebhaftigkeit hier und Leistungsentwurf dort. Ausschließliche Bewältigung der Existenz über die eine Struktur läßt die anderen Strukturen
ungleichgewichtig verkümmern. In sich konflikthaft ist auch das Verhältnis des statischen Raumes im Widerspruch zur volatilen Struktur der Zeit,
und doch sind beide im erlebten Existenzvollzug unauflöslich miteinander
verknüpft (vgl. hierzu auch Pongratz 1961).

Aus dem im Vorausgehenden Geschilderten dringt Wyss zu einer Bestimmung des Begriffs der *Existenz* vor. Sie ist erlebter Vollzug der dem
Denken sich entziehenden Antinomien in der Gleichzeitigkeit antagonisti-
scher Prozesse; existieren heißt, antilogische Sachverhalte in nicht reflek-

tiertem Erleben bestehen (Wyss 1976, S. 122 ff., 176 f.).

3.4 Menschliche Existenz in Gesundheit und Krankheit

Die geschilderte Konstituierung der menschlichen Existenz in Strukturen
und Modi, gegründet auf den ursprünglichen Mangel und die Vermittlung
durch Kommunikation, bietet einen idealtypischen Gesundheitsbegriff an:
Gesund ist der Mensch, wenn er in allen Strukturen gleichermaßen den
Modus der Bewältigung erlangt (Wyss 1973, S.455). Da aber die Strukturen
in sich gegensätzliche und unvereinbare Elemente enthalten, wodurch sie
sich gegenseitig beeinträchtigen, ist es gar nicht möglich, in diesem Sinne
völlig gesund zu sein. Gesundheit ist eine Utopie, wenn darunter eine völlig
stabilisierte Kompensation verstanden wird. Dies tut der Bedeutung eines
idealtypischen Begriffs von Gesundheit keinesfalls Abbruch, da er als „Die
Norm (...) eines ausgeglichenen Aufeinander-abgestimmt-Seins der einzelnen Strukturen und Modi (...) eine ideale Norm darstellt, die als mögliches
Maß zu diagnostisch-therapeutischen Zwecken verwandt werden kann (...)"
(Wyss 1982 I, S. 113, 114): Idealform von Gesundheit als anvisierte, wiewohl
von vorneherein zum Scheitern verurteilte Zielvorstellung.

In der Wirklichkeit sind nur kompensierte Mißverhältnisse möglich,
und real gesehen ist Gesundheit ein labiles Gleichgewicht bzw. latente Dekompensation. Gesundheit, wie sie dem Übereinkommen nach verstanden
wird, ist latente Krankheit (Wyss 1973, S. 265 ff.).

In einem umgreifenden Sinn wird Krankheit manifest, wenn kommunikative Prozesse dekompensieren. Einfache Beispiele für Krankheiten sind
dekompensierte Regulation oder gestörter Austausch, die aus einem Miß-
verhältnis innerhalb der somatischen Kommunikationskreise resultieren.
Mitmenschliche Kommunikation kann krankhaft dekompensieren, wenn
Störungen in den intersubjektiven Beziehungen auftreten. Bei der Betrachtung und Beurteilung des Einzelnen in der diagnostischen Situation kommt
es darauf an zu erfassen, wie er seinen Existenzentwurf innerhalb der vier
Strukturen verwirklicht. Wird eine davon einseitig betont, während die drei
anderen verkümmern, oder verharrt der Patient innerhalb der Modi der
Kommunikation auf einem untergeordneten Modus, so daß kommunikative
Prozesse nicht bewältigt und neue Möglichkeiten nicht aufgenommen
werden, so können sich die kompensatorischen Kräfte erschöpfen — das
labile Gleichgewicht der Gesundheit dekompensiert (Wyss 1973, S. 279 ff.,
S. 289 ff.). Letztlich gründet Krankheit in der Unmöglichkeit, gleichzeitig
die beiden Pole der antinomischen Seinsverfassung zu einen: dann überwie-
gen z.B. „die (...) Antinomien: Stabilität, Einheit, Undifferenziertheit (...)
zugunsten der anderen oder umgekehrt" (Wyss 1982, I, S. 114).

4 Zusammenfassung und Diskussion der zitierten Arbeiten zur Biographik

Die Lebensgeschichte hatte sich als höchst bedeutsames Element für die Konstitutierung des „selbst"-Erlebens und -Empfindens sowie die Stiftung einer vertrauensvollen Beziehung im intersubjektiven Umgang erwiesen. Das Interesse am Anderen zielt immer schon auf dessen Biographie: Diese Aussage gilt für die personale und die allgemeine Geschichte, ist doch die Aufzeichnung der Ereignisse eines Lebens die erste geschichtsbildende Leistung, die die Menschheit erbracht hat. Die Beschreibung des eigenen Lebensweges (Autobiographie) und die fremder Lebensläufe umgreift eine spezifische Gattung in Literatur und Historiographie, der von jeher neben wissenschaftlichem großes allgemeines Interesse galt.

Mit der Entstehung der wissenschaftlichen Psychologie und Psychiatrie setzte eine Entwicklung ein, die Lebensgeschichten nicht nur wiedergeben wollte, sondern sich systematisch um die Erforschung von Strukturen und Kategorien der Biographie (= Biographik) bemühte. Die thematischen Tendenzen dieser Untersuchungen sollen kurz zusammengestellt und diskutiert sein:

Bis zur Entstehung der psychoanalytischen Theorie Freuds hatte die Lebensgeschichte überwiegend als fertiges Produkt der eigenen Erinnerung (Selbsterforschung, Autobiographie) oder lebensgeschichtlichen Nachforschung durch einen Anderen aufgefaßt werden können. Die Biographie des Einzelnen als chronologisch linear geordnete Entwicklung von Lebensereignissen, -phasen, -linien innerhalb seiner kulturellen und geschichtlichen Zusammenhänge diente dazu, ein Schicksal, eine Persönlichkeitsformung oder ihren Verfall nachzuvollziehen. Beispiele für Kategorien dieser Betrachtungsweise sind die Jaspersschen des biologischen Lebensprozesses oder der faktischen seelischen Lebensgeschichte, wie sie vom Beobachter verstanden werden kann, aber auch die Entwicklungskategorien von Weltbildung und Werkschöpfung, erstem Erlebnis, Krise etc. Unter diese Gruppierung fallen auch die Kategorien, die von Hans Thomae entwickelt worden sind: Verfestigung, Versachlichung, Verinnerlichung bzw. diejenigen von Charlotte Bühler: Wachstum und Abbau, begrenzte Dauer, Gliederung in Phasen etc. All die genannten kategorialen Prinzipien können auch auf die literarische oder historische Gattung der Biographie übertragen werden.

Freud brachte ein wesentliches neues Element in die Biographik. Er begründete eine systematische Erforschung des Erinnerns auf dessen

„Weckung", d.h. die Überwindung von dessen Hemmungen und Widerständen er sein ganzes Interesse richtete. Die Psychoanalyse gewinnt nicht nur ein biographisches Ergebnis, sondern ist zunächst als intersubjektives Geschehen ein dialogischer Prozeß zur „Beseitigung von Erinnerungsstörungen". Die Methodik des lebensgeschichtlichen Erinnerns, welche die Psychoanalyse erarbeitet hat, ging von der Hypnose aus, um schließlich in der Technik der freien Assoziation und der Traumanalyse neue Instrumente zu finden, verborgene Vergangenheit zutage zu fördern (z.B. Freud 1904, S. 101 ff.). An Kategorien der Erinnerungshemmung sind für die Psychoanalyse „Verdrängung" und „Widerstand" relevant, an solchen des Entdeckens von Vergangenheit: Erinnern, Wiederholen, Durcharbeiten, wobei Freud eine Kategorie des gelebten Erinnerns, die Übertragung, neu formulierte.

Hatte sich also Freud systematisch der „Erinnerungsweckung" der im „Unbewußten" verborgenen Vergangenheit gewidmet und ihr mit dem Postulat von der Zeitlosigkeit unbewußter Vorgänge eine andere zeitliche Ordnung als die chronologische des Lebenslaufs zugeschrieben (Freud 1915a, S. 145 f.), so hatte schon vor ihm Dilthey darauf aufmerksam gemacht, daß Geschichtliches im Einzelleben nicht chronologisch, sondern nach den Kategorien Wert, Sinn und Bedeutung geordnet ist. Die große Leistung Binswangers war es, die Ordnung der Freudschen „psychischen Realität" in Auseinandersetzung mit den Diltheyschen Kriterien von Sinn- und Bedeutungszusammenhängen als Daseinsgefüge kategorial neu aufzufassen (s. Binswanger 1953, S. 652 ff.) und dem therapeutischen Prozeß zugrundezulegen. Wyss hat die phänomenologischen Modalitäten des gedanklichen und gelebten Erinnerns: Erkunden, Entdecken, Erschließen, Sich-Auseinandersetzen, Binden-Lösen und Bewältigen herausgearbeitet, die in jedem kommunikativen Prozeß, sei es mit sich oder dem Anderen, den vorgegebenen Mangel der Existenz aufheben sollen und hat das Moment des Beziehungs- und Bedeutungswandels für die Psychotherapie ausgearbeitet (1973, S. 464 ff.).

Das Erinnern als Selbstbesinnung vollzieht sich innerhalb der Strukturen der Kommunikation auf dem tragenden Grund gelebter und erlittener Intersubjektivität zwischen den Partnern des Dialogs. Ebenfalls von Freud angeregt hatte bereits zuvor Viktor von Weizsäcker diesen Grund in den pathischen Kategorien von „Können, Sollen, Müssen, Dürfen und Wollen" bestimmt (von Weizsäcker 1956, S. 37).

Wie sehr das „nach-psychoanalytische" und existentielle Gedankengut in die moderne literarische Biographie eingeflossen ist, hat die oben zitierte Zusammenfassung von Scheuer (s.o. S. 10) gezeigt: Assoziative Verknüpfungstechnik, antichronologisches Verfahren, Ausarbeiten nicht verwirklichter Lebensläufe durch Besinnung auf die Vielheit der Möglichkeiten und Ausphantasieren biographisch naher Alternativen haben die klassische Biographie erweitert, wenn nicht abgelöst. Sogar in der Geschichtswissenschaft hat dieses Denken Eingang gefunden, wie der anregende Traktat von Alexander Demandt „Ungeschehene Geschichte; was wäre geschehen wenn ...?" (1984) und Kornbichlers Studie über „Tiefenpsychologische Biographik" (1986) beweisen.

Anhand einer beschreibenden, zergliedernden und auf den Wesensgehalt der gefundenen Phänomene gerichteten Untersuchung will diese Arbeit die zitierten Grundlagen biographisch-wissenschaftlicher Betrachtung erweitern und vertiefen.

5 Lebensgeschichte als Ergebnis des Erstgesprächs und Verlauf der Behandlung eines angstkranken Exhibitionisten

5.1 Vorbemerkung

Im Folgenden wird die Behandlung eines Patienten, der unter einer akuten Angstkrankheit mit Panikattacken und einem über 15 Jahre anhaltenden exhibitionistischen Verhalten litt, seit der Kindheit zu nervösen Magenbeschwerden und hypochondrischen Befürchtungen neigte, wiedergegeben. Die biographisch-analytische Einzelbehandlung dauerte insgesamt 167 Stunden und überspannte drei Jahre. Den summarischen Zusammenfassungen der einzelnen Therapiesitzungen liegen die weitgehend wörtlichen Behandlungsprotokolle zugrunde. Es wurde versucht, die Tendenz des Gesprächs herauszuarbeiten oder mit einigen markanten, vom Patienten stammenden Sätzen das Thema jedes Gesprächs zu umreißen, sowie die Fragen, die sich der Patient stellte, und seine Antworten darauf knapp zu schildern. Wenn die Richtung des Gespächs durch eine Intervention des Therapeuten entscheidend beeinflußt wurde, so ist diese wiedergegeben als: ‚ich bemerke dazu'... ‚ich wende ein'... etc. Die direkte Rede des Patienten ist in Anführungszeichen gesetzt. Die im Text relativ selten auftauchenden Beiträge des Therapeuten dürfen nicht darüber hinwegtäuschen, daß es sich um einen Dialog handelte, bei dem zwar überwiegend der Patient sprach, die Interventionen des Therapeuten aber doch ca. ein Fünftel der Zeit ausmachten.

Um in die Art der verwendeten Gesprächs-„Technik" einen Einblick zu verschaffen, sollen kurz einige phänomenologische Charakteristika der dialogischen Einwürfe durch den Therapeuten wiedergegeben sein. „Technik" besagt in diesem Zusammenhang, daß dem Dialog auf seiten des Psychotherapeuten bestimmte Strukturen zugrundeliegen, die die Introspektion — „Selbstexploration" des Patienten (Tausch 1968, S. 242 ff.) — fördern sollen, dem Patienten über das medizinisch-beratende und das stützend- tröstende Gespräch hinaus Anstöße vermittelt werden, seine Konflikte und Probleme bewußter wahrzunehmen. Dazu dienen z.B. die Zusammenfassung der vom Patienten noch nicht gesehenen Zusammenhänge, der Hinweis auf Unvereinbarkeiten innerhalb seines Weltbildes oder zwischen seinem Selbstbild und dem, das sich dem Gesprächspartner darbietet („Konfrontieren"). Weitere Charakteristika dieser Gesprächsform sind das „Spiegeln" der emotionalen Antwort, die der Patient im Therapeuten hervorgerufen hat, der Gefühle, die an ihm beobachtet werden konnten, ohne daß er sich selbst deren bewußt geworden wäre, sowie die Anregung über vergangene, gegenwärtige oder zukünftige Entwicklungsmöglichkeiten zu phantasieren. Ziel ist die Eröffnung neuer Sichtweisen der eigenen Person, die Neubeurteilung der Lebenssituation und die Entdekkung möglicher Bewältigungsformen.

Mit dieser kurzen, aspekthaften Übersicht ist nur die „technische" oder strukturelle Seite des Gesprächs erläutert, nicht aber die emotionale. Diese wird von der Psychoanalyse im Konzept von „Übertragung" und „Gegenübertragung" (vgl. Weiß 1987) behandelt. Die Gesprächspsychotherapie meint, sie mit den Therapeutenvariablen Kongruenz, Empathie, bedingungsfreies Akzeptieren (Rogers 1977, S. 188 ff.) bzw. „emotionale Wärme, Verständnis, Anerkennung, Echtheit" (Tausch 1968, S. 45) geklärt zu haben. Nach wie vor zählt sie jedoch zu den am schwersten faßbaren Problemen von Tiefenpsychologie und humanistischer Psychologie. Weil der emotionale Aspekt der Psychotherapie nicht im Vordergrund des Interesses dieser Arbeit steht, soll nur diese kurze Notiz auf ihn hinweisen.

5.2 Die Lebensgeschichte als Ergebnis der Erstuntersuchung

Patient H. F., Alter 34 Jahre
Diagnose: Angstkrankheit, Exhibitionismus

Auftreten und Erscheinung

Der etwa altersentsprechend aussehende Patient ist mittelgroß, etwas füllig, wirkt aber insgesamt schmächtig. Das brünette Haar ist schütter, die Gesichtszüge erscheinen etwas pastös. Herr F. ist ausgesprochen sportlich elegant gekleidet. Bei der Begrüßung fallen die naßkalt verschwitzten Hände auf. Der Patient wirkt verschreckt und ängstlich. Meist lächelt er breit und etwas gequält. Der emotionale Kontakt gestaltet sich von Anfang an gut, bemüht sich doch der Patient, unbedingt angehört und schnellstens in Behandlung genommen zu werden.

Beschwerden und Symptome

Seit etwa einem 3/4 Jahr leide er unter heftigen Angstattacken. Im Vordergrund stehe die Furcht, sich plötzlich während einer Geschäftskonferenz übergeben zu müssen. Die gleichen Ängste quälten ihn beim Essen in der Öffentlichkeit, und beim Autofahren überkomme ihn Panik. Die Beschwerden seien erstmals während einer Konferenz aufgetreten. Schwindel, Angst vor Krankheiten, vor dem plötzlichen Tod, ständige Befürchtungen, wann sich die nächste Panikattacke ereignen werde, machten es ihm seitdem fast unmöglich zu arbeiten. Oft mußte er sich krankschreiben lassen, denn er bringe es einfach nicht über sich, den Arbeitsplatz aufzusuchen, wenn es ihm schlecht gehe. Nun befürchte er, die Stelle zu verlieren und krank und ohne Arbeit auf der Straße zu landen. Außerdem leide er schon seit Jahren unter Magenschmerzen. Bereits im 14. Lebensjahr wurde ein Magengeschwür diagnostiziert und stationär behandelt. Aber an diese ständigen Schmerzen sei er schon gewöhnt. Im Zusammenhang mit der Angst und dem neuerdings ununterbrochen vorhandenen Kloßgefühl verbunden mit Brechreiz war es vor einem halben Jahr zu einem so heftigem Magenkrampf gekommen, daß der Notarzt gerufen werden mußte.

Familiäre Belastung

Sein Vater sei außergewöhnlich ängstlich und lebe unter der ständigen Furcht, lebensbedrohlich erkrankt zu sein. Er war aber nie in nervenärztlicher Behandlung. Von anderen familiären Belastungen wisse er nicht zu berichten.

Lebensgeschichte

Er ist als Einzelkind aufgewachsen. Der *Vater* übte den Beruf eines Installateurs aus, später verdingte er sich als Hausmeister. Er hatte sich von Anfang an Sorgen um den Sohn gemacht und ihn davon abgehalten, auch nur das geringste Wagnis einzugehen. Schließlich könne man von Bäumen herunterfallen, sich beim Fußballspielen die Knochen brechen usw. Außerdem wollte der Vater, daß aus dem Sohn einmal „etwas Besseres" werde. Mit seinen Leistungen in der Schule war er stets unzufrieden gewesen und hatte ihn dazu angestachelt, doch bessere Noten nach Hause zu bringen.

Eine innige Beziehung verbindet ihn dagegen mit der *Mutter*. Sie drückt ihren Stolz auf den Sohn nicht unbedingt in Worten aus, aber im Verhalten schlage sich dieser eindeutig nieder. Mit ihm bespricht sie seit der Kindheit alle anstehenden Probleme, denn mit dem Vater könne man nicht reden. Genauso wendet er sich an die Mutter, wenn es um wichtige Entscheidungen geht. Auf Drängen des Vaters hatte er die höhere Schule besucht, mußte sie aber nach zwei Jahren wieder verlassen, weil seine Leistungen nicht genügten. Zu dieser Zeit waren auch die Magenschmerzen, die eigentlich schon seit der Kindheit bestanden hatten, viel stärker geworden. Wegen Verdachts auf ein Magengeschwür wurde er damals stationär behandelt.

Die auf die Schulzeit folgende Berufsausbildung in der Textilbranche hatte ihn nicht besonders interessiert, und so fielen auch die Leistungen entsprechend schlecht aus. Mit knapper Not bestand er die Abschlußprüfung. Erst nach dem Wechsel zu einer anderen Firma fing er an, sich im Beruf wohlzufühlen, und nun begannen sich auch Erfolge einzustellen.

Eines Tages, er war bereits einige Jahre lang in der gleichen Branche beschäftigt gewesen, wechselte er die Berufssparte, auch um sich höher qualifizieren zu können. Er beriet sich wie immer mit der Mutter und fand schließlich bei einer renommierten Großhandlung eine Stelle. Schon kurze Zeit nach dem Wechsel stieg er zum stellvertretenden Abteilungsleiter, und als eine Stelle frei wurde, sogar zum Abteilungsleiter auf. Seine Arbeit mache ihm Spaß, denn er überblicke seine Aufgaben. Nur die Beziehung zum direkten Vorgesetzten, die zuvor ausgesprochen gut gewesen war, hatte durch krankheitsbedingte Fehlzeiten (s.u.) gelitten.

Er ist seit 13 Jahren verheiratet. Die Ehefrau empfindet er als unselbständig und angepaßt. Er unterhält sich mit der Mutter mehr als mit der Ehefrau, und bei Gesprächen über wichtige Entscheidungen komme nur die Mutter in Frage. Eine 7jährige Tochter gehöre noch zur Familie.

Die Ehefrau war die erste Intimparterin gewesen, die Freundschaft mit ihr überhaupt die erste Beziehung von Belang. Man hatte sich auf einer Party kennengelernt und war sich schnell nähergekommen. Die Heirat hatte sich ergeben, weil im Mietshaus im Stockwerk neben den Eltern eine Wohnung freigeworden war. Die Mutter hatte gemeint, sie sollten jetzt heiraten, weil ihr das Zusammenleben ohne Trauschein von jeher ein Dorn im Auge gewesen war. Bereits seit Jahren fehle es der sexuellen Beziehung zur Ehefrau an Spannung. Die eheliche Routine habe fast allen Reiz erstickt. Man wohnt noch immer Tür an Tür mit den Eltern.

Vorgeschichte zur aktuellen Symptomatik

Bis zum Herbst vor zwei Jahren war seine Entwicklung ausgesprochen glücklich verlaufen. Dann zog er sich beim Sport eine Knöchelfraktur zu. Vier Monate lang konnte er nicht arbeiten. Schon während der Zeit der Krankschreibung hatten sich bei ihm Bedenken gemeldet, ob das nicht seine berufliche Stellung beeinträchtigen werde. Als er wieder anfing zu arbeiten, glaubte er auch bemerken zu können, daß sein Chef nicht mehr so aufgeschlossen und freundlich war wie zuvor. Seine Unsicherheit begann zu wachsen. Während einer geschäftlichen Besprechung, die sich vorwiegend mit einem von ihm bearbeiteten Projekt befaßt hatte, stellt sich plötzlich heftiger Brechzreiz ein. In panischer Angst meinte er, er müsse sich womöglich vor all den anderen übergeben. Er verließ fluchtartig den Raum. Von da an war der Brechreiz ständig vorhanden. Schwindel, Angst, Übelkeit und „Heulkrämpfe" ließen nicht mehr von ihm. Neben der unverständlichen

panischen Angst wuchs auch die Angst um seine Stelle. Er begann, häufig wegen
verschiedener Krankheiten und Unpäßlichkeiten dem Arbeitsplatz fernzubleiben. Seiner
Tätigkeit fühlte er sich von da an nicht mehr gewachsen.

Vorbehandlungen

Seit Jahren Antacida und Pirenzepin vom Hausarzt verordnet. Seit einigen Monaten
nervenärztliche Behandlung mit Fluspirilen und verschiedenen Benzodiazipinen. Dadurch sei es ihm wenigstens möglich gewesen, seiner beruflichen Tätigkeit nachzugehen.

Körperlicher Befund: o.B.

Diagnose: Angstkrankheit mit Panikattacken.

Zeitintervall bis zur Aufnahme der ambulanten Psychotherapie

Nach der Erstuntersuchung, die zur Aufnahme der eben wiedergegebenen Lebensgeschichte und der Erstellung der Diagnose geführt hatte, wurde der Patient zu einer
stationären Verhaltenstherapie eingewiesen. Bereits nach 4 1/2 Wochen brach er den
Aufenthalt dort ab. Ein Onkel war verstorben, und bei seinem Vater war eine krebsartige
Erkrankung an der Haut festgestellt worden. Trotz der kurzen Therapiedauer hatten die
Einzelgespräche und die Teilnahme an den Gruppensitzungen zu einer gewissen Milde-
rung der Symptomatik geführt. Schon nach wenigen Tagen zu Hause stellte sich jedoch das
Beschwerdebild in voller Intensität wieder ein. So meldete sich denn der Patient zwei
Wochen nach der Entlassung aus stationärer Therapie zur Aufnahme einer ambulanten
Behandlung an, die wenige Tage später begonnen werden konnte.

5.3 Der Behandlungsverlauf

Std. 1 und 2: Der Patient schildert erneut seine Beschwerden und die auslösende Situation.
Er erinnert sich daran, daß er einmal vor drei Jahren eine ähnliche Übelkeit verspürt
hatte, weiß allerdings nicht mehr, in welchem Zusammenhang. Aber mit 14 oder 15 hatte
er während einer Unterrichtsstunde plötzlich auf die Schulbank erbrochen. Noch heute
sprechen seine Bekannten darüber. Nach wie vor ist die Mutter die Vertrauensperson zu
Hause. Daß er damals trotz ihres Einspruchs die höhere Schule abgebrochen hatte, bereut
er im Nachhinein. Jedoch übertreffe seine jetzige Stelle bei weitem, was man eigentlich
seiner Schulbildung nach von ihm erwarten könnte. Frei geworden war sie, als sein
Vorgänger ebenfalls wegen eines Sportunfalls für längere Zeit ausgefallen war und
schließlich entlassen wurde. Die Parallele zu seiner eigenen Situation schreckt ihn.

Std. 3: Über einen Traum kommt der Patient auf seine Arbeit zu sprechen. Anfangs war
die Beziehung zu seinem Chef sehr gut gewesen. Allerdings hatte der einmal gemeint, er
könnte ruhig „mehr Rückgrat" zeigen. Aber das habe er nie gelernt. Alle Gefahren waren
vom Vater aus dem Weg geräumt worden. In Entscheidungssituationen handle er wie
unter Zwang. Er müsse zur Mutter gehen und fragen. Auch bei der Heirat war das letztlich
so gewesen. Die Wohnsituation kommentiert er mit dem Satz: „Ich habe es halt so mit mir
machen lassen." Einem Klassentreffen am Wochenende sieht er mit gespannter Erwartung entgegen, weil ja die Klassenkameraden von dem Malheur während der Schulzeit
wissen.

Std. 4: Er fühlt sich zwar etwas lockerer, aber es erfüllt ihn mit Angst, daß sein Chef in zwei
Jahren pensioniert wird. Da ist eine Arbeit, die er noch nicht beherrscht. Im Gespräch über
die Angst frage ich ihn, ob es jemanden gibt, der Angst vor ihm hat? Vielleicht „das Kind".
Zu seiner Angst und Unsicherheit bemerkt er noch, daß er früher lustig und locker gewesen
war. Damals wie heute - er sei auf die Anerkennung der anderen angewiesen und mache
deshalb mit schönen und teuren Dingen auf sich aufmerksam. Er könne sich auch gar nicht
vorstellen, z.B. ein kleines Auto zu fahren. Aus den Normen auszubrechen, dazu mangle
es ihm an Selbstvertrauen.

Std. 5: Kopfschmerzen quälen ihn. Es könnte vielleicht eine Flucht in die Krankheit sein.

Ihm war einmal aufgefallen, wie wohl er sich gefühlt hatte, als er bedauert wurde. Darin sei er dem Vater ähnlich. Sein Leben lang habe der vom Krebs erzählt, den er einmal bekommen werde. Seit der Hautkrebs diagnostiziert wurde, redet er nicht mehr davon. Obwohl sein Vater immer versucht hatte, für ihn dazusein, könne er ihn nicht „für voll nehmen". Nur mit der Mutter ließ sich reden.

Std. 6: Mitleid regt sich mit dem Vater, denn der sei doch recht einsam, weil Mutter und Sohn „unter einer Decke steckten". Im Beruf hatte er selber immer höher hinaufgewollt, ja der Posten seines Chefs war ihm erreichbar erschienen. Jetzt geht es eher abwärts.

Std. 7: In der Kirche hatte ihn plötzlich Panik überkommen, Angst, der Pfarrer könne bei der Predigt ihn meinen. Da fällt ihm ein, daß er vor zwei Jahren tatsächlich in einer ähnlichen Situation gewesen war. Er hatte im Betrieb eine „große Sache versaut". Dadurch entstand ein Schaden von zig-tausend Mark. Das Schlimmste war aber, daß er den Fehler bei einer Besprechung eingestehen mußte. Der Chef nahm zwar alles „auf seine Kappe", aber in der Beziehung zu ihm war „ein Knacks" da.

Std. 8 und 9: „Ist das eigentlich alles, wofür ich lebe?" Er esse, arbeite und schlafe nur noch. Früher hatte er noch Sport getrieben und Musik gehört — da waren die Sorgen weg. Wenn er nur dem Chef gegenüber so schlagfertig sein könnte, wie daheim.

Std. 10: „Daheim fühl ich mich sicher, da bin ich anerkannt." Vom Chef möchte er gern gelobt werden, so wie seine Tochter von ihm. Zu ihr habe er übrigens ein gutes Verhältnis: sie respektiere ihn. „Gelobtwerden" — da fällt ihm ein, wie gut er sich gefühlt hatte, wenn er früher als Verkäufer erfolgreich gewesen war. Zum Mißfallen der Kollegen hatte er sich oft vorgedrängelt. Der Jobwechsel in die jetzige Stelle war erfolgt, damit er beruflich aufsteigen könnte. Und jetzt versage er womöglich. Dabei möchte er nach wie vor die Nummer Eins sein.

Std. 11: Er fragt sich, wie die Therapie wirken soll. Aber abbrechen möchte er sie nicht, etwa so wie die Schule oder den stationären Aufenthalt.

Std. 12: Es bestünde die Möglichkeit, die Stelle zu wechseln. Er könnte in die alte Branche zurück. Die Krankheit macht ihn unsicher. Solche Entscheidungen habe er früher von der Mutter „absegnen" lassen. Er konnte sich früher ohne jede Angst durchsetzen. Die Lehre fällt ihm ein: Sein Lehrherr war ein Ekel. Ihm selber wurde es jeden Morgen vor lauter Angst übel. Der Chef ließ schließlich seine Eltern kommen. Ihr Sohn sei ein Fall für den Psychiater. Als es dann auch noch mit der Freundin des Chefs Ärger gab, hatte er ohne Bedenken die Firma gewechselt.

Std. 13: Mit einem Höhergestellten hatte es Ärger gegeben. Er konnte ihm aber die Meinung sagen. Auch mit dem Autofahren tue er sich leichter. Kurz nach dem Ausbruch seiner Krankheit hatte er bei der Heimfahrt von einem Ausflug im Zug einen Angstanfall bekommen. Seitdem bestehe die „Angst vor der Angst".

Std. 14, 15, 16: Weil er sich wieder recht gut fühlt, „quasi wie der Alte", planen er und seine Frau einen Urlaubsflug. Die „Freiheit über den Wolken" fällt ihm ein. Er bemerkt: „Die Freiheit liegt auf der Couch", denn da könne er alles sagen. Andrerseits komme ihm manchmal der Gedanke, die Therapie abzubrechen, weil er sich zum einen ja wieder ganz gut fühle und zum anderen durch diese Gespräche eher wieder in's Grübeln verfalle.

Std. 17: Der Chef hat ihn gerügt: er würde sich zu wenig um seine Aufgaben kümmern. Das ärgert ihn mächtig. Daß er beim Chef „unten durch" ist, hat mit den häufigen Fehlzeiten wegen Krankheit zu tun. Zuvor war er eindeutig der „Kronprinz" gewesen. Mit dem Knöchelbruch hatte sich das schlagartig geändert: Ob er sich Sachen abverlange, nur um groß und stark zu erscheinen?

Std. 18: Im Urlaub Ärger durch eine Orchitis. Auch zwei Träume machten ihm zu schaffen. Im ersten mußte er ins Krankenhaus, um dort zu sterben. Der zweite Traum war noch schrecklicher. Der tote Onkel kam und machte ihm Vorwürfe, weil er seinerzeit nicht zur Beerdigung erschienen war. Deswegen wollte er ihn holen. Er sollte auch sterben.

Std. 19: Ein Bild von einem alten Mann hat ihn nochmals an den Onkel erinnert. Der Traum war ihm wieder eingefallen. Angst vor dem Sterben überfiel ihn, dazu Schuldgefühle, weil er seiner Frau und der Tochter in seinem Leben nicht genug gegeben hätte.

Vielleicht sollte der Traum ihn daran erinnern, mehr aus dem Leben mit der Familie zu machen. Die Tochter weise er im Grunde oft zurück. Ihre Schulprobleme erinnern ihn an seine Schulzeit. „Eigentlich die schönsten Jahre. Die Mutter war nicht da, ich habe mir das Essen selber gemacht." Ich verweise darauf, daß bisher von Chef und Mutter öfter die Rede gewesen war, als von Frau und Kind. Er gesteht die Sorge ein, daß „die Tochter" noch wenig von ihm gehabt habe. Ja, sie hat eindeutig Angst vor ihm. Manchmal wage sie nicht, mit ihm allein zu gehen.

Std. 20: Zwischendurch immer wieder die alten Gedanken: Ich darf mich nicht blamieren, darf nicht zeigen, daß etwas nicht stimmt. Die Leute sollen von mir sagen: „Der ist Spitze." Plötzlich ein Erinnerungsbild: Als er 13 oder 14 war, lachte ihn auf der Straße ein Mädchen, das ihm gerade entgegenkam, aus: „Ja, was willst denn Du mit Deinem Gesicht?" Er war zutiefst gekränkt.

Std. 21: Beim Einschlafen ging ihm gestern durch den Kopf, daß er bewundert werden will. In der Kindheit war er nie bewundert worden. Dabei hatte er sich so danach gesehnt. Der Vater war selten zu Hause, der mußte oft lange arbeiten, und die Mutter „ging ja putzen". Das Essen mußte er sich selber aufwärmen, weil ja niemand da war. Dafür gab es Donnerwetter, wenn die Noten schlecht ausfielen. Hilfe gab es nie. Vor allem eine beschämende Szene falle ihm jetzt ein: er war in einen Farbbottich gefallen, der im Hof gestanden war. Die Nachbarn schauten aus den Fenstern und lachten. Die Mutter versetzte ihm eine Ohrfeige und zog ihm dann unter dem Gelächter der Leute die Kleider aus und ließ ihn nackt die Treppe hochlaufen. Er war 5 oder noch jünger und schämte sich schrecklich. Auch wenn er bei Verwandten war, hatte er sich seiner Nacktheit geschämt, als er mit deren Kindern zusammen in einem Waschbottich gebadet worden war. Nacktheit und Sexualität waren zu Hause streng verpönt. So versuchte der Vater denn auch, ihn mit 15 durch Beispiele aus der Blumenzucht aufzuklären. Da konnte er nur lachen.

Std. 22: Er hatte erstmals einen deutlichen Traum. Gemeinsam mit den Eltern war er auf der Flucht. Man fuhr mit dem Zug. Soldaten suchten nach ihm. Er war aber gut unter dem Sitz versteckt und mit den verschiedensten Süßigkeiten bedeckt. Nur ein kleines Loch zum Durchschauen war da. Er hatte Angst, wußte aber nicht wovor. Zu den Süßigkeiten falle ihm ein, daß man ihn zu Hause mit Zuwendung überschütte. „Alle machen, was ich will." Die Ehefrau, weil sie jemanden brauche, der ihr sagt „wo's langgeht", die Tochter aus Angst, der Vater konnte noch nie anders, und die Mutter verhält sich seit seiner Krankheit so. Aber es bedrückt ihn auch, die Entscheidungen auf sich zu nehmen. Irgendwie wolle er sich auch aus der Verantwortung drücken, davonlaufen, so wie er früher die Arbeitsstellen fluchtartig verlassen habe. „Aber vor der Verantwortung für Frau und Kind kann ich mich nicht drücken."

Std. 23: Der Vater hatte immerzu von seinen Krankheiten erzählt. Er selber werde immer ängstlicher, wenn er von Krankheiten höre. „Ich bin bald wie der Vater." Das sagt auch die Mutter. Der Vater hat Angst, zu widersprechen, die Mutter sagt alles grad heraus.

Std. 24: Am Wochenende hatte ein Klassentreffen stattgefunden. Schon beim Aussteigen aus dem Auto war die Angst da gewesen. Ihm fällt ein, daß sich dort vor drei Jahren eine Gelegenheit ergeben hatte, mit der Schwester eines ehemaligen Klaßkameraden eine intime Beziehung aufzunehmen. Wäre es nicht in deren Elternhaus gewesen, so wäre sicher „etwas passiert". Alle wußten davon, nur nicht seine Frau. Manchmal quälten ihn deswegen Gewissensbisse.

Std. 25: Er leide unter vielerlei Ängsten. Er fürchte sich ungeheuer vor Erdbeben, vor Hunden und wenn es in die Höhe gehe. Als Kind hatte er einmal Mut beweisen wollen. Mit Kameraden zusammen hatte er geklaut. Natürlich wurden sie erwischt. Aber am schlimmsten war die „Beichte". Die Mutter stand über die Wanne gebeugt im Bad und weichte Wäsche ein. Er bekam eine gehörige „Abreibung". Das gleiche passierte ihm als er mit einem Freund zusammen begann, Flugzeugmodelle zu bauen. Das erforderliche Geld entnahm er der Geldbörse der Mutter. Zuletzt einen 50-DM-Schein. Als ob er geradezu darauf gewartet habe, erwischt zu werden.

Std. 26: Nach Versäumnissen im Leben befragt, fällt dem Patienten ein, daß er eigentlich nach der Schulzeit zu einem kinderlosen Verwandten nach Australien hätte umsiedeln sollen. Er hätte dessen Betrieb übernehmen können. Weil er aber die höhere Schule abbrach, wollte der Verwandte nichts mehr von ihm wissen. Zum Begriff des „ungelebten Lebens" fällt ihm nichts weiter ein. Er habe immer bekommen, was er wollte. Er sei kein „Phantast", was die Wünsche angehe. Die Ehefrau schon. Sie träume immer von einem Häuschen. Auch in Kindheit und Jugend habe er seine Wünsche stets am Machbaren ausgerichtet. Zu einem Weihnachtsfest hatte er sich z.B. die kleinste Lokomotive gewünscht, die es gab. Die fand er dann auch unter dem Christbaum. Als er sie ausprobierte, unterbrach ihn der Vater, er solle doch einmal in den Schrank schauen. Da lag die größte Lok, die es damals gab. Eine echte Überraschung durch den Vater.

Std. 27, 28: Sein Vater und sein Chef hätten nichts Gemeinsames. Vor allem aber habe er sich dem Vater gegenüber noch nie unterlegen gefühlt.

Std. 29: Seine Ehe gleiche in manchem der der Eltern. Auch seine Frau erzähle ihm wenig. Aber im Gegensatz zum Vater spiele er „die erste Geige" zu Hause. Der Vater wurde dagegen früher von der Mutter und ihm in nichts „eingeweiht". Sonst wäre es mit der Ruhe vorbei gewesen. Der Vater nahm das wohl nicht einmal wahr.

Std. 30: Er hat seine Frau gefragt, ob sie sich manchmal vor ihm fürchte. Sie hatte es bejaht. Er müsse sich zu Hause wohl furchtbar aufgeführt haben. Die Sexualität „plätschere" zur Zeit so dahin. Vor dem Knöchelbruch sei es ähnlich gewesen. Deshalb war er zweimal „ausgebüchst". Beide Male habe es sexuell „nichts gebracht". Wüßte er Ähnliches von seiner Frau, er würde „durchdrehen". Sie war allerdings vor der Ehe „kein Kind von Traurigkeit" gewesen — alles andere als prüde, im Gegensatz zu jetzt.

Std. 31: Er versucht jetzt, besser auf seine Frau einzugehen. Auch zur Tochter hat sich die Beziehung intensiviert. In ihm rege sich plötzlich Familiensinn. Er sehne sich z.B. nach Frau und Tochter, wenn er weg sei. Das war früher nie der Fall.

Std. 32: Angeregt, über Träume zu sprechen, berichtet er, daß er zwar oft dasitze und vor sich hinsinniere, ohne jedoch zu wissen, was ihm eigentlich dabei durch den Kopf gehe. Die Phantasie spielt eher eine negative Rolle, da male er sich aus, was er alles an Krankheiten bekommen könne. Die Mutter scheint den Vater zu verachten, weil er im Beruf nichts erreicht hat. Er sei einfach zu weich.

Std. 33: Ich frage, was wäre, wenn er der Vater gewesen wäre und Frau und Sohn ihn so behandelt hätten, wie er es berichtet? Er ließe sich keinesfalls auf dem Kopf herumtanzen. Der Vater habe wohl unter einer ähnlichen Symptomatik gelitten wie er, v.a. die Angst Krankheiten gegenüber. Aber der Vater rede dauernd darüber, während er es mit sich ausmache. Sein und der Mutter Verhalten dem Vater gegenüber findet er nicht mehr richtig. Vielleicht war das Verhalten des Vaters auch ein Hilfeschrei.

Std. 34: Im Urlaub war er ganz angstfrei. Die Beziehung zur Tochter hat sich weiter gebessert, und dem Vater gegenüber hat er eine neue Einstellung gefunden. Die Mutter und er wären nicht ganz unschuldig gewesen am Verhalten des Vaters.

Std. 35: Er habe früher nicht richtig nachgedacht. „Wir haben geheiratet, damit wir die Wohnung kriegen. Die Mutter hat das eingefädelt." Das ärgert ihn heute, daß die Mutter den Weg für ihn gesucht hat. Es hatte sich ja etwas in ihm gewehrt, aber dieser Weg war so bequem gewesen. Und schließlich hatte sie es ja gut gemeint. Dagegen hätten sie beide den Vater „über's Ohr gehauen". Er hatte den Vater nie für voll genommen. Der hatte sich nur für Krankheiten interessiert. Auch wenn jemand anderer krank war, setzte sich der Vater „in Szene", indem er z.B. am Bett saß und „Händchen hielt". Wurde es ihm in der Arbeit zuviel, so „flüchtete er sich in die Krankheit". Die Mutter hätte jemanden gebraucht, bei dem sie den Kopf an die Schulter hätte lehnen können. Dazu erziehe sie ihn mit aller Härte.

Std. 36: Die von ihm gefürchtete jährliche Aufgabe steht wieder an. Ein Jahr vor dem Unfall hatte er sie „verpatzt". Die Zeit der Krankschreibung hatte ihn davor bewahrt, sie im Jahr darauf ausführen zu müssen. Ein Jahr später stellte sich bei der gleichen Konferenz, auf der er zwei Jahre zuvor sein Versagen hatte eingestehen müssen, die Angstkrankheit ein.

Std. 37: Die Behandlung solle ihn wohl durch Erzählen und Nachdenken dazu anregen, die eigenen Probleme zu lösen. Er hatte eigentlich erwartet, zu erfahren, was er falsch gemacht habe.

Std. 38, 39: Es gibt Schwierigkeiten zu Hause mit der Ehefrau. Weil er nicht mehr sein wolle wie früher, als er einfach nicht mehr mit ihr redete, komme es jetzt öfter zu Streit.

Std. 40: Es stört ihn, daß ich weiter wegsitze als sonst (ich war in ein neues Zimmer umgezogen). Er brauche Nähe, weil er noch nie gern allein gewesen war. Er spüre auch die Stimmungen der anderen. Das war zu Hause einfach nötig gewesen, damit man sich auf die möglichen Reaktionen der Mutter vorbereiten konnte. Ihre Stimmungen beherrschten die Situation daheim.

Std. 41: Immer wieder Zweifel an sich selber. Er befürchtet, alt zu werden und alles versäumt zu haben. „Das Leben geht an mir vorbei. Was jetzt ist, kann doch nicht alles gewesen sein! Aber ich bin zu feige, als daß ich Alternativen suchen würde. Ich mein, alles zu versäumen. Ich seh im Leben im Moment keinen Sinn.“

Std. 42: Er könnte sich vorstellen, eines Tages auszubrechen und auf nichts mehr Rücksicht zu nehmen. „Wenn einer sich ändert, ist der gemeinsame Weg in Gefahr.“

Std. 43: Paradoxerweise fühlte er sich erleichtert, nachdem sein Chef ihn gerügt hatte. Zwei Tage lang fühlte er sich daraufhin „topfit“. Als aber am vergangenen Wochenende die Besprechung wieder stattfand, auf welcher ihm die ersten Schwierigkeiten seines Berufslebens überhaupt begegnet waren, stellten sich Angst und Unruhe wieder ein. Nach dem Tadel durch den Chef hatte er sich plötzlich allein gefunden und gedacht: „Da mußt Du eben selber damit fertig werden.“ Jetzt merke er wieder, wie sehr er sich nach Liebe und Geborgenheit sehne. Vielleicht sei seine Gier nach Lob und Anerkennung ein Ersatz dafür.

Std. 44—48: Er hätte vielleicht schon früher manchmal einen „Tritt“ bekommen sollen. Als die ersten Schulprobleme aufgetreten waren, hatte er „die Flinte in's Korn geworfen“. Im Betrieb war es ganz ähnlich gelaufen. Innerhalb kurzer Zeit war er zum „Kronprinzen“ aufgestiegen und dann an einer etwas schwierigeren Aufgabe gescheitert. Daß sich sein Chef danach etwas distanziert hatte, war für ihn ängstigend gewesen. Im Moment allerdings fühlt er sich ausgeglichen, beweist „Rückgrat“ im Betrieb, ja er glaubt, bemerken zu können, daß die anderen ihn plötzlich schätzten. Dagegen steht er unter Spannung, wenn er in die Therapie kommt. „Als ob Sie etwas von mir erwarten würden.“ Er fürchtet, ich könnte einmal etwas sagen, was er nicht hören will. Es regt sich der Wunsch in ihm, die Therapie zu beenden. Auch die Ehefrau hat ihn schon gefragt, warum er überhaupt noch an der Behandlung festhält.

Std. 49: Manchmal denke er, er könne die Behandlung getrost abschließen, dann werde er wiederum den Gedanken nicht los, daß er etwas sagen müßte. Zuhause habe sich schon einiges geändert. So trifft er die Entscheidungen nicht mehr mit der Mutter zusammen, sondern mit seiner Ehefrau.

Std. 50: Die Ehe weise doch schon seit längerer Zeit Spannungen auf, die ihn bedrückten. V.a. hat sich Langeweile in der Beziehung breitgemacht.

Std. 51: (Zwischen den Gesprächen war er in der Vorlesung vorgestellt worden) Beim letzten Gespräch sei es ihm erstmals gelungen, die Spannungen in der Ehe zu bekennen. In der Vorlesung war deshalb zur Sprache gekommen, er solle die Therapie vielleicht zusammen mit seiner Frau fortsetzen. Aber er fürchtet, sie könnte dann von seinen „Seitensprüngen“ erfahren. Und dann gibt es da noch ein Geheimnis, das er bekennen muß. Er hat nicht das Bedürfnis, „mit Frauen etwas anzufangen“, sondern umgekehrt. Er träume z.B. oft davon, daß er nackt in einem Raum stehe und mehrere Frauen auf ihn zugehen würden, um ihn zu „verwöhnen“. Sie würden sich mit ihm sexuell „beschäftigen“ und ihn streicheln. Am wichtigsten sei es ihm aber, daß sie ihn bewunderten und anschauten. Seit der Heirat „schlage er sich damit herum“, daß es ihm „Spaß macht“, sich Frauen zu zeigen, ohne daß diese selbst dazu bereit wären, mitzumachen. Ein Alptraum, wenn er entdeckt würde.

Std. 52: Letzte Stunde war er „etwas losgeworden“. Am meisten drängt es ihn am Wochenende, sich zu zeigen. Manchmal denkt er, er mache es geradezu, um erwischt zu werden, so wie in der Kindheit, als er die Mutter bestohlen hatte. Womöglich solle es seine Frau erfahren. Ständig hat er das Gefühl, er versäume etwas, hätte mit anderen Frauen etwas erleben müssen.

Std. 53: Ängste, er könne krank sein, tauchen vermehrt auf. Dann würde er sterben, ohne vom Leben etwas gehabt zu haben. Er hätte das Entscheidende versäumt. „Soll das alles gewesen sein?" Er würde sterben und mit dem Leben noch gar nicht richtig angefangen haben.

Std. 54—56: Er konnte auch noch die letzten Tabletten absetzen. Mir gegenüber fühle er sich manchmal richtig kampflustig, als müßte er sich mit mir anlegen. Was die Angst betrifft, er würde alles versäumen, fragt er sich, ob er vielleicht nur mit dem, was er erlebe, nicht richtig umgehen könne.

Std. 57: Eigentlich leide er unter mehreren Ängsten: daß er sterben müsse, ohne erreicht zu haben, was er will, ohne erlebt zu haben, was er sich erträumt. Und dann die Angst vor dem Tod selber, das Ungewisse, was danach geschieht. Wegen der Krankheit versäume er ja noch mehr. Dabei sei er doch so genügsam. Wozu auch Luftschlösser bauen, die ohnehin nicht zu verwirklichen sind? Die Eltern haben schließlich auch keine Träume. Ganz anders war er während der Schulzeit gewesen: optimistischer, wenn auch ein bißchen feige. Nach der Lehre dagegen war er richtig draufgängerisch, aber seit der Heirat ist „die Luft raus". Alles läuft in festen Bahnen, die immer enger und fester werden — konsequent auf den Tod zu. Ich werfe während der Stunde ein, ich hätte da einen Satz gelesen, der darauf zuträfe: „Daß einer gestorben ist, heißt noch lange nicht, daß er gelebt hatte."

Std. 58: Der Satz vom letzten Mal war ihm die ganze Zeit während des Urlaubs nachgegangen. Er müßte das Ganze erleben oder durchleben. Im Betrieb heißt seine Devise seit neuem „Rückgrat kriegen".

Std. 59: Seine Träume hatte er wohl unterdrückt, denn jetzt fällt ihm auf, daß er manchmal dasitzt und sinniert, was er alles haben möchte: Urlaub, HiFi-Videorekorder usw. Er malt sich auch aus, was im Betrieb alles anders sein könnte und entwirft Pläne. Das Wort „erleben" geht ihm nicht mehr aus dem Sinn.

Std. 60: Er hat geträumt: Mit allen Betriebsangehörigen saß er im Flugzeug. Es war wie auf einem Betriebsausflug. Vor irgendetwas hatte er sich aber im Traum gefürchtet. Vielleicht habe der Traum mit der Urlaubsplanung und seiner realen Angst vor dem Fliegen zu tun. Beim Wort „Betriebsausflug" fällt ihm seine alte Firma ein. Da war ein tiefes Zusammengehörigkeitsgefühl gewesen, und die Textilbranche sei nun einmal sein Traum. Am meisten entbehrt er an seinem jetzigen Arbeitsplatz den direkten Kontakt mit den Kunden. Er denkt öfters an früher. Vielleicht wegen der Zukunftspläne, die er wieder hat? Weil er nicht so recht weiß, wo er steht, erschreckt ihn die Zukunft.

Std. 61: Er steckt voller Pläne und Projekte, soweit es die Arbeit betrifft. In einer Angelegenheit im Betrieb hat er Rückgrat bewiesen. „Ich bin nicht umgekippt."

Std. 62: Wie wäre sein Leben verlaufen, wenn er jemanden wie seinen Chef zum Vater gehabt hätte, frage ich ihn. Dann hätte er sich wohl völlig anders entwickelt, meint er. Ihm fällt eine Szene ein: Er hatte mit dem Vater zum Lehrherrn gemußt. Der wollte ihn als Idioten hinstellen. Der Vater wagte nicht, ihn zu verteidigen, sondern sagte zu allem „Ja und Amen". Sich nur nicht auflehnen! Er hatte damals ähnliche Probleme gehabt, wie jetzt: Er konnte morgens nicht mit der Straßenbahn fahren und erbrach täglich. Das Magengeschwür hatte sich in dieser Zeit entwickelt. Vom Vater kam immer nur: „Kein Risiko!" Er entferne sich übrigens immer mehr von den Eltern. Freunde habe er weiter keine, nur ein Freund aus der Kindheit halte ihm die Treue.

Std. 63, 64: Ihm fällt nur wenig ein. Die Träume kann er sich zur Zeit nicht merken.

Std. 65: Es war ihm einige Tage lang „hundsmiserabel"gegangen. Ein Traum: Er saß in einem altertümlichen Zug, der sehr schnell durch eine winterliche Berglandschaft fuhr. Skifahrer, die an einer Holzstange hingen, überquerten die Gleise. Auch er hing plötzlich an so einer Stange. Schneller und immer höher flog er hinauf, bis er schließlich aufwachte. Vielleicht ist der Traum ein Symbol für das Leben, das man auch nicht aufhalten könne.

Std. 66: Seine Frau entwickle ähnliche Symptome wie er.

Std. 67: War es ihm am Wochenende gut gegangen, so überfiel ihn vor der Stunde wieder die Angst, ich könnte etwas aufdecken, was ihm nicht behage. Ein Film von dem er erzählt, führt zu einem Traum. In Frankfurt sei eine Bombe geplatzt. Von mir darauf hingewiesen, daß er doch in Frankfurt einmal im Bordellviertel gewesen sei, thematisiert er den Wunsch, endlich einmal auf sexuellem Gebiet etwas Außerordentliches zu erleben. „Über die Stränge schlagen!" Beschämenderweise geht ihm seit Frankfurt ein Bild nicht mehr aus dem Sinn: ein Mann mit mehreren Frauen in einer großen Badewanne. Das Verlangen, sich vor Frauen zur Schau zu stellen, macht ihm viel zu schaffen. Er befürchtet, doch noch einmal entdeckt zu werden. Je mehr er dagegen ankämpft, desto schlimmer wird es.

Std. 68: Da wolle er einerseits nicht auffallen, andererseits stecke in ihm das Verlangen, sich die Kleider vom Leib zu reißen und nackt durch die Stadt zu laufen. Fühlt er sich unausgelastet und hat gar Alkohol getrunken, dann muß er wie in einem Zwang „raus", sich entblößen, sobald eine Frau vorbeikommt, und onanieren. In diesem Moment empfindet er Freude an der Angst, der Spannung und dem Kribbeln, entdeckt zu werden. Erstmals war es mit 16 oder 17 aufgetreten.

Std. 69: Er war im Traum mit seiner Frau in einem Flugzeug unterwegs. Die Propellermaschine, um die es sich dabei handelte, kam aber nicht vom Boden los, sondern fuhr wie ein Auto durch die Stadt und schnitt mit den Tragflächen die Häuser entzwei. Dann war man in eine primitive Maschine umgestiegen, die ein paar Meter flog. Es war ein luftiges Gefühl, so über die Hindernisse hinwegzufliegen. Vielleicht bedeute das große Flugzeug, daß er sich zu viel vornehme, etwas, das ihn einsperre. Es fällt ihm dazu ein, daß Frau und Kind eine große Belastung für ihn darstellen.

Std. 70: „Suche ich vielleicht die Gefahr? Wenn ich mich in Gefahr begebe, ist das wie ein Ausbruch aus dem täglichen Allerlei. Ich will etwas erleben!"

Std. 71: Er hatte sich in den letzten Jahren einiges vorgemacht, meint er. Die Schwiegermutter hatte wohl deswegen nichts dagegen gehabt, daß er schon nach kurzer Zeit des Kennens bei ihrer Tochter übernachtete, weil sie mit dieser nicht mehr zurechtkam und sie unter der Haube haben wollte. Dann fand die Mutter plötzlich, sie müßten heiraten, weil die Wohnung frei wurde. Er habe bei allem mitgemacht. Jetzt wehre er sich, aber er rebelliere doch wohl zehn Jahre zu spät.

Std. 72: Den anderen fällt positiv auf, wie er sich verändert hat. Das versetzt ihn in eine Hochstimmung.

Std. 73: Er hat immer wieder Angst, im Therapiegespräch könnte etwas aufgedeckt werden, was er nicht sehen will.

Std. 74: Von den Eltern sei er jetzt abgenabelt, aber mit der Frau gibt es Probleme; nicht zuletzt im sexuellen Bereich. Er habe Schwierigkeiten mit der Potenz.

Std. 75: Frau und Tochter haben ihn heute zur Therapie begleitet. Er müßte liebevoller sein. Im Traum hatte er mit seiner Frau zusammen Bekannte besucht. Sie war im Mittelpunkt gestanden. In solchen Situationen werde er eifersüchtig auf sie. „Ich leide ständig unter dem Gefühl der Minderwertigkeit — daß die anderen etwas haben könnten, was mir fehlt. Vielleicht müssen meine teuren Autos das ersetzen." Die „nächtlichen Ausflüge" unternehme er, um von den Frauen gewollt zu werden. Sie sollten ihn ansprechen. Er leidet darunter, nicht schön zu sein, wie manche andere. Ich frage, wen er denn in seinem Gesicht sehe? Die Mutter. Ihr Gesicht empfindet er als streng, hart und unpersönlich. Er geht auch nur noch zu ihr, wenn er etwas braucht. Ob ich die Rolle spiele, die die Mutter früher innegehabt hatte? Ja. Er brauche das. Manchmal phantasiert er jetzt, die Mutter könnte sterben. Das wäre eine Erleichterung für ihn.

Std. 76: Er war gestern nach Dienstschluß versehentlich in die Wohnung der Eltern gelaufen und hatte es erst bemerkt, als er im Wohnzimmer stand. Ein Tagtraum stellt sich ein: Es ist, als ob er erbrechen müsse. Als müsse etwas heraus. Dann der Gedanke, daß er Angst hat, wenn er zur Zeit zur Frau „in's Bett" müßte. Beim letzten Mal hatte er fast versagt. Kurz vor dem Ausbruch der Angstkrankheit war das auch ein paar Male geschehen. Seine Frau könnte ihn vielleicht verlassen, wenn sie seine Schwäche bemerkte. Er leidet unter dem Gefühl, alle liebten ihn nur wegen der Äußerlichkeiten, mit denen er sich umgebe. Deswegen die teuren Autos und die ausgewählte Kleidung. Der Tagtraum drängt sich wieder auf. Ein riesiger Brocken oder auch zwei steckten in ihm und möchten heraus. Längliche, schlüpfrige Brocken: Kotbrocken. Auf solche Sachen reagiere er doch so intensiv mit Ekel. Zu Hause müsse alles „piccobello" sein. Daneben kommt er sich aber „schweinisch" vor wegen seiner „nächtlichen Ausflüge", oder wenn er von anderen Frauen träumt. Der Exhibitionismus sei eine Art Selbstverwirklichung für ihn. „Das habe nur ich. Das ist eine Rebellion gegen das Saubere und Eintönige." Liebe, so höre er immer wieder, sei etwas Reines, Schönes. Bei ihm ist es genau umgekehrt:„Ja, wenn Du als Kind keine Liebe erfahren hast, kannst Du auch keine weitergeben." Er hat nachgerechnet, wann die Eltern geheiratet haben und wann er geboren wurde; er war kein Wunschkind.

Std. 77: Im Betrieb ist seine Position gefestigt und die Lage entspannt. Zu Hause haben sich die Normen etwas verschoben. Er sei nicht mehr der Pascha, der er einmal war.

Std. 78, 79: Er habe vor allem Fremden, insbesondere dem Ungewissen der Zukunft Angst, aber auch vor etwas Ungewissem in sich selbst. Der Kauf eines neuen, eigentlich etwas „zu groß geratenen" Autos macht ihm jetzt Magenschmerzen.

Std. 80: Die Mutter hat in der Kindheit keine Zuneigung zum Vater aufkommen lassen, glaubt er jetzt. Bis vor kurzem hatte er gedacht, er sei von ihr abgenabelt. Aber das ist wohl doch nicht ganz der Fall. Im Gespräch hat seine Frau gemeint, ihre sexuellen Hemmungen rührten daher, daß die Mutter über einen Schlüssel der Wohnung verfüge und womöglich einmal „hereinplatze". Beide haben sich „geschworen", dieses „Dreiecksverhältnis" zu beenden und dergleichen nicht mehr zuzulassen.

Std. 81—83: Er gehe jetzt seine Probleme an und nehme auch die Umwelt besser wahr. So bereitet ihm Sorge, daß Nadine sich immer mehr von den Kindern aus der Nachbarschaft zurückziehe. Dauernd ist sie daheim in einer Welt der Erwachsenen. Geträumt hat er, daß er eng an seine Frau geschmiegt geschlafen hat. Auf meine Frage, ob dies einem Wunsch entspreche, meint er, da stünden sich zwei Wünsche gegenüber: auszubrechen und frei zu sein bzw. ein geordnetes Familienleben zu führen.

Std. 84: Ihm gehe es einfach gut zur Zeit. Beim Vergleich zwischen Vater und Mutter fällt ihm auf, daß der Vater genießen kann, die Mutter dagegen nicht. Sie ist ruhelos. Er ist da der Mutter ähnlich, ebenfalls hektisch. Oft wünscht er sich etwas, wenn er es dann bekommt, kann er es nicht genießen. Das war schon in der Kindheit so.

Std. 85: Er befürchte immer, daß ihn niemand mögen würde, hätte er nicht die schönen Dinge, mit denen er sich umgebe. Ob ich ihn denn noch leiden könne, wenn er sich seelisch so „nackt" zeige und das Positive durch diese Art psychischen Strip-tease abgelegt habe? „Die Frauen in der Nacht, die wollen nichts von mir, denen bin ich wurscht. Da kann ich mich nackt zeigen." Die Szenen aus der Kindheit fallen ihm ein, in denen er sich seiner Nacktheit so sehr geschämt hatte. „Das sind Schlüsselerlebnisse gewesen".

Std. 86, 87: Er hat geträumt, in seiner „alten Firma" zu sein. Damals war er auch schon der Liebling des Chefs gewesen, zum Ärger und Neid der Kollegen. Nach dem Stellenwechsel das Gleiche. Er sei doch keinen Deut besser als die anderen. Manche von seinen Gedanken erschreckten ihn. Vor einigen Tagen hatte er geträumt, jemand habe sein Auto geklaut. Als einer der Gauner auch noch versuchte, ihn zu „verarschen", war er so wütend geworden, daß er dessen Komplicen, den er zu Boden geworfen hatte, mit dem Schuhabsatz ins Gesicht trat — ganz brutal und ohne jede Hemmung. Beim Aufwachen war er über sich erschrocken. Irgendetwas schlummere in ihm. Ein Wolf im Schafspelz, etwas ganz Rabiates.

Std. 88: Im Betrieb Lob von allen Seiten. Er empfinde jetzt die Klauereien in der Kindheit und die nächtlichen Spaziergänge als Auflehnung. Es treibt ihn hinaus, wenn das Intimleben mit der Ehefrau nicht so recht befriedigend war. Dann werde er zittrig und wolle etwas Außerordentliches erleben. Schlaflose Nächte. Ein Machtkampf in ihm: Träumereien von Gruppensex und einer Freundin, daneben aber das Gefühl Frau und Tochter gegenüber. „Mein Problem ist, daß ich Wünsche habe, die mir Frau und Tochter nicht erfüllen können." Ich frage, was wäre, wenn ihn seine Frau verlassen würde? „Ich käme mit der Freiheit nicht zurecht, ich habe nie allein gelebt."

Std. 89—92: Was könnte es nur mit den „nächtlichen Spaziergängen" auf sich haben?„Was will ich heraufbeschwören?" Er hat jetzt das Gefühl, jeder sehe es ihm an. Ich erkläre, ich hätte große Angst um ihn. Er geht in dieser Stunde nicht darauf ein, aber eröffnet das nächste Gespräch damit, daß der Satz „Ich habe Angst um Sie" wie ein hilfreicher Schock

44

auf ihn gewirkt hat. Er ekle sich jetzt vor sich selber. Noch dazu hat die Tochter beim Frühstück erzählt, daß sich ihr ein Mann im Park nackt gezeigt habe. „Jetzt weiß ich, was für ein Kerl in mir schlummert." Seinem Gefühl nach ist jetzt ein großer „Brocken" heraus.

Std. 93: Ein Lehrer hatte die Frauen immer als Heiligtümer beschrieben. Um so größer der Schock darüber, daß seine Frau ihn, kaum hatte sie ihn kennengelernt, im Auto gleich am Glied angefaßt hatte. Dann legte die Schwiegermutter sie beide zusammen in ein Bett und tat entsetzt, als sie ins Zimmer kam und sie beim Geschlechtsverkehr überraschte. Ein Tagtraum während des Gesprächs: Eine Frau steht im Flur vor dem Therapiezimmer und ich würde sie dazu anhalten, sich vor ihm auszuziehen. Damit wollte ich seine Reaktionen testen.

Std. 94—96: Er war im Urlaub gewesen. Den Flug hatte er problemlos überstanden. Der Traum vom Flugzeug, das nicht hochkommt, fällt ihm ein. „Das war ich selber. Ich habe mich ja auch jahrelang vom Willen anderer leiten lassen." Jetzt überlegen er und seine Frau, ob sie nicht aus der Wohnung neben den Eltern ausziehen sollen.

Std. 97: Immer wieder steigt das Gefühl hoch, etwas versäumt zu haben. Immer mehr werde ihm bewußt, was er mit 20/21 mit sich habe geschehen lassen. Als ob man ihn eingesperrt gehabt habe und er jetzt die Fesseln sprengen wolle.

Std. 98: Der Drang, sich nackt zu zeigen, war früher über ihn gekommen, wenn er nervös gewesen war und es Probleme gegeben hatte. Im Urlaub war man kurz auf dem FKK-Strand gewesen. Er hatte sich schrecklich geschämt. Gleich sieht er wieder die Szene vor sich, als er mit 5 Jahren von der Nachbarin ob seiner Nacktheit ausgelacht worden war. Das Erlebnis habe er bis heute nicht verkraftet. Später, als er 10 war, hatte er einmal bei ihr übernachten müssen. Lange war er mit Absicht nackt in ihrem Badezimmer gestanden, damit sie hereinkomme und ihn angucke. Während der Pubertät brauchte er sie nur zu sehen, schon war er erregt. Dabei hatte er aber gedacht, die Frauen ließen diese „Sauereien" einfach so, mehr notgedrungen über sich ergehen.

Std. 99: Er ist im Moment so aktiv, daß er sich kaum wiedererkennt. Im Betrieb gibt es keinerlei Probleme mehr. In einem Traum hatte er auf sein Wohnhaus hinuntergesehen. Er war also, wie in der Wirklichkeit „über den Dingen gestanden".

Std. 100: Mit der Tochter versteht er sich immer besser. Zu ihr hat sich eine gänzlich neue Beziehung entwickelt.

Std. 101, 102: Die „nächtlichen Spaziergänge" fänden zur Zeit nicht mehr statt. Bei der Rückschau auf die Therapie stelle er fest, daß es ihm oft mehr ausmache, die kleinen Dinge anzusprechen, obwohl ihm natürlich am meisten die Stunde zu schaffen gemacht hatte, in der er den Exhibitionismus eingestanden hatte. Sein neuer Chef wolle sich auf Gedeih und Verderb profilieren. „In ihm sehe ich mich wie in einem Spiegel. Vor 4 Jahren bin ich noch selber über Leichen gegangen."

Std. 103: Eines Tages sei es soweit, dann würde ich ihm nicht mehr die Hand geben wollen, denn ich müßte ihn als Menschen verachten. Dabei sei ich derjenige, der die Sachen durch dieses erschreckende Schweigen aus ihm heraushole. Nur ich wisse um sein Geheimnis.

Std. 104: Ein Traum: Er hatte Anzüge verkauft. Es war chaotisch zugegangen. Dazu fällt ihm nichts ein.

Std. 105: Ein wunderschöner Traum: Er war mit Frau und Tochter per Zug verreist. Als man abfuhr, standen drei schwarzverhüllte Frauen weinend am Bahnsteig. Die ältere hatte kein Gesicht, bei den beiden jüngeren handelt es sich um Cousinen. Er sollte auf Kur gehen, in ein Sanatorium. Er hatte weiße Handschuhe an. Einen zog er aus und wollte ihn seiner Frau reichen. Nadine nahm ihn und warf ihn aus dem Fenster. Er klopfte ihr schimpfend auf die Finger. Ihm fällt ein, daß der Zug die Fahrt durch das Familienleben bedeuten könnte. Der Handschuh war vielleicht gar nicht mehr weiß und unbefleckt. Der Teil in ihm, den er gern loshätte. Einmal war er übrigens wirklich auf Kur gewesen. Die vier schönsten Wochen, die er je erlebt habe. Er hatte sich frei und ungebunden gefühlt. Er war einer anderen Frau näher gekommen, ohne daß es aber bis „zum Letzten" gekommen wäre. Dann hatte er seine Frau angerufen, und sie war ebenfalls in den Kurort gereist. Auch sie schloß schnell Freundschaft mit der anderen. Obwohl die Beziehung später abbrach, sei es für ihn ein einschneidendes Erlebnis gewesen.

Std. 106: Wieder hat er geträumt. Er war der „Obermacher" eines Luxusbordells. Rundherum wurden die Gäste verwöhnt, angefangen von erlesenen Speisen bis hin zu den schönsten Frauen. Er durfte zuschauen — ohne Gier, es auch haben zu müssen. Beim Aufwachen war er sich wie ein Problemlösungs- und Organisationstalent vorgekommen. Das hatte seiner Meinung von sich entsprochen, als er die Stelle, die er jetzt innehabe, angetreten hatte. Gleich hatte er den Posten seines Chefs anvisiert, bis er dann auf die „Schnauze" gefallen war. Er war mit einem Mal an seine Grenzen gestoßen gewesen, und alles war in sich zusammengefallen. Erst jetzt stellten sich wieder Phantasien und Träume ein davon, was er alles tun könnte. „Das Leben erleben". Dazu gehöre auch mal das Schlechte. Auch die „Spaziergänge" seien ein Teil von ihm. Sie hätten mit seinen unerfüllten Sexualvorstellungen zu tun. Er zeige der Frau: Da, das kannst Du haben. Du mußt kommen, nicht ich. Ich frage, wie er reagieren würde, käme eine Frau tatsächlich einmal auf ihn zu? Er würde davonlaufen.

Std. 107: Er hat Angst vor Begegnungen mit anderen Menschen, weil er nicht weiß, wie er reagieren wird und ob seine Reaktionen richtig sind.

Std. 108: Ein Traum: Er ging mit zwei älteren Frauen in eine Gaststube. Er hatte die Absicht, mit beiden „etwas zu erleben". Mit der einen kam es zum Intimverkehr „auf französisch". Er stimulierte sie am After. All das ekelte ihn schrecklich. Noch dazu war der Raum plötzlich mit Zuschauern angefüllt. Es war dreckig, mies, muffig und stinkend. Es war einfach abstoßend. Seit der Erkrankung verkehre er mit seiner Frau nicht mehr oral, weil es ihn ekle. Ich frage, was das weibliche Geschlechtsteil für ihn bedeute? Ihm fällt ein, daß er mit 13 oder 14 anfing, sich für „das schwarze Dreieck" zu interessieren. Ein Erlebnis geht ihm nicht mehr aus dem Sinn. Ein Mädchen ließ sich von den Schulkameraden an der Scham anfassen. Sie hatte sich dazu in eine Toilette gestellt. Zehn oder 15 „Mann hoch" waren sie angestanden. Gerade von ihm wollte sie sich nicht betasten lassen. Aber er war so begierig danach, daß er anfing, Gewalt anzuwenden. Sie schrie, er jedoch ließ nicht ab. Die Schulkameraden mußten ihn wegzerren. Es war so abstoßend gewesen. Ein Schock, der vielleicht daran schuld war, daß er vor lauter Peinlichkeit jahrelang mit keinem Mädchen schlafen konnte. So hatte ihn, als sie sich kennenlernten, seine Frau zärtlich berührt, ohne daß er selber „aktiv" wurde. Erst als sie ihn darauf ansprach, konnte er es. Seine Angst hat etwas mit Scham zu tun. „Ich schäme mich, daß ich nicht bin, wie die anderen. Schäme mich vor mir selber, schäme mich, daß die Leute mir anmerken könnten, daß ich nicht so bin, wie ich sein möchte."

Std. 109—116: Die Wünsche, zu exhibitionieren, waren für einige Wochen wie vergessen. Als er eines Nachts aufwacht und ihn das Verlangen mit aller Macht einholt, „geht er los". Zwei Stunden läuft er durch die Stadt, ohne sich aber „zu zeigen". Am nächsten Morgen erwacht er mit einem Glücksgefühl. Wieder ist der Drang für einige Tage erloschen. Nach einem „Krach" mit der Ehefrau taucht der Gedanke wieder auf. Er gibt auch diesmal nicht nach. Die Ehe erscheint ihm ansonsten wie verwandelt. Man spricht viel miteinander und versteht sich — auch im Bereich der Sexualität. Die Ekelgefühle sind weg.

Std. 117: Sein langjähriger Freund heiratet. Man hat darüber gesprochen, daß er mit seiner Familie an den Wohnort des Freundes ziehen könnte. Er müßte dazu eine neue Stelle suchen. Auch über ein zweites Kind haben er und seine Frau gesprochen.

Std. 118: Es wird ihm fast zu viel, was da alles auf ihn einströmt. Ich bemerke, daß er halt jetzt voll mitlebe. „Ja, ich fühle mich hereingezogene in die Welt der Frau und der Tochter. Aber ich will jetzt erleben."

Std. 119: „Vielleicht wird dieses Jahr als das Jahr der Erkenntnisse und der Entscheidungen in meine Lebensgeschichte eingehen." Der Umzug z.B. wird ernsthaft erwogen.

Std. 120: Er hat geträumt, an einer Familienfeier teilzunehmen. Weil er im Grunde keinen mehr sehen wollte, habe er alle angepöbelt und Streit gesucht. Exhibitionistische Gedanken waren im Traum aufgetaucht, aber beim Aufwachen wieder verschwunden gewesen. Wieder steht ihm die beschämende Szene vor Augen, als er fünf Jahre alt war und von der Mutter im Angesicht der Nachbarn nackt ausgezogen worden war.

Std. 121: Wegen des Umzugs und des Stellenwechsels ist man am Überlegen. Finanzielle

Bedenken tauchen auf.

Std. 122: Bei einer Textilfirma ist eine attraktive Stelle freigeworden. „Da greif ich zu, wenn es etwas wird." Auch seine Frau hofft darauf. Sie will weg vom Druck der Eltern.

Std. 123: Im Betrieb war er seit langem nicht mehr krank. Das hat sich völlig gegenüber früher geändert. Die Krankheitsfurcht ist auch ganz weg und das Exhibitionieren hat seinen Reiz verloren. Hatte er bisher das Gefühl gehabt, etwas zu versäumen, so vermeine er jetzt, sein Leben zu leben.

Std. 124: Seiner Frau mußte die Galle entfernt werden. Während ihrer Abwesenheit hatte er einmal geträumt, das Bett neben ihm sei leer, und hatte sich schrecklich nach ihr gesehnt. Sie gehörten einfach zusammen.

Std. 125: Alle Pläne liegen wieder auf Eis. Dafür hat sich seine Position in der Firma weiter gefestigt. Er könne sicher und frei auftreten, erreiche bei Verhandlungen, was er wolle. Beim Autofahren kann er den Eltern, v.a. der Mutter Angst einjagen. „Ich habe sie da in der Hand. Ihr wird schlecht. Ich kann sie damit quälen und mit ansehen, wie sie leidet." Zur Zeit sehe er auch vermehrt sadistische Videos an.

Std. 126: Das Gespräch über seine Freude am Quälen hat ihn erschreckt. Er sucht ein Schlüsselerlebnis in der Kindheit, das ihn „eingefärbt" haben könnte. Über einen Traum, in dem er sich in einem Büro befindet, aber „unten herum" nackt ist und auf einer Toilette sitzt, kommt er auf eine Kindheitsszene zu sprechen. Die Mutter war arbeiten gewesen, der Vater mußte auch weg, während er auf dem Topf saß. Nichts „kam", so daß ihn der Vater schließlich packte und schüttelte, um den Bus nicht zu verpassen. Er sei also nicht nur Einzelkind gewesen, sondern praktisch völlig alleingelassen. Ein anderes Schlüsselerlebnis sei gewesen, daß die Mutter und eine Bekannte in einer Wirtschaft mit zwei Männern in's Gespräch gekommen waren und die Kinder weggeschickt hatten. Damals hatte er richtigen Haß gegen die Mutter in sich gespürt.

Std. 127, 128: Er träumt von Urlaub und Freiheit.

Std. 129: Sie hatten beide gedacht, Nachwuchs sei unterwegs. Leider war es nicht der Fall. Aus der Ehe müsse noch mehr eine Partnerschaft werden. Die neue Stelle ist zwar abgeschrieben, aber ihn erfüllt „unheimlicher Tatendrang".

Std. 130, 131: Sein früherer Chef war kurz im Betrieb. „Vor ihm habe ich Angst, weil er mich kennt und durchschaut." Er war für ihn ein Ersatzvater gewesen. Ich frage ihn, ob er das Gefühl habe, je einen richtigen Vater gehabt zu haben? „Nie!" Er hatte sich Brüder phantasiert: „Die Rolling Stones."

Std. 132: Die Leute würden staunen, weil er seine Meinung so frei heraussage. Seit langem sei es auch zu keinen nächtlichen Spaziergängen mehr gekommen. Eine Frau habe ihm einmal zugerufen: „Hast Du Probleme?" Er war wie ein begossener Pudel dagestanden.

Std. 133: In sexueller Hinsicht ist wieder nichts los mit seiner Frau. Er träumt von anderen Frauen, hat aber Angst, woanders bessere Erfahrungen zu machen. Deswegen wage er auch nicht, eine Beziehung einzugehen. Damals, als er die zwei „Seitensprünge" gemacht hatte, versagte er trotz der sexuellen Spannung, unter der er gestanden war.

Std. 134: Er sei begierig nach Veränderung. Trotzdem überlege man, ob man nicht in der alten Wohnung bleiben und nur renovieren solle.

Std. 135: Er trägt sich mit dem Gedanken, sich im Betrieb an eine andere Stelle versetzen zu lassen. Mit seiner Frau besichtigt er Häuser, die man mieten könnte.

Std. 136: Man glaubt, bei der Wohnungssuche das Richtige gefunden zu haben. Aber die Mutter „legt sich quer". Auch dem Vater sei es wohl nicht ganz recht. Die hohen Mieten bereiten ihm Kopfzerbrechen.

Std. 137: Er glaubt die Mutter nicht mehr zu brauchen. Seine Aggressionen richten sich gegen die Vorgesetzten und die Mutter, „die mich in den Krallen hat."

Std. 138: Nadine hat nach einem Besuch bei seiner Mutter erzählt, sie wisse jetzt, daß er nicht gefolgt habe, als er so alt war wie sie. Außerdem sei er dauernd nur mit seinem Freund zusammengewesen. Als er das hörte, explodierte er. In Wirklichkeit hatte niemand Zeit für ihn gehabt. Nur wenn er etwas Schlechtes gemacht hatte, war man auf ihn aufmerksam geworden. So hatte er denn versucht, bei den anderen Aufmerksamkeit zu erregen, indem er z.B. mit gestohlenem Geld Freundschaften zu erkaufen suchte. Mit 12 oder 13 war zum ersten Mal in ihm der Gedanke aufgetaucht, die „nächtlichen Spaziergänge" zu unternehmen. In seinen Träumen sehe er sich jetzt öfters an seinem ersten Arbeitsplatz. Dort war er vom Vater „verraten" worden. Damals hatten die Magenschmerzen und die Übelkeit begonnen. Die Freundin des Chefs hatte sich immer so aufreizend mit gespreizten Beinen hingesetzt. Das waren einprägsame Erlebnisse gewesen. Genauso das mit der Toilette. Das Mädchen hatte sich gewehrt und geschrien: „Nein, der nicht!" Obwohl sonst von Statur schmächtig hatte er große Kraft entwickelt. Das erste Mal, daß er Gewalt gegen eine Frau angewandt hatte. Die anderen mußten ihn wegzerren. Ein Mosaiksteinchen neben dem anderen: Die Beziehung zu seiner Frau, die erste zu einer Frau überhaupt, und sie war die aktive gewesen, nicht er. Ihm fehle, daß er nie eine Frau erobert habe. Aber das ändere sich in ihm. Erst jetzt könne er seine „Spaziergänge" als Niederlagen erleben.

Std. 139: Der Entschluß ist gefallen: keine neue Stelle, keine neue Wohnung. Es gebe viele Gründe: die Unsicherheit, die Kosten. Außerdem sei es so praktisch, neben den Eltern zu wohnen. Seine Frau solle sich ihren Problemen stellen, die sie mit seiner Mutter habe, nicht er. Er wolle nicht in 10 Wochen dasitzen und jammern: „Hättest Du bloß nicht...!"

Std. 140: Durch den Sommerurlaub und Komplikationen bei einer Zahnextraktion hat sich eine Pause von mehreren Wochen ergeben. Die Angst ist wieder mit aller Macht da! Er meint, es komme von der bedrohlichen Blutung nach der Zahnbehandlung. Ich werfe ein, ob es nicht eher auf den Verbleib in der alten Wohnung zurückzuführen sei. Das könnte schon sein, aber um auszuziehen sei die Bindung an die Mutter zu intensiv. Jetzt ist die Wohnung auch bereits renoviert und alles Ersparte ausgegeben.

Std. 141—143: Insgesamt geht es wieder aufwärts. Vielleicht werde man in ein oder zwei Jahren eine Veränderung anstreben. Manchmal möchte er schon ausbrechen, hat aber Angst, nicht wieder zurückzufinden.

Std. 144: Oft stehe er vor dem Spiegel und schaue sich an. „Was bist Du doch für ein häßlicher Gnom, frage ich mich dann. Ich kann mich nicht leiden. Kann man mich überhaupt mögen?" Die Nummer Eins zu werden, habe er nie erreicht, auch schön und beliebt zu sein, sei ihm versagt.

Std. 145: Immer wieder Ärger mit dem neuen Chef. Er bekommt dann Magenschmerzen und wird nervös. Mit Frau und Tochter verstehe er sich dagegen gut. Wenn er früher die Stelle gewechselt hatte, glaubt er, war er im Grunde genommen vor etwas geflohen.

Std. 146: Im Geschäft Ärger und Mißtrauen. Er braucht Tabletten um schlafen zu können. Mit Nadine verbindet ihn ein inniges Verhältnis. Immer wieder bewegt ihn, daß er in der Schule stets hintendran gewesen war und sich nichts getraut hatte. Die anderen hatten Freundinnen, während ihn kein Mädchen mochte.

Std. 147, 148: „Seit meine Wünsche zerplatzt sind wie Seifenblasen, geht's mir mies. Als ich Wünsche hatte, ging es mir wunderbar."

Std. 149: Ein Traum hatte ihn in ein tristes Zimmerchen versetzt. Das erinnert ihn an sein Zimmer zu Hause. Es war winzig gewesen, aber er hatte es ganz für sich gehabt. Nachts kroch er gern zu den Eltern ins Bett. Während der Schulzeit hatte er dann eine Episode, während der er in's Bett machte. Es war ein Drama gewesen. Die Mutter hatte schrecklich getobt.

Std. 150, 151: Nach einem schönen Abend war nach langer Zeit wieder einmal der Gedanke aufgetaucht, sich zu zeigen. Er konnte es unterdrücken, aber todübel war ihm dabei.

Std. 152: Ein Film hat ihn auf viele neue Gedanken gebracht. Der Abnabelungsprozeß sei nun mal gelaufen. Da gebe es kein Zurück mehr. Aber immer noch richte er sich zu sehr nach den Vorstellungen der anderen. Er sei ja richtiggehend süchtig nach Anerkennung. Heirat, Kind, Beruf—er sei von einem ins andere getappt und merke jetzt, daß der Rahmen so eng sei, daß er keine Luft mehr kriege. Dann habe er aber nichts getan, als nach hinten zu blicken in die Vergangenheit und sich selber zu bemitleiden. „Es gibt keinen Weg zurück, ich sollte mich bemühen, vorwärts zu gehen."

Std. 153: Schon als Kind habe er sich immer verkrochen. „Ich mußte mit allem allein fertig werden." Ich setze hinzu, er sei wohl schon früh überfordert gewesen. Er glaube es auch. Das Bettnässen war bestimmt ein Hilfeschrei gewesen, und er hatte nur Prügel dafür bekommen. Aber so dürfte er eigentlich nicht von seinen Eltern reden: „Das müßte im Dunkeln bleiben!"

Std. 154—156: „Ich müßte mal wieder etwas wagen. Vielleicht einen Stellenwechsel." Nebenbei überlegen er und seine Frau, ob sie nicht doch ein zweites Kind haben wollten. Ihm habe das Einzelkinddasein nicht gut getan. Die Beziehung zu Nadine werde immer besser.

Std. 157: Die Firma in B. hat sich wieder gemeldet. Er könnte Leiter einer Zweigstelle werden. Er sagt: „Eine gute Nachricht für Sie!" Denn es bedeute ja eine Trennung von den Eltern. Ich betone, daß es nicht mein Interesse sei, ihn die Trennung von den Eltern vollziehen zu sehen, sondern seines. Er meint aber, wenn die Therapie gut endet, so sei das ein Erfolg für uns beide. Über die Bedeutung der Trennung von der Mutter kommt er auf deren Einstellung zur Sexualität zu sprechen. Er kennt sie nur ablehnend. Er kann sich nicht erinnern, daß sie je während der Kindheit sein Genitale gewaschen hätte. Jede Zärtlichkeit in dieser Hinsicht spricht er ihr ab.

Std. 158, 159: „In den letzten beiden Tagen habe ich mein Leben wirklich durchlebt." Die Verhandlungen gedeihen. Seine Frau ist überrascht, ja erschrocken über seine Sicherheit, er selber über den Mut, mit dem er an das Neue herangeht.

Std. 160: Der Traum ist wahr geworden, er hat die Stelle bekommen. Zwei Abnabelungsprozesse stehen bevor: von den Eltern und der Therapie. Und immer der Satz: „Das Leben erleben!"

Std. 161: Ein Traum läßt ihn sich daran erinnern, daß er bis ins Jugendalter oft bei der Mutter im Bett geschlafen hatte.

Std. 162—164: Nach einer langen Unterbrechung kommt er wieder. Er hat die neue Stelle angetreten und ist nun Filialleiter. Alle Pläne haben sich erfüllt. Seit zwei Monaten hat er auch keine Magentabletten mehr genommen. Er denkt, die panische Angst vor Krankheit und Tod war aus dem Gefühl entstanden, etwas versäumt zu haben.

Std. 165—168: Die neue Aufgabe macht ihm großen Spaß. Er lebe ein wenig wie im Rausch. Auch seine Träume seien dementsprechend: sie handelten von den schönen Dingen des Lebens. „Ich bin im Moment ein glücklicher Mensch. Die Arbeit ist phantastisch angelaufen. Ich nehme mir kein Blatt mehr vor den Mund. So vieles ist anders geworden. Den Satz vergeß ich nie: ‚Das Leben erleben!'"

Katamnese

Ein Jahr nach dem Abschluß der Behandlung schreibt der Patient eine Urlaubskarte. Es gehe ihm gut.

Eineinviertel Jahre nach Therapieende erfolgte eine ausführliche katamnestische Untersuchung. Der Patient ist gut gekleidet. Er wirkt ruhig, freundlich und zuversichtlich. Er teilt sich bereitwillig mit. Von selbst fängt er an zu erzählen, daß er nicht gedacht hätte, wie sehr ihn die Wohnsituation mit den Eltern gestört hatte. Erst die Entlastung, seit man umgezogen ist, hat dies offenbart. Die Beziehung zu Frau und Tochter lasse nichts zu wünschen übrig. Im Gegensatz zu früher verfüge man über einen großen Bekanntenkreis und gehe oft aus. Die sexuelle Beziehung sei für beide Ehepartner erfüllend und das frühere „unnormale" Sexualverhalten spiele nicht einmal mehr in seiner Phantasie eine Rolle. Beruflich sei er sehr erfolgreich und komme gut mit dem täglichen Ärger zurecht. Er leide weder unter Angstzuständen noch Magenschmerzen oder Schlafstörungen. Tabletten habe er schon seit über einem Jahr nicht mehr eingenommen.

6 Grundlegende Betrachtungen zum weiteren Vorgehen: die erinnerte Lebensgeschichte und das lebensgeschichtliche Erinnern

Löst sich der Blick nach der Lektüre des Behandlungsprotokolls von den vielen biographischen Details, die zur Sprache gekommen waren, und wendet er sich noch einmal zurück auf die kurze Lebensgeschichte, die das Ergebnis des ersten Gespräches ausgemacht hatte, so wird zunächst offenkundig, was schon als Quintessenz der historischen Betrachtung aufgetaucht war: daß zwar der Bericht über die Lebensgeschichte chronologisch geordnet ist, nicht aber die Erinnerungen, welche sich im Laufe des Dialogs einstellten und nun zulassen würden, eine in vielem ergänzte und in manchem veränderte Biographie zu verfassen. Wenn in dieser Arbeit die Kategorien des Lebensgeschichtlichen, wie es in einer analytischen Psychotherapie auftaucht, untersucht werden sollen, so müssen sie in 2 große Gruppen geschieden werden: die Kategorien der Lebensgeschichte als nachträglicher Konstruktion eines einheitlichen Ganzen und die Kategorien der lebensgeschichtlichen Besinnung (des „lebensgeschichtlichen Erinnerns") im psychotherapeutischen Dialog. Diese zuletzt genannten Kategorien werden im Fortgang der Untersuchung ebenso großen Raum einnehmen müssen wie jene, denn die nachträglich chronologisch geordnete Biograpie ist nicht mehr dem eigentlichen dialogischen Prozeß zugehörig, sondern rationales Konstrukt, das zwar Verstehen und Verstandenwerden ermöglicht, nicht aber Verstehen als präsentisches Ereignis ist.

Das erste Ergebnis der phänomenologischen Betrachtung der detailliert wiedergegebenen Behandlung läßt somit die Feststellung wiederholen und bestätigen: Die Chronologie des Erinnerns entspricht nicht der Chronologie des Erinnerten — eine selbstverständliche und alltägliche Erfahrung (vgl. auch Mazlish 1978, S. 275). Jedoch wird zu leicht angenommen, daß sich das Verstehen des Patienten aus der Rekapitulation seiner Lebensgeschichte und deren Neuinterpretation ergibt. Im psychotherapeutischen Prozeß — das hatte sich gezeigt — wird Verstehen über das aktuelle Erinnern von Biographischem eher in thematischem als chronologischem geschichtlichem Bezug vermittelt. Diese Einsicht hatte sich, wie schon erwähnt, bereits im historischen Abschnitt ergeben, sei es im Unterschied zwischen den klassischen verstehenden Biographien der Psychiatrie zu Freuds psychoanalytischer Theorie vom „Erinnern, Wiederholen und Durcharbeiten", sei es im Vergleich der großen Krankengeschichten Siebecks mit der Biographik V. von Weizsäckers, welche Verstehen aus dem Umgang in der Begegnung entspringen läßt.

Mit einem später noch genauer zu erläuternden Bild (s.u. S. 122) ist es die Gegenüberstellung von Lebensgeschichte in der „Aufsicht" betrachtet und lebensgeschichtlicher Erinnerung als Blick in die Tiefe des eigenen Innen, die, wie sich vorerst einmal eindruckshaft zeigte, anderen Ordnungsregeln folgt als die der sukzessiven Zeitfolge oder der chronologischen Schichtung des „Verinnerlichten".

Zudem wird Lebensgeschichte in jeder Psychotherapie zwar erinnert und erzählt, aber auch gelebt. So ist sie selbst ein Abschnitt im Leben und dieses geht natürlich außerhalb des Behandlungsraumes weiter, wodurch die Behandlung erneut beeinflußt wird (s. die Entwicklung der Partnerbeziehung des Patienten während der Zeit der Psychotherapie, sein berufliches Fortkommen, die Zufälle der betrieblichen Umstrukturierung und der Begegnung mit dem späteren Arbeitgeber).

Eine weitere einfache Überlegung vermag erneut zum Ausgangspunkt der Untersuchung elementarer lebensgeschichtlicher Erinnerungen zu werden: Psychotherapie *ist* ein Stück gelebter Biographie. Das heißt, hier liegt nicht nur eine paradigmatische Situation vor, in der sich die Beziehungsmöglichkeiten des Patienten entfalten und damit zum Ausgangspunkt der Verarbeitung seiner Beziehungsproblematik werden, sondern auch eine biographische Situation, in der *seine* Gestaltung der Lebensgeschichte, in der *sein* lebensgeschichtlicher Entwurf aktuell wird. Nicht nur Erinnerung wird gelebt, wie Freud betonte, sondern die ganze persönliche Einstellung zur eigenen Biographie und d.h. zu Vergangenheit, Gegenwart und Zukunft. So gliedert sich das weitere Vorgehen wie von selbst: in die strukturellen Kategorien der Biographie als lebensgeschichtlichem Gesamtzusammenhang, die Kategorien des existentiellen Entwurfs innerhalb der einzelnen „Zeitekstasen" (Heidegger 1984, S. 444): Vergangenheit, Gegenwart und Zukunft und die lebensgeschichtlichen Kategorien im psychotherapeutischen Prozeß als gelebter Biographie.

7 Die strukturellen Kategorien der Biographie als lebensgeschichtlicher Gesamtzusammenhang

Wie sich eingangs gezeigt hat, nimmt die Lebensgeschichte eine zentrale Stellung im Erleben „seiner selbst" ein. Aber die Begriffe „Lebensgeschichte" oder „Biographie" sind noch zu unspezifisch, als daß sie weiteres Untersuchen und weiteren Rückgang auf ihre Wesenselemente gestatten würden. Deshalb sollen im folgenden die Lebensgeschichte und der Behandlungsverlauf des Patienten H. F. sowie weitere Krankengeschichten dazu herangezogen werden, das Gesamtphänomen des Biographischen feiner zu untergliedern, um schließlich das Wesentliche an Strukturen herausstellen zu können.

7.1 „Äußere" und „innere" Lebensgeschichte

7.1.1 Die „äußere Lebensgeschichte" und das „innere Lebensgeschehen"

Die Krankheits- und Lebensgeschichte des Patienten H. F. könnte kurz und übersichtlich anhand ihrer Daten und Fakten aufgereiht werden. Geburtstag, Taufe, Beginn der Sauberkeitserziehung, die ersten Schritte, das erste Wort, Einschulung und Übertritt an die höhere Schule, Berufsbeginn etc. würden ein Gerüst für die Biographie ergeben, wie sie sich für den Außenstehenden darstellt. Die „harte Wirklichkeit" eines Lebens ist die äußere Lebensgeschichte. Sie läßt sich anhand von Zahlen und Ereignissen, sichtbarem Verhalten und äußeren Einwirkungen festhalten. Sie kann erfragt und erforscht werden, indem der Untersucher sich um eine detaillierte Berichterstattung durch den Patienten oder die, die ihn erlebt haben, oder um Nachricht aus Briefen, Akten, Registern, Urkunden etc. bemüht. Die „äußere Lebensgeschichte" ist nicht unbedingt auf den Bericht des Betroffenen selbst angewiesen, sondern kann sich mit dem übereinstimmenden Zeugnis anderer über die Stationen eines Lebenswegs begnügen. Sie ist das Bild der Lebensgeschichte im Medium der Außenwelt, ist äußerliches Resultat des Aufeinandertreffens des Einen und der Welt, wobei unter Welt die Summe der äußeren materiellen und immateriellen Gegebenheiten zu verstehen ist.

Im strikten Gegensatz dazu steht das reine innere Geschehen, welches im Behandlungsverlauf etwa als Traum (z.B. Stunde 22, 67, 69), Phantasiebild oder -szene (z.B. Std. 67, 76, 93), Enttäuschung (Std. 20, 98), Plan (Std. 154), Angst- (Std. 18, 53) oder Drangerlebnis (Std. 151) berichtet wurde. Bei diesem Patienten präsentiert sich äußeres und inneres Geschehen weitgehend ausgewogen, mit einer Tendenz zur „Veräußerlichung" (vgl. Hans 1955, S. 101). So zeigte sich gerade zu Beginn der Behandlung eine gewisse Phantasiearmut, ja Angst vor dem Phantasieleben (Std. 32), die erst gegen Mitte der Therapie einer Phase voller Phantasien und Träume wich (Std. 104 ff.).

Ohne Zweifel steht hier wie in jedem Leben äußerem Lebensgeschehen, welches sich in der „äußeren Lebensgeschichte" niederschlägt, inneres Lebensgeschehen als Funktion des „Innen" gegenüber. Den radikalen Unterschied von „Außen" und „Innen" thematisiert N. Hartmann: Dieses „Innere ist eine Sphäre für sich mit eigener Seinsart dessen, was sie umfaßt. Es ist eine unräumliche, immaterielle Innenwelt inmitten der räumlich-materiellen, dynamischen und organischen Natur, durch ihre Zeitlichkeit und mancherlei determinative Wechselbeziehung mit dieser verbunden, und dennoch gegen sie als Sphäre unaufhebbar geschlossen. Und nicht nur gegen sie, sondern ebenso gegen ihresgleichen. Denn jeder Mensch hat sein seelisches Inneres für sich, das niemals in fremdes Seelenleben übergeht; alle Verbundenheit muß den Umweg über die ‚Äußerung' des Inneren gehen" (Hartmann, N. 1964, S. 318). Es stellt sich die Frage, wie inneres Lebensgeschehen und „innere Lebens*geschichte*" (Binswanger 1928) zusammenhängen bzw. was sie voneinander unterscheidet.

7.1.2. Das „innere Lebensgeschehen" und die „autistische Lebensgeschichte"

Wesentlich ausgeprägter als in der Behandlung des Patienten H. F. wird die Eigenständigkeit des inneren Geschehens in der folgenden Behandlungsskizze deutlich.

Der 42jährige Patient war vor Jahren wegen Koordinationsstörungen, die in kein bestimmtes Krankheitsbild eingeordnet werden konnten, passagerem Schreibkrampf, der nur beim Unterschreiben auftrat, allgemeiner Unruhe und Schlafstörungen vom Nervenarzt mit einem Benzodiazepinpräparat erfolgreich behandelt worden. Bald begann er die Dosis des Medikaments zu steigern, weil sich die Wirkung offensichtlich im Laufe der Zeit „abnützte". Mehrere Jahre lang nahm er täglich das 5—10fache der verordneten Menge ein. Seiner Abhängigkeit wegen suchte er psychotherapeutische Hilfe.
Während einer Gruppenbehandlung von insgesamt 3 1/2 Jahren Dauer gelang es ihm, die Medikamentenabhängigkeit zu überwinden. In einer der Gruppensitzungen nach dem Absetzen des Tranquillizers konstatierte er, daß seit kurzer Zeit eine Änderung in seinem Phantasieleben aufgetreten sei. Er habe sich zuvor in seiner Freizeit oft in eine „Phantasiewelt" geflüchtet, in der er als gefeierter Popstar oder erfolgreicher Fußballtrainer von den Massen umjubelt wurde. Diese Gewohnheit sei ihm so selbstverständlich gewesen, daß er bisher noch nie davon erzählt habe.

Aus diesem Bericht kristallisierte sich heraus, daß das innere Geschehen nicht nur in gelegentlicher Phantasietätigkeit bestand, sondern einen festen Platz im Leben des Patienten einnahm. Parallel zu seinem äußeren Leben, d.h. also weitgehend unbeeinflußt davon, inszenierte er sich auf der

„inneren Bühne" sein „Traumleben". Dieses Phänomen soll durch die beiden folgenden Krankengeschichten noch besser veranschaulicht werden:

Patientin W. A. [1] kommt 50jährig in stationäre psychiatrische Behandlung wegen eines Derealisationssyndroms im Rahmen einer stark neurotisch akzentuierten phasischen Depression. Zusätzlich lag chronischer Alkoholabusus mit entsprechenden Folgekrankheiten vor. Ihre Lebensgeschichte stellt sich beim Aufnahmegespräch und während der Therapiesitzungen folgendermaßen dar:

1931 wurde sie als zweite Tochter (Schwester 4 Jahre älter) geboren, obwohl sie eigentlich ein Sohn namens Peter hätte werden sollen. Die Kindheit, die sie in der Stadt verlebte, wird harmonisch geschildert, geprägt von großer Zuneigung zur Mutter und nicht minderer Liebe zum Vater. Einzig, daß sie häufig schrie und nicht allein schlafen wollte, fällt ihr als Außergewöhnlichkeit ein. Während die Beziehung zur Mutter ungetrübt blieb, rückte sie innerlich vom Vater immer mehr ab, denn durch seine übermäßige Strenge flößte er ihr große Angst ein. Erst während der Einzelbehandlung kam an Erinnerungen hinzu, daß sie sich manchmal eines dabei auftretenden Lustgefühls wegen schon im Alter von 3—4 Jahren mit einer Rasierklinge die Zunge eingeschnitten hatte. Damals begann sie auch zu masturbieren, was sie schuldhaft verarbeitete.

Die Schulzeit verlief weitgehend unproblematisch. Es kam ihr entgegen, daß der Vater des Krieges halber abwesend war und sie das Familienleben nur mit Mutter und Schwester sehr behaglich fand. Eine Wende ergab sich, als die Heimatstadt durch Bombenangriffe fast völlig zerstört wurde und der Vater aus dem Krieg zurückkehrte. Mehrere sexuelle Attacken durch einen Onkel und die ungeniert gelebte eheliche Untreue des Vaters versetzten ihr „einen Schock". Sie begann — ihr völlig unverständlich —, gegenüber der geliebten Mutter aggressiv und ablehnend zu reagieren, als sie in die Pubertät kam. Der unerwartete Tod der Mutter an einer Lungenembolie war deswegen mit schwersten Schuldvorwürfen verbunden. Mehrere Male versuchte sie in der Folge, ihrem Leben ein Ende zu setzen, wodurch erste psychiatrische Klinikaufenthalte notwendig wurden. Sie war zu diesem Zeitpunkt 17 Jahre alt.

Der Vater heiratete nun die frühere Haushälterin, betrog auch diese offen, was der Patientin, die den Haushalt mitversorgte, „schwer zu schaffen" machte. Um diese Zeit herum lernte sie ihren späteren Ehemann kennen, der nicht nur 13 Jahre älter war als sie, sondern auch noch sozial weit unter ihr stand. Mit 20 heiratete sie ihn, den der Vater verachtete und in dem sie zunächst den Retter sah, sich aber um ihre Hoffnungen betrogen fühlte, als sich herausstellte, daß er unter einer Erektionsschwäche litt. Sie wurde 3mal schwanger, kam aber nie zu sexueller Erfüllung beim Geschlechtsverkehr. 43 Jahre war sie alt, hatte 3 fast erwachsene Kinder und lebte in sozial geordneten Verhältnissen, als die zweite Ehefrau des Vaters, die frühere Haushälterin, verstarb. Eine schwere Depression stellte sich bei ihr ein. Acht Jahre danach begann die psychotherapeutische Behandlung.

Doch wie sich in den therapeutischen Gesprächen herausstellte, ist damit nicht die ganze Biographie der Patientin erzählt, denn parallel zu dieser Lebensgeschichte begann sie kurz nach der Heirat, jedesmal im Anschluß an die unerquicklichen intimen Begegnungen mit ihrem Ehemann ein ausgeprägtes Phantasieleben zu entwickeln. In ihren Träumereien schuf sie sich einen Mann, den sie sich begegnen ließ und Peer nannte. Er war groß, blond und blauäugig, und sie begann, ihn heftig zu lieben. Mit ihm, der zärtlich und einfühlsam sein konnte, führte sie, während ihr Mann schlief, innere Dialoge, durchstand Abenteuer, bereiste die ganze Welt, bestieg die fernsten Gipfel und half armen Eingeborenen. Wie Albert Schweitzer war dieser Mann ein großer Arzt und sie seine Gehilfin. Ein Bild aus diesen Phantasien z.B. zeigte sie, wie sie zusammen mit Peer in liebevoller Umarmung von einer Anhöhe aus auf ihr „Reich" hinunterschaute. Immer wenn sie von dieser Phantasiewelt hatte abrücken wollen, war es ihr schlecht gegangen. Als die frühere Haushälterin des Vaters starb, ließ sie auch Peer sterben. Sie sah noch seinen Sarg ins Grab sinken, Erde wurde darauf geschüttet, und damit fand das 20 Jahre währende, immer schon schuldhaft erlebte Phantasieleben ein Ende. Um die gleiche Zeit fiel sie in die schwere Depression, erzählte sie.

---

[1] Ich danke Herrn Priv. Doz. Dr. H. Weiß für die Überlassung dieser Krankengeschichte.

Ähnlich die folgende Krankengeschichte: [2]

Die 25jährige Patientin macht bei der Erstuntersuchung einen scheuen, schüchternen Eindruck. Sie kommt wegen Vergiftungs- und Kontaminationsängsten, die in der letzten Zeit von ständigen, panisch ängstigenden Gedanken an den Tod ersetzt würden.
Die Patientin stammt aus einfachen kleinstädtischen Verhältnissen. Der Vater ist schon immer in einer Brauerei beschäftigt, die Mutter war zu Hause bei den Kindern: der Patientin, dem 4 Jahre älteren Bruder und der jüngeren Schwester (7 Jahre Unterschied). Das „einzig Aufregende" an der Kindheit sei im nachhinein, daß sie nie krank gewesen war. Über andere Erinnerungen an diese Zeit verfüge sie nicht. Sie wisse, daß sie ruhig, still und brav gewesen war, mehr zu Hause als unterwegs. Sie hatte eine einzige Freundin, vermißte aber nie die lärmende Geselligkeit der anderen Kinder. Mit der Einschulung hatte sie zu stottern begonnen, so erzähle die Mutter, und das passiere jetzt noch, wenn sie besonders aufgeregt sei. War sie in der Volksschule dank ihres Fleißes die Klassenbeste, so reichte es im Gymnasium gerade noch zu durchschnittlichen Zensuren, weil ihr Arbeitseifer merklich nachgelassen hatte.
Zu Beginn der Pubertät setzten bis heute andauernde Kreislaufbeschwerden (Herzjagen, Schwindelattacken) ein. Die Menarche mit 13 brachte monatliche Schmerzen mit sich. Interesse für die Sexualität kam nicht so recht auf. Sie selber wurde auch von den Männern nur wenig beachtet.
Nach dem Abitur nahm sie ein Zimmer in der Universitätsstadt und verlegte sich intensiv auf ihr Chemiestudium. Die erste Bekanntschaft mit einem ruhigen gehemmten Kommilitonen führte nicht zur sexuellen Annäherung, bis sie ihren jetzigen Verlobten, den „idealen Typ", wie sie sagt, ihren ersten Intimpartner kennenlernte. Man verstand sich in jeder Hinsicht gut. Daß die Sexualität nicht die erwartete Erfüllung mit sich brachte, nahm sie ihm zuliebe gern hin. Erst seit Beginn der Vergiftungsängste, die mit den Chemikalien im Labor zu tun haben, fürchte sie sich, ihn zu küssen oder mit ihm zu schlafen.
Dies die Lebensgeschichte in groben Zügen, wie sie von der Patientin bei den Vorgesprächen erzählt wurde. Im Laufe einer analytischen Einzelbehandlung, während der sich die Patientin zunehmend vertrauensvoller eröffnen konnte, schälte sich heraus, daß die unauffällige Biographie des äußeren Lebens über Jahre hinweg von einer abenteuerlichen phantasierten Lebensgeschichte begleitet war.
Ca. 8 Jahre alt, hatte die Patientin im zeitlichen Zusammenhang mit einer als ungerecht empfundenen Strafe seitens der Eltern eine Tagtraumphantasie entwickelt. Situation: ein südamerikanisches Land, von Revolution und Terror geplagt. Ihre Familie (Vater, Mutter, Bruder und Schwester) werden von Banditen ermordet. Sie überlebt als einzige das Massaker und wird beschuldigt, die Morde verübt zu haben. Aus dieser Episode entwickelt sich ein Phantasiegespinst, das über viele Jahre hin gewoben wird, situations- und altersbezogen modifiziert und weiterentwickelt bis zum Zeitpunkt des Bezugs einer gemeinsamen Wohnung mit dem Verlobten. Gespeist wird die Phantasie aus Abenteuerfilmen und -büchern, wobei sie sich jeweils mit dem heldischen Hauptdarsteller identifiziert. So macht sie während ihres phantasierten Gefängnisaufenthalts Abitur und bekommt eine Sondergenehmigung für das Studium. Gleichzeitig gelingen ihr immer wieder spektakuläre Ausbrüche aus dem Gefängnis, sie läßt sich jedoch stets wieder einfangen. Man bestraft sie und sticht ihr eines Tages gar die Augen aus. Das kann sie nicht daran hindern, weiterhin, nun als blinde Heldin, „Untaten" aller Art zu begehen.
Diesen Träumereien gab sie sich abends vor dem Einschlafen hin, sie nahmen Schutz- und Trostcharakter an. Als sie beschließt, die Phantasien aufzugeben, weil nun ihr Verlobter neben ihr schläft und dies Tun sie gar zu kindlich anmutet, erkrankt sie an der schweren Vergiftungsangst.

Ein ähnliches Phänomen findet sich in Edward Albees Theaterstück: „Wer hat Angst vor Virginia Woolf". Dort haben sich die kinderlosen Eheleute Martha und George jahrelang einen Sohn phantasiert und dessen Scheinexistenz in allen Details ausgemalt. Der letzte Akt des zersetzenden Ehe-

---

[2] Für die Überlassung dieser Krankengeschichte danke ich Frau Dr. K. Uhlemann.

krieges gipfelt im Triumph des Mannes, der den Phantasie-Sohn an seinem
18. Geburtstag durch einen Unfall um's Leben kommen läßt. Das letzte
Band der gemeinsam phantasierten Elternschaft und der einzige Sinn
dieser Beziehung ist damit zerrissen.

Bleuler bezeichnet das Phänomen einer vom Außengeschehen abgespal-
tenen inneren Scheinwirklichkeit als Autismus. Entsprechendes Denken
nennt er „autistisches" oder „dereistisches Denken" (Bleuler 1975, S. 38 ff.),
welches er dem „Erfahrungsdenken" gegenüberstellt. In graduierter Steigerung konnte dieses Phänomen gesunder wie krankhafter Lebenswirklichkeit an den Fallschilderungen beobachtet werden. Jedoch geht die Phantasietätigkeit sowohl in den zuletzt angeführten Skizzen als auch in Albees
Theaterstück über gelegentliche Träume oder sich wiederholende Wunsch-
bilder (als dezentem Ausdruck autistischen Denkens) weit hinaus. Es hatte
sich um komplette, vom äußeren Lebensgeschehen völlig abgesonderte
Lebensgeschichten, reine Produkte der Phantasietätigkeit mit allen Attributen geschichtlichen Geschehens gehandelt. In Anlehnung an Bleulers
Begriffsbildung soll dieses Phänomen im folgenden „autistische Lebensgeschichte" genannt sein.

Im absoluten Gegensatz zur äußeren Lebensgeschichte als dem Zusammenhang der äußeren Lebensgeschehnisse kann die „autistische Lebensgeschichte" (der Zusammenhang des von außen weitgehend unbeeinflußten
Innengeschehens) nur vom Betroffenen selbst in Erfahrung gebracht werden. In den beschriebenen Fällen gedieh sie völlig im Verborgenen — weder
aus dem Verhalten der Patientin noch aus sonstigen Äußerungen konnte sie
erschlossen werden. Allerdings weist sie die gleiche innere Struktur auf wie
die „äußere Lebensgeschichte": Sie ist chronologisch geordnet. Sie entfaltet
sich ausschließlich im Innengeschehen und blieb bei den beschriebenen
Patientinnen ohne direkte Einwirkungen auf das äußere Lebensgeschehen.
Der Begriff „autistische Lebensgeschichte" wurde gewählt, um dieses eigenständige Phänomen zu charakterisieren und gegen den folgenden Begriff
der „inneren Lebensgeschichte" und seinen Inhalt deutlich abzugrenzen.

7.1.3   Die „innere Lebensgeschichte"

Gegenüberstellung und Betrachtung von erzählter Lebensgeschichte und
erinnerten Lebensgeschehnissen während des Behandlungsverlaufs hatten
schon gezeigt, daß das Erinnern andere Kriterien des Zusammenhangs
aufweist als chronologische. So führt in der 4. Stunde ein gewisses Wohlbefinden den Patienten H. F. zunächst zu einer leisen Angst, wodurch sein
Behagen etwas getrübt wird. Die Angst stammt aus der Tatsache der
bevorstehenden Pensionierung des Chefs, die in ihm das verlegene Einge-
ständnis hervorruft, eine bestimmte, eigentlich die zentrale Aufgabe seiner
beruflichen Tätigkeit noch nicht zu beherrschen. Gleichzeitig ängstige ihn
ein Klassentreffen, wodurch er sich auf diesen Themenkreis überleiten läßt.
In der 7. Stunde führt der Patient in anderem Gesamtzusammenhang aus,
daß gerade diese Aufgabe es war, die zu einem großen Fiasko und einer

56

erheblichen Abkühlung des Verhältnisses zu seinem Chef geführt hatte. Daß er dessen „Kronprinz" gewesen war, wird in der 17. Behandlungsstunde erwähnt. Bis zu seinem Knöchelbruch, vermeint er dieses Mal, habe der Chef ihn bevorzugt. Der komplizierte Arbeitsablauf taucht in der 36. Behandlungsstunde wieder auf, diesmal im Zusammenhang mit dem Knöchelbruch, der ihn davor bewahrt hatte, sich der ihn überfordernden Aufgabe bis zu ihrem Abschluß widmen zu müssen.

Zwei Tatsachen: seine besonders innige Beziehung zum Chef und deren Wandlung, sowie die Erledigung der komplizierten Aufgabe sind mehrfach erinnert worden, sei es in Verbindung miteinander, sei es getrennt in anderen Zusammenhängen. Das zeigt: die Lebensgeschichte ist verinnerlicht, ihre einzelnen Inhalte sind erinnerbar, aber sie tauchen in jeweils unterschiedlichen Zusammenhängen auf. Sie sind nicht in bestimmter Regel aneinander gebunden. Diesen wandelbaren inneren Zusammenhang der Erlebnisgehalte hat L. Binswanger „innere Lebensgeschichte" genannt. In seinem berühmten Aufsatz (eigentlich einem Vortrag): „Lebensfunktion und innere Lebensgeschichte" (1928) schreibt er: „(...) der *Wunsch, krank zu sein* (...), ist (...) *an und für sich* niemals Ausdruck einer seelischen Funktionsstörung, sondern etwas ganz anderes, nämlich der bestimmte intentionale oder geistige Inhalt oder Gehalt eines seelischen Erlebnisses oder einer seelischen Erlebenshaltung, an und für sich genauso verstehbar wie jeder andere Wunschinhalt (...). Den Quellpunkt oder das Zentrum solcher Erlebnisse nennen wir die individuelle (geistige) Person, den inneren geistigen Zusammenhang ihrer Erlebnisgehalte aber ihre *innere Lebensgeschichte*" (S. 55). Und er betont und begründet, daß es prinzipiell unmöglich sei, „aus der Abfolge der Inhalte eine bestimmte geistige Theorie oder Gesetzmäßigkeit konstruieren" zu können. „Was wir empirisch an der Abfolge der Inhalte unseres Erlebens konstatieren und verfolgen können, ist ihr *einmaliger, unwiederholbarer, historischer* Zusammenhang" (S. 58).

Habe man früher das psychiatrische Forschungsobjekt nach 3 Kategorien einzuteilen versucht, nämlich:

„1. den Leib als psychiatrisches Forschungsobjekt und seine Grenzen,
 2. die Seele als psychiatrisches Forschungsobjekt und ihre Grenzen:
      a) die Seele als Gehirnfunktion,
      b) die Seele als Funktion der Naturwissenschaft,
 3. den Menschen oder die Person als psychiatrisches Forschungsobjekt"

so fasse er jetzt 1 und 2 unter dem Begriff der Lebensfunktion zusammen, „erweitere 3, nämlich den Begriff der geistigen Person, in denjenigen der inneren oder geistigen Lebensgeschichte der Person" (Binswanger 1928, S. 60).

„Innere Lebensgeschichte" und „autistische Lebensgeschichte" meinen also nicht das Gleiche. Zwar ist auch die „innere Lebensgeschichte" ohne den, dem sie zugehört, ja den sie ausmacht, nicht zu erschließen. Sie ist kein Faktum bis zum Moment, in dem sie sich entfaltet. Festzumachen ist sie nicht. Sie konstituiert zwar das Sein der „geistigen Person", ist jedoch nicht für alle Zeiten verbindlich, sondern als historische Größe einmalig und

unwiederholbar. Ihre Zeugnisse sind zunächst das Erleben seiner selbst, die
eigenen Träume, Phantasien, Stimmungen, Gefühle, Empfindungen als das
im Jetzt sich entfaltende innere Leben („aperspektivisches Inneres" nach
Wyss 1973, S. 171). Sie ist aber auch verinnerlichte und wieder erinnerbare,
vergessene, „verdrängte", in Automatismen repräsentierte Geschichte (vgl.
Jaspers 1973, S. 583 f.), die auf das Jetzt des Erlebens einwirkt. Ebenso ist
sie die noch nicht gelebte aber erwartete, erhoffte oder befürchtete Zukunft
und prägt als solche dem gegenwärtigen Leben wie der Sicht des Vergangenen den Stempel auf. Handelt es sich bei der „autistischen Lebensgeschichte", die man salopp als „Parallelveranstaltung" zur äußeren Biographie auf
der „inneren Bühne" bezeichnen könnte, um ein einheitliches Phänomen
des Psychischen, so bei der „inneren Lebensgeschichte" um ein begriffliches
Konstrukt, das einen komplizierten phänomenalen Zusammenhang meint
und dessen bedeutsamstes Wesensmerkmal als historische Größe darin
besteht, daß sie sich nicht in Gesetzmäßigkeiten fassen läßt (Kuhn, Seminarnotiz).

Bezogen auf die „äußere Lebensgeschichte" kann nun gesagt werden: In
die „innere Lebensgeschichte" sind Momente des äußeren Lebensgeschehens eingegangen, aber nur soweit sie mit dem inneren Geschehen in einen
Erlebniszusammenhang getreten waren. Vergangene Biographie ist die
Geschichte des Ineinander- und Aufeinanderwirkens von Innen und Außen.
Gegenwärtige Lebensgeschichte ist das Geschehen im Innen und Außen
und seine Bezogenheit aufeinander, aktuelle „innere Lebensgeschichte"
damit die Entstehung von Bedeutungszusammenhängen und die Stiftung
von Sinn zwischen inneren und äußeren, einzelgeschichtlichen und mit-
weltgeschichtlichen Vorgängen. Zukünftige „innere Biographie" besteht in
der Vorwegnahme möglicher Bedeutungsgehalte vom Jetzt aus, indem sie
sich fragt: „Was wird dieses Situation einmal für mich gewesen sein?" (Vgl.
den Aspekt des Futur II bei Blankenburg 1985, S. 68; von Uslar 1969, S. 40;
Weiß 1987, S. 47 ff.)

Sowohl die vergangene als auch die aktuelle und die zukünftige „innere
Lebensgeschichte" sind nicht nur die Geschichte der Emotionen, inneren
Bilder, der Wünsche und Hoffnungen, sondern schon immer Geschichte der
Bezogenheit auf die Welt und den Anderen. „Innere Lebensgeschichte"
heißt also in diesem Zusammenhang nicht Geschichte einer inneren, vom
Außengeschehen losgelösten monadischen Wirklichkeit, sondern Geschich-
te der Begegnungen und Beziehungen, des Aufeinanderwirkens und Zuein-
ander-in-Beziehung-Tretens: Geschichte der umfassenden persönlichen
Kommunikation.

Somit stehen sich letztlich auch nicht „innere Lebensgeschichte" und
„äußere" als Gegensätze gegenüber, sondern, wie schon oben ausgeführt,
„äußere" und „autistische Lebensgeschichte". Dagegen ist der „inneren
Lebensgeschichte" die Summe des Geschehens während eines Lebens gegenübergestellt, das nicht sinnhaft für diesen Menschen wurde, dem Bedeutung für ihn mangelte und welches ohne Belang für ihn als wahrnehmende
und handelnde Person verlief.

Die Überzeugung von einem sich in jedem Moment neu konstellierenden

Bedeutungszusammenhang der „inneren Lebensgeschichte" (von der Ein-
maligkeit und Unwiederholbarkeit ihres je bestehenden „historischen
Gefüges") steht im krassen Widerspruch zur Theorie einer feststehenden,
endgültigen und in der Wiederholung immerzu gleichen Schicksalhaftig-
keit des Menschen. Hier liegt die entscheidende Kluft zwischen der Daseinsanalyse Binswangers und allen deterministischen Theorien, wie z.B. Freuds
Psychoanalyse. Damit sollen begriffliche Abgrenzung und inhaltliche Bestimmung der „inneren Lebensgeschichte" abgeschlossen sein. Ihre Bedeutung für die Entwicklung eines Behandlungsgeschehens wird sich in den
folgenden Kapiteln immer wieder erweisen.

„Nichtgeschehene Taten lösen manchmal
einen katastrophalen Mangel an Folgen aus"
St. I. Lec

7.2 „Ungelebtes" und „gelebtes Leben"
(Die Möglichkeiten und die Wirklichkeit)

Wieder sei auf die Situation der Psychotherapie des Patienten H. F. zurückgegriffen, um eine weitere Differenzierung des komplizierten phänomenalen Zusammenhangs, den wir Lebensgeschichte nennen, zu gewinnen. Die
Aufnahme des ersten Kontakts und das darauf folgende Gespräch sollen
nun den Ausgangspunkt der Überlegungen bilden.

Nachdem Herr F. das Arztzimmer betreten hatte und wir uns begrüßt
und vorgestellt hatten, setzten wir uns. Das Gespräch mit der Erhebung des
Beschwerdebildes und der Krankheitsvorgeschichte schloß sich an, dessen
Ergebnis die „erzählte Lebensgeschichte" bildete (s. S. 35). Ähnlich wird
sich wohl in den meisten Fällen der erste Kontakt zwischen Arzt und Patient
abspielen — und das Ergebnis dieser Begegnung, die Krankengeschichte,
wird oft den übrigen Untersuchungsbefunden hinzugefügt werden, als sei
damit ein Stück Objektivität gewonnen. Allein, wie unterschiedlich wird
schon der Ausdruck „Krankengeschichte" gebraucht. Viele, ja die meisten
Disziplinen der Medizin begnügen sich damit, die spezielle, in vermeintlichen Ursache-Wirkungs-Schritten sich vollziehende Vorgeschichte einer
Erkrankung als Krankengeschichte zu bezeichnen, und würdigen nur
Beiträge zur Ätiologie des Krankheitsbildes und zu seiner Symptomatik der
Aufzeichnung.

Demgegenüber hat die Psychopathologie, wie bereits ausgeführt, vor
allem seit Kraepelin und Jaspers eine möglichst detaillierte Wiedergabe der
gesamten Ereignisse und Umstände eines Lebens gefordert. Krankengeschichte als Biographie des Kranken hat dann konsequenterweise den
Gesetzen der Biographik zu folgen.

Einige von diesen Gesetzen formulierte Jaspers in seiner „Allgemeinen
Psychopathologie". Er fordert von einer brauchbaren, also anschaulichen
Schilderung eines Menschenlebens, daß sie den Lebenslauf mit seinen
Möglichkeiten und Entscheidungen erfassen müsse, und er führt aus, daß

„aus den grenzenlosen Möglichkeiten des Beginns" jede Verwirklichung
Möglichkeiten ausschließe, bis mit vollendeter Verwirklichung die Möglichkeit dieses Lebens erschöpft sei. Verworfene, verlorene und versäumte
Möglichkeiten umlagerten den schmalen Bezirk des wirklich Gewordenen
(Jaspers 1973, S. 358, 563). Bei Karl Rahner heißt es übereinstimmend: „Die
enge Wirklichkeit ist nun einmal der Tod des unendlichen Möglichen, das
ungeboren im Schoß der Wirklichkeit stirbt" (Rahner 1968, S. 194, 195).

7.2.1 Der Begriff des „ungelebten Lebens" in der Literatur und im allgemeinen Sprachgebrauch

Jaspers zitiert im oben wiedergegebenen Passus ein Gedicht von C. F.
Meyer, um seinen Gedanken zu verdeutlichen. Dessen Klage über dem Grab
eines zu früh Verstorbenen gipfelt in dem Satz: „Ungelebtes Leben zuckt
und lodert aus der Körperkraft, die hier vermodert" (Meyer 1963, S. 29).
„Unser ungelebtes Leben" ist der Band mit den Briefen Kurt Tucholskys an
seine Frau Mary überschrieben. Am Tag, an dem er Selbstmord beging,
schrieb er über das versäumte Glück dieser Beziehung: „Ich weiß, was ich
in Ihm und an Ihm beklage: unser ungelebtes Leben" (Tucholsky 1982,
S. 545). Daß auch „ungelebtes Leben" vergeht, zeigt Erich Fried am Beispiel einer Taschenlampe, die, ohne je geleuchtet zu haben, dennoch eines
Tages keinen „Atemzug Licht" mehr hervorbringt (Fried 1982).
 Alice Miller stieß auf die Bedeutung des „ungelebten Lebens" bei der
Behandlung depressiver Patienten. „Jeder Analytiker kennt Stunden",
schreibt sie, „in die der Patient mit Klagen über Depressionen hereinkommt
und das Sprechzimmer nachher in Tränen aufgelöst, aber sehr erleichtert
und ohne Depressionen verläßt. Vielleicht hat er gerade eine lang zurück-
gehaltene Wut auf seine Mutter erleben können, oder dem Mißtrauen über
die Souveränität des Analytikers Ausdruck gegeben, oder die Traurigkeit
über soviele Jahre des ungelebten Lebens zum ersten Mal empfunden"
(Miller 1979, S. 85). Mit den Worten: „Ja das war es also, mein ungelebtes,
ungeliebtes Leben" kennzeichnete eine ältere Patientin Wesiacks die Geschichte ihrer Leiden und ihres lebenslangen Verzichts als Hintergrund
langwährender quälender psychosomatischer Beschwerden (Wesiack, persönliche Vorlesungsnotiz).
 Diese willkürlich zusammengestellten Beispiele, in denen der Ausdruck
„ungelebtes Leben" auftaucht, sollen zeigen, daß spontan von ihm Gebrauch
gemacht wird, wenn über die Unerfülltheit, Unabgeschlossenheit oder eine
sich bewahrenwollende „Wartestellung" im Leben gesprochen werden soll.
Bei den Zitaten handelt es sich aber lediglich um Hinweise, die den Begriff
des „ungelebten Lebens" zwar in seiner Tiefe und umfassenden Bedeutung
für die Theorie der Biographie (Biographik) erahnen lassen, ihn aber
keineswegs ausloten.
 Das Verdienst, dieses philosophische Problem aufgegriffen und für die
Medizin erkannt zu haben, kommt V. von Weizsäcker zu. Zwar kann er
weder als Urheber des Gedankens von der Wirksamkeit des „ungelebten

Lebens" gelten, noch ist er der Schöpfer des Ausdrucks. Aber er hat als erster diesen Gedanken bewußt und ausdrücklich seiner Krankheitslehre, die für ihn immer eine Lehre vom kranken Menschen war (vgl. Zacher 1978), zugrundegelegt.

7.2.2 Der Begriff des „ungelebten Lebens" im Werk Viktor von Weizsäckers

7.2.2.1 „Ungelebtes" und „gelebtes" Leben

Der Begriff „ungelebtes Leben" erscheint erstmals in der Gestaltkreismonographie des Jahres 1940 (vgl. dazu Zacher 1978, S. 71). Von Weizsäcker (zit. nach der Ausgabe von 1973) läßt eine Kritik am Reduktionismus der Logik innerhalb der Wissenschaften vom Leben in die Feststellung münden, daß das lebendige Gefühl in der vom logischen Denken diktierten Einschränkung einen verdächtigen Raub mutmaße, denn es sei unersättlich in dem, was es von einer Erscheinung wissen wolle, und wünsche sich unzählige Bestätigungen über die Grundlagen der Tatsachen, auf die es stoße.

„Das Siegel der Bestätigung und Bewährung wird der Verstandeserkenntnis durch die immer gleiche Wiederholbarkeit des Vorganges aufgedrückt, wohingegen die gefühlsmäßige Evidenz der Lebenserfahrung gerade umgekehrt mit dem Reichtum zunimmt, mit dem *ein* Gefühl in immer neuen Individualitäten sich entfaltet.

Nun ist überhaupt das den Menschengeist am Leben Erstaunende weniger eine unverbrüchliche Gesetzmäßigkeit; in diese rettet er sich eigentlich aus der Not seiner Ungewißheit und der Bedrohung durch die Unsicherheit seiner Existenz. Verwundert sind wir vielmehr durch den unabsehbaren Reichtum seiner verschiedenen Möglichkeiten: Die Fülle ungelebten Lebens übertrifft in unvorstellbarem Maße das kleine Stück des wirklich Gelebten und Erlebten. Gäben wir uns außer dem Wirklichen auch allem dem hin, was möglich wäre, so würde das Leben wohl sich selbst zerstören" (von Weizsäcker 1973, S. 227—228).

Hier leuchtet erstmals in von Weizsäckers Schrifttum der Gedanke auf, daß der gelebten Vergangenheit ein vielfach umfangreicheres „Ungelebtes" gegenüberstehe. Von Tatsache und Art der Wirksamkeit dieser Vergangenheit ist noch nicht die Rede.

7.2.2.2 Das „ungelebte Leben" als wirksames Prinzip der Geschichte

In einem Vortrag über Alexander von Humboldt entwarf Viktor von Weizsäcker 1949 eine, wie er sie nannte, „kleine Geschichtsphilosophie". Sie sollte nicht wie üblicherweise dazu anhalten, vom Früheren zum Späteren vorzudringen, sondern von der Gegenwart ausgehend immer weiter in die Vergangenheit herauf- oder hinuntersteigen. „Unter welcher Bedingung wäre dann eine Geschichtsdarstellung nach rückwärts möglich? Offenbar dann, wenn das greifbare Gegenwärtige uns vom verborgenen Vergangenen her verständlich, interpretierbar, so auch beeinflußbar wäre. Dann müßte das Gegenwärtige freilich auch am meisten interessieren. Also vom *verborgenen* Vergangenen her, nicht von dem, was aufdeckbar oder rekonstruierbar ist. Es müßte also ein solches schlechthin Unerforschliches geben; unter keiner Bedingung und um keinen Preis wäre es zu entdecken. Für die Geschichtsforschung also müßte es etwas solches geben, das heißt, es müßte in der Wirklichkeit real, aber in der Erkenntnis irreal sein. Suchen wir dafür einen Ausdruck: *Das ungelebte Leben ist das Wirksame in der Geschichte.* Wenn es sich damit so verhält, dann kann ihr Fortgang vom Späteren zum Früheren allein das feststellen. Wenn wir nämlich von einem Faktum zum folgenden Faktum gehen, dann können wir immer nur das Faktum als die Folge von Fakten gewahren. Wenn wir aber von einem Faktum zu einem Non-factum gehen, dann tun wir diesen Schritt ins Leere, der uns auch weitertreibt: Wir stürzen oder wir stolpern, oder wir springen: genau so, wie wenn wir selbst Geschichte machen (d.h. selbst aktiv werden).

Also das ungelebte Leben sei das Wirksame. Das ist gar nicht so schwer zu verstehen. Die getöteten Söhne, die ungeborenen Kinder, sind sie nicht wirksamer als alles andere? Auch die unmöglichen Pläne, die nie getanen Taten, sind sie nicht wirksamer als alles, was möglich gewesen wäre, als alles, was geschehen ist?" (von Weizsäcker 1950, S. 179).

Diese Ansicht hatte er schon 1947 in einer kurzen Erwähnung vertreten, in der es heißt: „Aber auch die Wissenschaft von der Geschichte kann, scheint mir, nicht fortschreiten, wenn sie dem gelebten Leben und der getanen Tat den Vortritt überall gibt, wo wirksam doch das ungelebte Leben und die verhinderte Tat ist — wirksamer und so wirklicher der nie gekrönte König und der nie besiegte Pilger und Bettler" (von Weizsäcker 1950, S. 191).

7.2.2.3 Das „ungelebte Leben" als wirksames Prinzip der Krankengeschichte

Viktor von Weizsäcker gilt als einer der Begründer des biographischen Gedankens in der Medizin, ja für ihn ist die Biographik die Methode der anthropologischen Medizin schlechthin (vgl. z.B. von Weizsäcker 1949, S. 86). So findet sich auch der Gedanke von der Wirksamkeit „ungelebten Lebens" früh in seinen Krankengeschichten, und es ist zu vermuten, daß diese überzeugende Sichtweise des biographischen Hintergrundes einer Erkrankung nicht aus seiner Geschichtsinterpretation abgeleitet worden ist, sondern zuvörderst ein Ergebnis der Begegnung mit dem Kranken gewesen war, das dann auf die allgemeine Geschichte Anwendung fand.

So erläutert von Weizsäcker 1946 in klinischen Vorlesungen seine neue Theorie am Beispiel mehrerer Kranker. Das Mißlingen der Individuation eines Basedow-Kranken z.B. veranlaßt ihn zu der Frage: "Was (...) ist das historisch Wirksame gewesen? Lassen Sie mich eine spekulative Antwort wagen, die aber aus der Erfahrung auch unserer zwei Fälle stammt. Individuation, das heißt doch offenbar soviel wie Einschränkung. Der

Neugeborene steht vor den Toren ungezählter Möglichkeiten. Dann zeigt sich, daß nicht alles aus uns wird, was möglich wäre. Man könnte auch alle möglichen Krankheiten bekommen, bekommt aber nur einige. Was ist nun bei solcher Einschränkung der Möglichkeiten auf eine, bei der Individuation also, historisch hier besonders wirksam? (...) Die unrealisierten Möglichkeiten, das ungelebte Leben ist die Kraft, die das Leben vorwärts treibt, zu sich, und das heißt: über sich hinaus" (von Weizsäcker 1947a, S. 179,180).

Im gleichen Vorlesungszyklus ließ sich das neue Prinzip auch an einem Patienten, der wegen der Folgen einer in Selbstmordabsicht entstandenen Thalliumvergiftung in von Weizsäckers Behandlung gekommen war, überzeugend verdeutlichen: „Dieser Kranke war zu seiner Tat und in seine augenblickliche Krankheit wirklich durch sein ungelebtes Leben getrieben: er wünschte dieses Leben wegzuwerfen, weil es nicht das wurde, was seine Geburt erst möglich gemacht, seine relativen Bedingungen aber nicht wirklich gemacht haben." (von Weizsäcker 1947a, S. 184).

7.2.2.4 Der Gedanke des „ungelebten Lebens" — „Kernstück der Biographik" Viktor von Weizsäckers

Die „Pathosophie", in der der Gestaltkreis zum integrierenden Bestandteil des Weizsäckerschen Denkprozesses geworden ist (von Weizsäcker und Wyss 1957, S. 189 ff.), beschließt das Lebenswerk des Arzt-Philosophen. Mit der Pathosophie hat er die Summe seiner Gedanken in eigenwilliger Art zu einer Vision anthropologisch-medizinischen Denkens gesteigert. In das Zentrum seines Entwurfes einer speziellen anthropologischen Krankheitslehre stellt er die Biographik und mit ihr den Gedanken des „ungelebten Lebens".

„Nun kommt das eigentliche Kernstück dieser allgemeinen Darlegung über Biographik. Da zugleich der Biographie ein Platz verschafft werden soll, da ihre methodische Anwendung vom Gefühl der Unsicherheit und der Minderwertigkeit befreit werden soll, so ist es besonders heikel, wenn ich nun eine Behauptung vorbringen muß, die ungewohnt, paradox, wissenschaftlich anstößig ist, und die ich mit keinem der üblichen Argumente beweisen kann. Es ist das die Behauptung, daß nicht das Gelebte, sondern das Ungelebte allein wirksam ist, und zwar nicht das Mögliche, sondern das Unmögliche verwirklicht wird — sowohl im kranken wie im nichtkranken Lebensgeschehen. Ja, ich behaupte, daß dies allein der Begriff von Wirkung ist, in welchem der Unterschied von krank und gesund verschwindet, aufgehoben und überflüssig wird. (...)

Da diese Lehre, nimmt man sie umfassend und konsequent, wahrscheinlich große Folgen hat, so ist hier eine Beschränkung angebracht. Sie lautet: Die Krankheit soll, und zwar ausschließend, als Wirksamkeit des Ungelebten und als Verwirklichung des Unmöglichen eingesehen werden. Eine richtige Biographie kommt nur zustande, wenn sie im Sinne dieser Geschichtsauffassung aufgestellt wird. (...)

Inwiefern kann man einsehen, daß Krankheiten die Wirkung ungeleb-

ten Lebens sind? Wenn eine Wut immer wieder unterdrückt wird und dafür
eine arterielle Hypertonie entsteht, wenn eine erotische Kränkung dazu
führt, eine Angina zu bilden, dann liegen hier Beispiele vor, wie etwas Un-
ausgelebtes zur Krankheit führt. Man kann dies zwar so ausdrücken, daß
man sagt, eine Wut oder eine Kränkung sei ersetzt worden durch einen
Funktionswandel. Aber man muß hinzufügen, daß bei diesem Wandel auch
etwas Neues geschaffen wurde wie bei einer Schöpfung, wie bei einer
Dichtung. Dieses Produktive sollte in den Worten Ersatz oder Stellvertre-
tung nicht untergehen. Und wir fügen jetzt hinzu, daß diese Schöpfung nicht
eine Konsequenz von früher Geschehenem ist, sondern daß sie etwas ganz
Neues, Überraschendes enthält, und zwar immer. Sie ist also nicht als Folge
oder Erfolg im Sinne einer notwendigen Kausalität erklärbar, auch nicht als
der eigentliche Sinn dessen, was früher geschah, verstehbar. Sondern diese
Schöpfung begegnet uns als Wunder. Wenn wir also in anderen Zusammenhängen sagen, jede Krankheit habe einen Sinn, dann müssen wir jetzt
genauer und abwehrend sagen: nicht aus den vorhergehenden Tatsachen
ergibt sich dieser Sinn, sondern aus etwas, was nicht Tatsache wurde" (von
Weizsäcker 1956a, S. 249, 250).

7.2.2.5 Zusammenfassung der Bedeutungen des „ungelebten Lebens"

Unter „ungelebtem Leben" ist bei Viktor von Weizsäcker all das zu verstehen, was im Leben nicht verwirklicht werden konnte und kann (vgl. auch
Zacher 1985). „Ungelebtes Leben" heißt der nicht faktisch gewordene Anteil
der Vergangenheit, dessen Ausmaß die historische Wirklichkeit bei weitem
übertrifft, kann doch nur ein Minimum der Möglichkeiten, die die Zukunft
in sich birgt, in Wirklichkeiten „umgesetzt" werden. Obwohl nicht zu
historischer Faktizität gelangt, vermag „ungelebtes Leben" zu wirken, wie
sich am Beispiel der Weltgeschichte und vieler Krankengeschichten überzeugend aufweisen läßt.

Diesen Gedanken bis zur letzten Konsequenz weiterführend, stellt
V. von Weizsäcker schließlich fest, daß die Wirksamkeit des „ungelebten
Lebens" weder erklär- noch verstehbar sei, da sich in ihm das „Wunder des
Lebens" niederschlage, welches gänzlich Neues im schöpferischen Akt
hervorbringt.

7.2.3 Die Entstehung des „ungelebten Lebens" aus der zeitlichen Verfassung des Menschen

Kehren wir nun kurz zur Situation des Arzt-Patienten-Gesprächs zurück.
Bei diesem handelt es sich ja auch um ein kurzes Stück Lebensgeschichte,
in welchem Elemente des Geschichtlichen aufzufinden sein müssen.

Ihren Möglichkeiten nach hätte die beschriebene Situation einen ganz
anderen Verlauf als den geschilderten nehmen können. Aber im Durchlau-
fen der Zeit wurde aus den Möglichkeiten, die der Zukunft angehörten,

durch die Entscheidungen der Gegenwart Vergangenheit geschaffen, wurde Ungelebtes von Gelebtem geschieden. „Ungelebtes Leben" ist eine Folge von Entscheidung und damit des zeitlichen Entwurfs des Menschen. Es ist eine vorgegebene und unausweichliche Tatsache der zeitlichen Existenz. Als Gegenwärtiger ist der Mensch in die Not und die Freiheit der Entscheidung gestellt. Er ist gezwungen, in jedem Augenblick seines Daseins aus dem Offenen der Zukunft durch Wählen und Entscheiden „ungelebtes Leben" und Wirklichkeit voneinander zu sondern. Geht diese als Leistung und Tat, als Werk, Ereignis oder Erlebnis in seine faktische Vergangenheit ein, so kann jenes, obwohl nicht verwirklicht, in ihm zur Quelle seiner Enttäuschungen, seiner Hoffnungen, seiner Träume und Wünsche werden.

7.2.4 Die Life-event-Forschung und ihre Not mit dem Problem des „Ungelebten"

Bereits im historischen Teil war von der Life-event-Forschung gesprochen worden. Sie unternimmt den Versuch, lebensverändernde Ereignisse als Ursachen seelischer und körperlicher Störungen zu erfassen. Heirat, Tod des Ehepartners, eines nahen Angehörigen, eines Freundes, Berufswechsel, Scheidung, Umzug, Gesetzesübertretungen - diese und viele andere, in der Zusammenstellung teilweise recht willkürlich anmutenden Ereignisse sollen gemäß dem Streßkonzept Anpassungsleistungen vom Einzelnen fordern, die seine Kräfte übersteigen und so zu physischer oder psychischer Dekompensation führen. So lautet die Quintessenz der Theorie, die diesen Untersuchungen zugrundeliegt (s. Katschnig 1980, S. 16 ff.).

Sicher entspricht dieser Untersuchungsansatz auch der volkstümlichen Ansicht, die von einem sagt: „Ihm ist alles zuviel geworden". Und dasselbe wird auch in Erstgesprächen immer wieder von Patienten als Ursache ihres Krankseins vermutet. Es soll auch gar nicht bestritten werden, daß manches Krankheitsbild aus Überforderungssituationen heraus entsteht. *Allgemein* anwendbar ist das Prinzip der Life-event-Forschung aber nur, wenn dieser Verursachungsmodus *immer* zutrifft.

Wir kommen deshalb an dieser Stelle wieder auf den Behandlungsverlauf des Patienten zurück, dessen Klage nie lautete: „Das Leben ist mir zuviel geworden. Es hat sich so Vieles ereignet, daß ich schließlich überfordert worden bin." Vielmehr heißt es bereits in der 2. Stunde, er habe trotz des Widerstandes der Eltern den Besuch der höheren Schule abgebrochen. Jetzt gebe er den Eltern, die damals gewarnt hatten, es wird ihm später leid tun, recht. Er bereue diesen Schritt. In der dritten Behandlungsstunde bringt er seine Ängstlichkeit damit in Verbindung, daß der Vater ihm in der Kindheit alle Gefahren aus dem Weg geräumt hatte. In der 19. Stunde bedrückt ihn, daß er für Frau und Tochter nicht alles getan habe, was er als Familienvater eigentlich hätte tun sollen; ein Gefühl, das er auch in der 75. Stunde zur Sprache bringt: „Ich müßte mich mehr um sie kümmern, liebevoller, zärtlicher sein." In der 106. Stunde sieht er seinen Exhibitionismus mit den vielen unerfüllten sexuellen Wünschen in Verbindung. Jetzt vermeine er, das Leben zu leben, stellt er in der 123. Stunde fest, früher sei er ständig in dem Gefühl befangen gewesen, er müßte alles mögliche nachholen, weil er zuviel versäumt habe. Schon 10 Stunden später (Std. 133) erfüllt ihn die Routine der ehelichen Beziehung wieder mit Unzufriedenheit und dem Wunsch auszubrechen. Nur seine Angst zwinge ihn der unwägbaren Möglichkeiten wegen zum Verzicht. Für diesen Patienten gilt also, daß nicht das Tun, sondern das Unterlassen, daß anscheinend gerade das Unterbleiben von Lebensveränderungen, die Monotonie seiner Lebensverwirklichung das Befinden beeinträchtigt. Oft sieht es doch so aus, als ob der, dessen Leben existentielle Entscheidungen fordert, dem das Leben Mühe und Anstrengung abverlangt, weniger leidensanfällig ist, als jener, der sich zu Tode langweilt, weil sich weder in seiner Innen-, noch in seiner Außenwelt etwas ereignet. In ihm macht sich die Hoffnungslosigkeit breit, auch die Zukunft könnte nichts Neues mehr für ihn bereithalten. In der Behandlung des Patienten taucht dieses Motiv in mehrfacher Hinsicht auf: Beruflich fühlt er sich an seine Grenzen gestoßen. Da sei keine Weiterentwicklung mehr zu erwarten (Std. 6); und auch die Ehe biete wenig Anlaß, sich auf die Zukunft zu freuen (Std. 29, 30). Schließlich gipfelt die resignierende Frage an die Zukunft in dem Satz: „Soll das alles gewesen sein?" (Std. 53).

Deutlicher noch kommt diese Situation in den beiden folgenden Fallskizzen zum Tragen, weil sich in ihnen die Hoffnungslosigkeit auf ein einzelnes Problem konzentriert:

Die 24jährige Patientin kommt mit der Frage nach einer psychotherapeutischen Behandlung, weil sie schon seit längerem ein Kind bekommen möchte. Trotz völlig normaler Untersuchungsbefunde bei beiden Ehepartnern hat sich in 2 Jahren keine Schwangerschaft eingestellt. Sie sitze jetzt oft zu Hause und grüble vor sich hin, merke, wie sie immer unausgeglichener werde, manchmal heftig und ärgerlich reagiere, gelegentlich sogar mit dem Schlafen Probleme habe, weil dieser Wunsch von ihr Besitz ergriffen habe.

Das gleiche Problem führt eine 37jährige Patientin zum Psychotherapeuten. Sie sei seit 2 1/2 Jahren vom heftigen Verlangen beseelt, ein eigenes Kind zu haben. Sie ist mit einem 18 Jahre älteren Mann verheiratet, von dem sie erst Jahre nach der Hochzeit erfuhr, daß er wegen einer Prostataoperation zeugungsunfähig sei. Er selber hatte das zuvor nicht gewußt, weshalb sie über einige Jahre die Pille eingenommen hatte. Seit man die Gewißheit hat, daß die Möglichkeit der Befruchtung durch den Ehemann ausgeschlossen ist, hat sich das Paar an die verschiedensten Stellen gewandt. Zwei Bauchspiegelungen wurden bereits durchgeführt. 25 Monate lang führt sie nun genaue Aufzeichnungen über ihre Temperaturkurve. Trotz nunmehr 28maliger künstlicher Insemination durch einen auswärtigen Gynäkologen hat sich noch keine Schwangerschaft ergeben. „Wenn das so weitergeht, drehe ich durch", droht sie. Schon jetzt könne sie an nichts mehr anderes denken als an Schwangerschaft, möglichen Befruchtungstermin und die unerträgliche Vorstellung eines weiteren Lebens ohne ein eigenes Kind. Sie erhofft sich von der Psychotherapie etwas Abstand von dem übermäßigen Kinderwunsch und eine lockerere Einstellung, dann werde vielleicht auch eine Schwangerschaft zustandekommen. Ohne Hilfe fürchtet sie, depressiv zu werden.

Es sei nur kurz darauf verwiesen, daß ein volkstümlicher Ausdruck für Schwangerschaft lautet: „In der Hoffnung sein". Die Sprache scheint damit unterstreichen zu wollen, daß sich durch ein Kind neue Zukunftsperspektiven eröffnen können. Bei beiden Patientinnen dagegen droht dies Ereignis auszubleiben. Sie schrecken nicht vor einem möglichen Geschehen zurück, sondern gerade vor einem Nicht-Geschehen. Sie fürchten den zukünftigen

Mangel mehr als mögliche Komplikationen durch die Unvorhersehbarkeit zukünftigen Geschehens. Soll also wirkliches Verstehen für ein Menschenschicksal durch die Krankengeschichte vermittelt werden, so gilt es, die Aufzeichnung des Lebenslaufs nicht an den, wie Jaspers formuliert, „Grundsätzen stupider Objektivität" (1973, S. 479) auszurichten, auch wenn diese sich einer statistischen Auswertung zugänglich erweisen, sondern gerade jenes in Auge zu fassen, was sich nicht ereignet hat, was nicht geschehen kann — das „ungelebte Leben" also. Es gilt, gerade die Anamnese des „ungelebten Lebens" zu einem Bestandteil jeder engagierten Beschäftigung mit der Krankengeschichte werden zu lassen.

7.2.5 Eingrenzung und weitere Klärung des Begriffs „ungelebtes Leben"

Die Beispiele der Klagen und Anklagen des Patienten, die das „Nicht-Geschehene" „Nicht-Ereignete" betreffen, lassen das Ungelebte zunächst nach den zwei elementaren Bereichen der menschlichen Existenz gliedern: Innen und Außen. So werden die Möglichkeiten des Innen nicht verwirklicht, wenn er seine sexuellen Wünsche unterdrückt, wenn er seine eigenen Vorstellungen, wie die Heirat eigentlich zustande hätte kommen sollen, dem Willen der Mutter unterordnet (Std. 35) und sich nicht getraut dem Chef zu widersprechen, obwohl es ihn danach drängt (Std. 10); beruflich habe ihm früher das Verkaufen am meisten Spaß gemacht. Den direkten Kontakt mit dem Kunden entbehre er bei der jetzigen Arbeit am meisten (Std. 60). Nicht-gelebte Fähigkeiten, Möglichkeiten, Normvorstellungen, Triebansprüche und Willensforderungen, die alle in ihm selbst ihren Ursprung haben, lassen sich unterscheiden.

Die Möglichkeiten nicht weniger als die Ansprüche, die dem eigenen Innen entstammen, haben die Phantasie der Dichter und das Denken der Philosophen seit den Ursprüngen von Philosophie und Poesie bewegt. „Sein eigenes Ich verwirklichen", „sich selbst finden", „zu sich stehen" — in diesen und ähnlichen Wendungen ist ausgedrückt, daß die Menschheit seit je wußte, daß das „nicht gelebte Selbst" wirken und Leid erzeugen kann.

Im Rahmen seiner äußeren Möglichkeiten hatte der Patient Chancen (z.B. die Firma des Onkels zu übernehmen) ausgeschlagen, hatte Ansprüche und Hoffnungen (z.B. die höhere Schule abzuschließen) nicht erfüllt, aber auch Pflichten, die er für verbindlich erklärte (z.B. die eheliche Treue zu wahren) vernachlässigt. Er hätte Möglichkeiten ergreifen und gestalten können, verfehlte sie aber, so daß sie nun sein Befinden als Gram, Selbstvorwurf und Schuldempfinden beeinträchtigen.

Auch die damit bereits angeklungenen, das Gemüt betreffenden Folgen „ungelebten Lebens" können der Strukturierung ein Gerüst geben. Da ist die Seite des Haders und der Enttäuschung, der Resignation und des Schuldvorwurfs, aber auch das Gegenteil davon: das Gefühl von Freiheit, Erleichterung, Zufriedenheit und Glück, wenn unterlassen wurde, was sich späterer Sicht als Vermeiden von Unheil darbietet.

Ein Großteil des Urteils, welches wir uns von der Vergangenheit machen, und der Erwartungen, die wir in die Zukunft setzen, schöpft seine Bewertung aus dem „ungelebten Leben", wodurch es unsere gegenwärtigen Entscheidungen maßgeblich beeinflußt.

Ein weiterer Bereich ist der des existentiellen Entwurfs; hier soll nur das von Tellenbach herausgearbeitete Phänomen der Remanenz, des Zurückbleibens hinter den eigenen tief verinnerlichten Wertmaßstäben erwähnt sein, nach Tellenbachs Theorie einer der wesentlichen Gründe für die depressive Verstrickung (1976, S. 133 ff.).

Auf einer letzten Ebene ist der Bereich des kommunikativen Geschehens in den Kategorien von „gelebt" und „ungelebt" zu fassen. Hier schlägt sich der Zustand innerer Unfreiheit nieder in der Unfähigkeit, seine individuellen Möglichkeiten zur kommunikativen Entfaltung zu verwirklichen. Darauf wird weiter unten zurückzukommen sein (7.2.9).

7.2.6 Die Entstehung „ungelebten Lebens" durch Verzichten, Verwerfen, Versäumen und Verpassen

Wieder soll das Gespräch zwischen Arzt und Patient dazu verhelfen, etwas Licht in das Dunkel der Frage hineinzutragen. Zunächst allerdings nur in Form eines „Gedankenexperiments". Vielleicht hatte der Kranke beim Voruntersuchungstermin ganz beiläufig eine Begebenheit erwähnt, die von großer Bedeutung für seine Entwicklung war, ohne daß er dazu fähig gewesen wäre, dies im Gespräch zu bemerken. Für den Fortgang der Exploration bieten sich nun mehrere Möglichkeiten an, und der Arzt steht vor der Entscheidung, eine davon zu verwirklichen. Er kann das Thema aufgreifen und zum Inhalt des weiteren Gesprächs machen, er kann es zurückstellen, weil er den Augenblick nicht für günstig hält, oder er zögert einen Moment zu lange und läßt die sich bietende Gelegenheit ungenützt verstreichen. Auch könnte es sein, daß er, in kurzer Unaufmerksamkeit befangen, die Chance, das Gespräch zu vertiefen, einfach nicht wahrnimmt.

Was hier vorerst im Geist konstruiert wurde, sei an Lebensgeschichte und Behandlungsverlauf aufgezeigt sowie anschließend in seinem phänomenologischen Gehalt geklärt.

Nachdem sich der Patient über längere Zeit hinweg (Std. 119, 123, 125, 136) mit der Absicht getragen hatte, die Wohnung zu wechseln, um größeren Abstand zu den Eltern zu gewinnen, verwarfen er und seine Frau gemeinsam dieses Vorhaben (Std. 139), weil doch gar zu Vieles dagegensprach. Kurz danach kam es zu einem schweren Rückfall mit vollem Wiederaufleben der panischen Ängste und hypochondrischen Befürchtungen (Std. 140).

In ähnlicher Entscheidungssituation hatte sich auch ein anderer Patient während der Jugend befunden (H. W. 32 Jahre alt). Damals wollte seine Freundin, die jetzige Ehefrau, unbedingt in eine eigene Wohnung ziehen, um den ständigen Ärger mit den Eltern los zu sein.

Obwohl der Patient sich seiner Zuneigung nicht ganz sicher gewesen war, hatte er versprochen, mit ihr zusammenzuziehen. Als die Situation sich überraschend schnell ergab, verzichtete er darauf, seine Einwände geltend zu machen. Es wäre ihm unfair erschienen. Kurz nach dem Bezug der gemeinsamen Wohnung, womit zugleich die

Entscheidung über die Endgültigkeit der Beziehung getroffen war, brach die Angstkrankheit aus.

Nach zehn Jahren eines chronifizierten, von akuten Angstattacken immer wieder durchsetzten Verlaufs der Erkrankung suchte der Patient um eine analytische Einzelbehandlung nach, in deren Verlauf er relativ rasch (innerhalb von 30—40 Stunden) zu größerer Selbständigkeit des Urteils und entschiedenerem Behauptungswillen fand. Der Erwerb einer eigenen Wohnung, die größere Unabhängigkeit von den Eltern und Bestätigung für seine berufliche und persönliche Konsolidierung mit sich bringen sollte, stand kurz bevor. In dieser Situation boten ihm die Schwiegereltern an, er könne auf ihrem Grundstück bauen, um dort mit seiner Familie einzuziehen. Bedingung: Ausbezahlung der übrigen Erben, Überschreibung auf die Ehefrau, Wohnrecht und Sorgepflicht für die Schwiegereltern. Hatte er diese Möglichkeit, die schon einmal in seiner Phantasie aufgetaucht war, zuvor zwar erwogen, aber wegen der finanziellen und persönlichen Verstrickung als unzumutbar verworfen, so entschied er sich nun dafür, weil es der bequemste Weg war. Der bis dahin günstige Verlauf der Behandlung brach ab.

Zu *verzichten* sei ein Leitspruch ihrer Erziehung gewesen, meint eine andere Patientin (H. E. 34 Jahre), die wegen schwerer depressiver Verstimmungen psychotherapeutischen Rat aufsuchte. Sie war von ihren Volksschullehrern darin unterstützt worden, eine höhere Schuldbildung anzustreben. Alles war schon vorbereitet, die Prüfung bestanden, als die Mutter meinte, sie möchte doch darauf verzichten, denn man könne sie zu Hause nicht entbehren. Damals hatte sie eingewilligt, erzählt sie, und sich ihren Verzicht als Tugend zugute gehalten. Heute bereue sie die versäumte Chance, die ihrem Leben eine andere und vielleicht glücklichere Richtung gegeben hätte. Sie würde, hätte sie noch einmal die Möglichkeit, jung zu sein, ihre Ansprüche ganz anders vertreten.

Ein weiteres Beispiel dafür, Möglichkeiten nicht in Wirklichkeit überzuführen, bietet wiederum die Lebensgeschichte des Patienten H. F. Bereits in der 2. Stunde hatte er davon erzählt, daß er den Besuch der höheren Schule abbrach, obwohl die Eltern warnten, er werde das später bitter bereuen. Die ganze Schwere der Konsequenz kam erst in der 26. Stunde zur Sprache: Die abgeschlossene höhere Schulbildung wäre die Voraussetzung dafür gewesen, von einem Onkel an Sohnes statt angenommen zu werden. Er hatte sich nämlich mit der Absicht getragen, den Neffen in seine Firma in Australien aufzunehmen, damit er sich einarbeite und den Betrieb später als Erbe übernehme. Diese Gelegenheit habe er ein für alle Mal *verpaßt,* bedauerte der Patient.

Am häufigsten klagte er jedoch nicht darüber, verpaßt zu haben, sondern bedauerte: „Ich habe das Gefühl, Entscheidendes versäumt zu haben" (z.B. Std. 52, 53, 97). Und es gibt kaum eine Behandlung, in der nicht eines Tages diese Klage auftaucht.

Das Beispiel des Gedankenexperiments und die Gespräche haben vier Weisen offenbar werden lassen, die Mögliches in Gelebtes und Ungelebtes scheiden. Drei davon sind Weisen der wachen Zuwendung: *verzichten,* d.h. unterlassen, obwohl es schwerfällt, *verwerfen* von scheinbar unattraktiven und ungeeigneten Möglichkeiten, *versäumen,* weil trotz bestehender Gelegenheit im entscheidenden, also auch Entscheidung fordernden Augenblick nicht zugegriffen wird. Dem, der *verpaßte,* hatte sich eine Chance geboten, ohne daß er über die inneren Voraussetzungen verfügt hätte, sie auch nur wahrzunehmen.

Bollnow ist dem anthropologischen Hintergrund des Versäumens aus der Beschäftigung mit Rilkes Werken heraus nachgegangen. Er schreibt: „In den Dichtungen Rilkes finden sich immer wieder Hinweise, die in einer sehr tiefsinnigen Weise einen sonst kaum beachteten Gesichtspunkt im Verhältnis des Menschen zu seiner Vergangenheit behandeln. Es handelt sich in ihnen immer wieder darum, daß der Mensch in seiner Vergangenheit etwas versäumt hat, was jetzt auf die Gegenwart drückt und ein nachträgliches Bewältigen des damals Unterlassenen, ein Nachholen des Versäumten erfordert. (...) Das Wesentliche daran ist (...) der Gedanke: es kommt darauf an, etwas Versäumtes nachzuholen, und dieses Versäumte ist nichts Beliebiges, sondern gerade das eigentlich Wichtige im menschlichen Leben. Dabei kann man — immer im Sinne des Rilkeschen Gedankens — nicht sagen, daß diese Aufgaben erst entstanden wären; sie haben vielmehr immer schon bestanden, aber sie sind unbewältigt geblieben. Das Leben selber, das ‚ungelebte Leben‘, ist vom Menschen versäumt worden und soll jetzt nachgeholt werden" (Bollnow 1962, S. 214).

Versäumen ist eine Form dieses Unterlassens, *Verpassen* eine andere. Dazu meint Bollnow: „An dieser Stelle ist noch eine letzte Klärung erforderlich. Es wurde bisher in einer unbestimmten Weise davon gesprochen, daß der Mensch in einem bestimmten Augenblick seines Lebens etwas zu tun unterläßt, was ihn für das spätere Leben mit der Aufgabe belastet, das damals Unterlassene nachzuholen. Hierbei wäre noch einmal zwischen den zwei Formen des Unterlassens zu unterscheiden, die man als das ‚Versäumen‘ und das ‚Verpassen‘ bezeichnen kann. Nur das Versäumte kann man nachholen, ja die Möglichkeit des Nachholens ist nicht an einen bestimmten Augenblick gebunden, sondern ist jederzeit möglich. Das Verpaßte dagegen ist unwiederbringlich dahin. Es gibt in diesem Sinne verpaßte Gelegenheiten. Diese kann der Mensch nicht wieder heraufholen, er kann nur hoffen, daß sich eine ähnliche Gelegenheit später noch einmal bieten wird. Aber das steht nicht in seiner Macht. Der geistesgegenwärtige, wache Mensch versteht die Gunst des Augenblicks zu ergreifen. Der Träumer dagegen läßt die günstige Gelegenheit ungenutzt vorübergehen. Er erkennt erst zu spät, was er hätte tun müssen" (Bollnow 1962, S. 230).

7.2.7 Die „Versagung" und die „leere Möglichkeit"

Die weitere Beschäftigung mit dem Behandlungsbericht des Patienten zeigt, daß Ungelebtes auch noch auf andere Weise entstehen kann. Neben dem, was er versäumt oder verpaßt zu haben glaubte, haderte der Patient H. F. vor allem mit seinem Aussehen. 14 oder 15 war er alt gewesen, als ihn ein Mädchen ausgelacht hatte: "Was willst denn Du mit Deinem Gesicht?" (Std. 20). Ein Gefühl der Minderwertigkeit durchzieht seines Äußeren wegen sein Leben. Er leidet darunter, „nicht so schön zu sein wie andere". Selber möge er sein Gesicht, in dem er die Züge der Mutter erkenne, auch nicht (Std. 75). So stehe er oft vor dem Spiegel, schaue sich an und könne sich nicht leiden. „Was bist Du für ein häßlicher Gnom, kann man Dich überhaupt mögen?", fragt er sich dann selbst. Die Nummer Eins zu werden, habe er nicht erreicht, erst recht nicht, schön und beliebt zu sein (Std. 144). Einige Male interpretiert er seinen Hang zu besonderer Eleganz der Kleidung, zu ungewöhnlichen, eigentlich zu aufwendigen Autos als Versuch, sein Aussehen wettzumachen.

Eine Patientin (S. C.) klagt die Eltern an, deren Verbote es ihr unmöglich gemacht hatten, eine Kindheit unter Kindern zu verbringen. So vieles sei ihr auch dadurch versagt geblieben. Jetzt könne sie nur unter großen Mühen nachholen, was andere ganz selbstverständlich bereits als Kinder und Jugendliche leben durften.

Auch eine weitere Patientin (R. H.) hatte unter der Situation zu Hause gelitten, vor allem unter der strengen, ständig vorwurfsvollen Mutter. Mit 12 oder 13 Jahren habe sie dann begonnen, sich eine Wunschmutter zu phantasieren, eine vitale, berückend schöne Zigeunertänzerin, die sie in höchstem Maße bewunderte.

Probleme mit dem Studium führen den Patienten W. K. zum Vorgespräch. Der gehemmte, schüchtern zurückhaltende junge Mann hat in bisher 8 Studiensemestern nur einen geringen Teil des geforderten Pensums für die Vorprüfung erledigen können, obwohl er intensiv arbeitete. Einen Großteil seiner Freizeit verbringt er damit, sich in der Phantasie auszumalen, daß er einmal ein bedeutender Wissenschaftler sein wird. Nur sei er sich momentan nicht ganz klar, ob seine Begabung vorwiegend auf naturwissenschaftlichem Sektor liege. Vielleicht solle er besser auf Sprachen umsatteln. Die hätten ihn in der Schule auch recht interessiert. Bei genauerem Nachfragen stellt sich heraus, daß es ihm aber schon damals schwer gefallen war, dem Leistungsstandard der Klasse zu genügen.

Patient H. G. (53 Jahre alt) litt nach dem überraschenden Krebstod seiner Ehefrau 2 1/2 Jahre zuvor unter einer schweren Depression. Seit sie abgeklungen ist, besteht eine Impotentia coeundi.

Den geschilderten Fällen ist gemeinsam, daß seelisches und körperliches Leid, Hader und Enttäuschung nicht von selbstgeschaffenen „Mangelsituationen" herrühren, sondern unbeeinflußbar in ihrem Zustandekommen von außen verhängt sind. Die Physiognomie als genetisches „Erbe" der Mutter, die Verbote der alles kontrollierenden und untersagenden Eltern, die nicht zu ändernde Situation, in eine bestimmte Familie hineingeboren bzw. mit einer immer begrenzten Begabung geboren zu sein, und schließlich der Einbruch der Katastrophe durch den Tod der geliebten Frau. „Ungelebtes Leben" entstammt hier nicht der Entscheidung, sondern Möglichkeiten, die als echte Möglichkeiten nie vorhanden waren (nur phantasierte, eigentlich „leere" Möglichkeiten) oder dem Einzelnen vom Schicksal (naturgesetzliche „Notwendigkeit", Zufall) versagt wurden. Dabei lassen sich Versagungen echter Möglichkeiten von phantasierten Versagungen primär nicht vorhandener Möglichkeiten unterscheiden („leere Möglicheiten" — Binswanger).

Für Freud sind Versagungssituationen die entscheidenden Auslöser manifester neurotischer Störungen. Er stellt in seinen „Vorlesungen zur Einführung in die Psychoanalyse" die Behauptung auf: „(...) daß die Menschen neurotisch erkranken, wenn ihnen die Möglichkeit benommen ist, ihre Libido zu befriedigen, also an der ‚Versagung', wie ich mich ausdrückte, und daß ihre Symptome eben der Ersatz für die versagte Befriedigung sind. (...) Natürlich sollte das nicht heißen, daß jede Versagung der libidinösen Befriedigung jeden, den sie trifft, neurotisch macht, sondern bloß, daß in allen untersuchten Fällen von Neurose das Moment der Versagung nachweisbar war. (...) Die Versagung ist (...) höchst selten eine allseitige und absolute; um pathogen wirksam zu werden, muß sie wohl jene Weise der Befriedigung betreffen, nach der die Person allein verlangt, deren sie allein fähig ist" (Freud 1915—17, S. 338). Den Ursprung dieser mangelnden Fähigkeit, auf andere Formen der Befriedigung auszuweichen, sieht er in der Libidofixierung, welche „die Befriedigung des Individuums von der Erreichung einer sehr geringen Anzahl von Zielen und Objekten abhängig macht" (S. 339). Er spricht auch von der „Klebrigkeit" der Libido, um deren fehlende Beweglichkeit, um ihr Beharren auf frühen Phasen der Organisation und Objektfindung zu kennzeichnen.

Schultz-Hencke hat die Theorie der „Versuchungs- und Versagungssituationen" zu einer Kernthese der „Neopsychoanalyse" gemacht (z.B. 1951, S. 92—101). So faßt er seine Ausführungen über „Die psychotherapeutische Ausbildung der Ärzte" folgendermaßen zusammen: Der Praktiker „(...) wird in der Lage sein, eine aktuell auslösende Situation, eine *Versagungs- und Versuchungssitutaion* als solche zu erkennen. Er wird in der Lage sein *Schicksalseinbrüche* in all den Fällen aufzufinden, in denen der Patient die Behauptung aufstellt, seine Symptomatik sei an dem und dem Tage (...) aufgetreten. Er wird wissen, daß, sollte sich bei zudringlicher Befragung (...) ein solcher Schicksalseinbruch (...) nicht auffinden lassen, mit hoher Wahrscheinlichkeit eine Fehldiagnose vorlag und es sich doch um ein *primärorganisches* Leiden handelt" (S. 321).

Die Ähnlichkeit der Ausführungen Schultz-Henckes mit Kraepelins Gedanken, die differentielle Erhebung der biographischen Anamnese gestatte, lebensgeschichtliche Einflüsse von biologischem Geschehen als Ursache von Störungen abzutrennen (s. S. 12), ist offensichtlich. Der Unterschied liegt nur darin, daß Schultz-Hencke glaubt, er könne dank seiner Amalgamierung von Psychoanalyse, Individualpsychologie und Komplexpsychologe (S. VI) den biographischen Prozeß der Neurose erklären. Die Bedeutung der Gedanken Freuds und Schultz-Henckes liegt aber kaum in der Annahme einer Fixierung der Libido und deren Konflikt mit den Notwendigkeiten der Realität. Dieser Schritt kann nur hypothetisch getan werden, während dem Konflikt ein phänomenologisch durchaus erhellbarer Tatbestand zugrundeliegt: der einer Einengung der Möglichkeiten des Einzelnen innerhalb der Strukturen seines Daseins (vgl. Wyss 1976, S. 324ff.). Sie läßt den Menschen dekompensieren, wenn die Forderungen des Außen seine Kompensationsmöglichkeiten übersteigen.

Ein wichtiger Aspekt in Freuds Theorie von der „Versagung" ist, daß er der ausschließlichen Sicht des in-der-Entscheidung-stehenden, seiner selbst bewußten Menschen den „homo natura" gegenübergestellt hat, den Menschen, der sich der Gesetzlichkeit des Naturgeschehens in und um sich ausgesetzt sieht. Der reine Determinismus, dem er anhängt, schlägt allerdings in das andere Extrem aus. Verzichten, versäumen, verpassen als Modi der Entstehung ungelebter Existenz lassen sich nicht in sein Lehrgebäude einfügen. Ihm mangelt das Moment der freien Entscheidungsmöglichkeit. Nur die Versagung durch ebenfalls determinierte Prozesse vermag nach seiner Theorie, „ungelebtes Leben" hervorzubringen: Die Versagung des in der Versuchungssituation erwachenden Triebwunsches führt zur Verdrängung.

Der elementare Unterschied zum „Ungelebten" sei noch deutlicher hervorgehoben: Während es sich beim „Verdrängten" immer um etwas

Konkretes, Bestimmtes und Umschriebenes handelt, das zudem noch über eine ihm eigene Energie verfügen soll, ist mit dem Begriff des „ungelebten Lebens" ein Unbestimmtes, Offenes, das „Mögliche" der Vergangenheit festgehalten. Mit ihm ist nicht ein zu ortender oder gar über Eigenleben und -energie verfügender Anteil der innerseelischen Struktur des Unbewußten gemeint, sondern ein umgreifendes Element der als „aperspektivisches Innen" (Wyss 1973, S. 169 ff.) aufgefaßten Psyche, dem vereinfachend bildlich vorgestellt „Hintergrundsfunktionen" zukommen. Es umfaßt nicht nur die Folgen bewußter oder unbewußter „Entscheidungsprozesse", sondern alles, was im Leben nicht verwirklicht wurde, all die Schöpfungen der existentiellen Notwendigkeit, aus der heraus mit jedem Moment des Daseins Mögliches zugunsten von Wirklichem genichtet wird. Schließlich läßt sich die Vorstellung von der Wirksamkeit „ungelebten Lebens" nicht auf die Geschichte des Einzelnen beschränken. Sie ist ebenso schlüssig auf die allgemeine Geschichte übertragbar.

Ein weiterer Unterschied zwischen den beiden Theorien, dies sei betont, besteht darin, daß die Verdrängungstheorie mit dem Anspruch auf Naturwissenschaftlichkeit formuliert wurde und deren Konkretismus teilt. Die Theorie von der Wirksamkeit „ungelebten Lebens" ist dagegen engstens mit dem Gestaltkreisgedanken und der Antilogik Viktor von Weizsäckers verbunden. Sie beruht auf der Überzeugung, daß „der eigentlichste und wahrste Grund (der Dinge und der Erkenntnis der Dinge) nicht und niemals selbst Gegenstand werden kann" (von Weizsäcker 1956, S. 145). D.h.: Das „Ungelebte" kann nicht als Konkretum wieder „zutage gefördert" werden, sondern bleibt für die Reflexion stets ein „Eventuelles".

7.2.8 Das Wagnis des Daseins — die stete Vorläufigkeit von Verzicht und Versäumnis

Der Verzicht unterscheidet sich vom Versäumnis durch den Entschluß. Verzichten heißt, seine Freiheit in reifer Entscheidung zu verwirklichen, versäumen, sich das Joch der Unfreiheit aufbürden, weil dann die Entscheidung meist von außen gefällt wird. Gehen wir durch Verzichten einen Schritt vorwärts, indem wir uns einer Last entledigen, so wirft uns das Versäumen hinter die Gelegenheit der Entscheidung zurück, und „ungelebtes Leben" kann zu belastender, weil nicht abgeschlossener Vergangenheit werden.

In diesen beiden Weisen, mit Möglichem umzugehen, offenbart sich der Wagnischarakter des Daseins; denn erst im Tod sind die Möglichkeiten, auch die zur Umwertung der Vergangenheit, erschöpft. Jaspers schreibt: „Im Leben gilt alles nur ‚bis so weit', noch ist Möglichkeit, noch ein Leben in die Zukunft, aus der neue Wirklichkeit, neue Tat auch das Zurückliegende neu und anders deuten kann" (Jaspers 1973, S. 564).

Durch nichts ist die Sicherheit zu gewinnen, daß der weise, kluge und reife Verzicht von heute sich nicht morgen als tragisches Versäumnis entpuppt. Das Wagnis des Entschlusses bleibt bestehen, es ist das Wagnis des Lebens überhaupt; und in der Vorläufigkeit und Ungewißheit von Versäumnis und Verzicht liegen die Tragik und die Hoffnung des menschlichen Lebens eingeschlossen.

Das Schicksal der Patientin H. E. (s. S. 69) legt diese Sichtweise in aller Eindringlichkeit nahe. Sie hatte um der Mutter willen *verzichtet,* aber nun sieht sie, daß es ein entscheidendes *Versäumnis* gewesen war, die Schulausbildung nicht weiterzuführen. Depressive Verbitterung ist mit dem inneren Einstellungswandel untrennbar verknüpft.

Zeigte sich in dieser Krankengeschichte die Wirkung des Umschlags vom Verzicht zum Versäumnis unverhüllt, so ist sie aus der folgenden vorerst nur zu erschließen:

Der etwa 40jährige Patient H. L. (s. auch S. 76) kommt wegen diffuser Gefühlsstörungen, die schon seit Jahren bestehen, zur Erstuntersuchung. Es habe mit Kribbeln, Ziehen und Stechen in beiden Leisten begonnen. Später seien auch die Arme betroffen gewesen. Kopfschmerzen, Magendrücken, Übelkeit und Schweißausbrüche wechselten ab. Wenn er mit seinen Mitarbeitern zu verhandeln habe, fühle er sich irritiert und minderwertig. Er könne sich dann auch nicht so äußern, wie er eigentlich wolle. Das habe ihn schon vor einigen Jahren den Arzt aufsuchen lassen, und die Beruhigungstabletten, die er verschrieben bekommen hatte, hätten zu einer prompten Linderung der Beschwerden geführt. Die jahrelange Einnahme der Medikamente unterbrach er jedoch während eines Kuraufenthaltes, als er, aufgerüttelt durch den Hinweis eines Psychologen, diese Mittel seien suchtgefährdend und er womöglich schon abhängig, sich schwur, keine Tablette mehr anzurühren. Das war vor einigen Monaten gewesen. Er wolle seine Situation jetzt anders angehen als bisher. Er wolle eine neue innere Basis für sein Leben finden.

Im Laufe des ersten Gesprächs machte der Patient den Eindruck, sehr genau, fast penibel zu sein. Er schilderte ein arbeitsames Leben und seine verantwortungsbewußte Haltung. Zu den Kindern bestehe eine hingebungsvolle Beziehung, während die Ehe etwas im Formalen erstarrt sei. Seit je zeichne er sich im Umgang mit anderen durch große Zurückhaltung und Rücksichtnahme aus.

Als ich ihn gegen Ende des zweiten Termins darauf ansprach, ob es nicht so etwas wie ein „ungelebtes Leben" in seiner Biographie gebe: einen schmerzlichen Verzicht vielleicht, den er noch nicht überwunden habe, ein schuldhaft erlebtes Versäumnis, eine innere oder auch äußere Situation der Versagung, senkte er beschämt den Kopf und errötete. Da war eine Beziehung zu einem Mädchen noch während seiner Studentenzeit. Irgendwie hatten sie sich sehr gemocht, aber irgendetwas hatte sie nicht so recht zusammenfinden lassen. Immer wieder einmal hätten sie sich gestritten, dann wieder versöhnt — es war einfach eine schwierige und überaus problematische Beziehung gewesen. Eines Tages erschien seine Freundin unerwartet, um ihm zu eröffnen, daß sie beschlossen habe, mit einem anderen Mann nach Amerika auszuwandern. Der Abschied sei ihm unvergeßlich: der letzte Händedruck auf dem Flughafen, ein kurzes Winken mit dem Taschentuch. Als er nach Hause ging, habe er sich schrecklich elend und einsam gefühlt.

Offenbar bewertete der Patient dieses Erlebnis als schicksalhaftes Versäumnis, das sein Wohlbefinden möglicherweise entscheidend beeinträchtigte. Dies war einer der Eindrücke des ersten Gesprächs. Im Laufe der Gruppenbehandlung bestätigte sich die Vermutung. Es kam zutage, daß er sich nach dem Scheitern dieser Beziehung des Zusammenlebens mit einer Frau einfach nicht mehr für fähig gehalten hatte. Von einer Freundschaft erwartete er sich nicht mehr sehr viel. In dieser resignativen Stimmung lernte er seine Frau kennen, die er nach relativ kurzer Zeit, ohne den Anspruch auf ein besonderes inneres Verständnis, heiratete.

Die Ehe war von Anfang an schwierig, weil er sich bei jeder kleinsten Zurückweisung durch die Ehefrau äußerst verletzt fühlte, dies aber nie ansprach. Gerade wenn er Zärtlichkeit suchte und sich seine Frau desinteressiert zeigte, geriet er in einen ausgesprochenen Verstimmungszustand. In dieser Situation flüchtete er sich in Phantasien, von denen er nicht so recht wußte, ob er sie als Zwangsvorstellungen oder als Folge seiner Enttäuschung bezeichnen sollte. Er sah sich dann z.B. ein Hochhaus in der Absicht betreten, sich vom obersten Stockwerk in die Tiefe zu stürzen. Er sah szenenhaft, wie man

ihn zurückhalten wollte und auf ihn einzuwirken versuchte, es nicht zu tun. In anderen
Phantasien erlebte er blutige Kriegsszenen und grausige Kampfsituationen. Immer
wieder tauchte dabei auch das Bild seiner früheren Freundin vor seinem geistigen Auge
auf.

Kürzlich sei ein Schlager im Radio gekommen, der von der Freiheit eines Auswanderers
in Amerika und Kanada handelte. Sogleich überkam ihn eine tiefe Trauer. Kurz danach
träumte er von einem Flug nach Amerika. Die Besonderheit dabei war, daß man ihn zwang,
in der Luft auszusteigen und sich eines Fallschirms zu bedienen. Während dieser
Behandlungsphase setzte er sich im Gruppengespräch mit dem Abschied von der Jugend-
freundin auseinander. Zu Hause begann er, der Ehefrau gegenüber die eigenen Wünsche
und Vorstellungen, auch seine Enttäuschung zu artikulieren, was zu einer Entspannung
im Verhältnis zu ihr führte.

Die Behandlungssequenz läßt sich so interpretieren, daß dieser Patient ein
bedrückendes Versäumnis entdeckt hatte, das er sich zuvor als Versäumen
nicht so recht hatte eingestehen wollen. Durch die „Bearbeitung" in der
Gruppe war Schritt für Schritt Bewältigung als Verzicht zustandegekommen.

In diesem Beispiel hatte sich die Entwicklung umgekehrt zum vorhergehenden vollzogen. Es zeigt sich, daß die Vorläufigkeit von Verzicht und
Versäumnis nicht nur in negativem Sinn den Wagnischarakter des Lebens
bezeichnet, sondern auch eine Bedingung der Möglichkeit des Hoffens ist.

7.2.9   Versäumnis, Verzicht und Versagung in der
        Kommunikationstheorie der anthropologisch-integrativen
        Psychotherapie

Der Mensch ist im Laufe seines Lebens ständig Versäumnissen, Verzichten
und den verschiedensten Formen der Versagung ausgesetzt. Oben wurde
die mehr idealistische Sicht des in seinen Entscheidungen freien Menschen
der Position des dem Zufall oder der Notwendigkeit unterworfenen Menschen anhand der Beispiele von Versäumnis und Verzicht bzw. Versagung
gegenübergestellt. Dem hypothesenfreien Betrachter bieten sich beide
Sichtmöglichkeiten als realitätsentsprechend an. In der anthropologischen
Theorie der Kommunikation nach Wyss (1976) findet sich eine Möglichkeit,
diese zwei Aspekte weiter zu strukturieren und in einer Systematik zu
gliedern.

Wie bereits ausgeführt (s. S. 28 f.) gehen die in den Strukturen Raum,
Zeit, Leistung und Leib aufweisbaren Modi des Erkundens, Entdeckens, Er-
schließens, Sich-Auseinandersetzens, Bindens und Lösens dem Bewältigen
voraus. Auf einer dieser Stufen zu verharren, bedeutet, nicht zu bewältigen,
läßt also mögliches oder gar gefordertes Leben ungelebt.

Wer bis zur Notwendigkeit des Entschlusses vorgedrungen ist, sieht sich
gezwungen, im Binden oder Lösen Möglichkeiten entweder zu verwirklichen oder sie durch Verwerfen und Verzichten zu lassen. Den Entschluß
versäumt, wer über Entdecken, Erschließen und Auseinandersetzen nicht
hinausgelangt. Er „erzeugt" nichts lebensgeschichtlich Weitertragendes,
weder Gelebtes noch Ungelebtes. Er steht in dieser Thematik seines Werdens still. Wenn der Sinn für die eigenen Möglichkeiten des In-Beziehung-

Tretens zu sich und zur Welt fehlt, wenn diese nicht, oder nur peripher erkundend wahrgenommen werden, dann wird die mögliche Fülle eines Lebens verpaßt. Dieser Mensch gibt sich mit einer reduzierten Lebensverwirklichung zufrieden und wird dessen nicht einmal gewahr.

Versagungen realer und phantasierter Möglichkeiten lassen sich innerhalb der Strukturen Raum, Zeit, Leistung und Leib einordnen, wie oben kurz ausgeführt worden war (s. S. 72). Modi und Strukturen vermitteln in diesem Fall die Klarheit einer systematischen Betrachtung mit der Möglichkeit, hypothesenfreie und das heißt auch auf das Individuum anwendbare wissenschaftlich fundierte Aussagen zu treffen.

Das Behandlungskonzept der anthropologisch-integrativen Psychotherapie läßt sich direkt davon ableiten: es beruht darauf, mit dem Patienten seine Möglichkeiten, gerade auch seine ungelebten Möglichkeiten im Gespräch abzuschreiten. Ungelebtes kann so nachgeholt, zumindest in der Phantasie nachvollzogen werden, versäumte Entscheidungen können wieder aufgegriffen werden. Ziel ist der Erwerb neuer kommunikativer Möglichkeiten im Umgang mit sich und den anderen (Wyss 1982, Bde. I und II).

7.3 „Erlebte Lebensgeschichte" versus „gelebtes Leben"

Bei der Behandlung des Patienten H. F. war eine kurze therapeutische Intervention von großer Wirkung: In der 57. Stunde hatte sich der Patient über eine zunehmende Einengung seines Lebens beklagt. Der Tod würde kommen, ohne daß sich in seinem Leben recht viel getan hätte. Im darauf folgenden Dialog erwähnte ich unter anderem, ich hätte vor kurzem einen Satz gelesen, der wohl das, was er meinte, sehr prägnant ausdrücke: „Daß einer gestorben ist, heißt noch lange nicht, daß er gelebt hat!" Sein momentanes Lebensgefühl deutete ich als Mangel an wirklich Erlebtem; denn von einem eigentlichen Erleben habe er sich bisher tunlichst ferngehalten. Den Rest der Stunde beschäftigte sich der Patient mit diesem Gedanken. Zwei Stunden später erwähnte er, das Wort „Erleben" gehe ihm nicht mehr aus dem Sinn. Er deutete später (Std. 70) seinen Drang zum Exhibitionieren als Ausbruch aus dem täglichen Einerlei, als Suche nach einer gefährlichen Abwechslung, um etwas zu erleben. Schließlich entdeckte er voller Verwunderung, daß vielleicht zum vollen Erleben des Lebens auch das Schlechte, Angst, Leid und Not gehören (Std. 106). Bei der Verabschiedung nach der letzten Behandlungsstunde (Std. 167) meinte der Patient: „Ich glaube, den Satz vergeß ich nie — das Leben erleben."

Auch in der folgenden Behandlung spielte Erleben eine bedeutsame Rolle:

Der schon oben erwähnte Patient H. L. (s. S. 74), der wegen multipler psychovegetativer Beschwerden in Gruppentherapie kam, erklärte im 3. Jahr der Behandlung, er fühle sich seit einigen Wochen anders als früher. Er könne sich jetzt manchmal wie ein kleines Kind freuen und das über so einfache Sachen wie den Sonnenschein, einen Vogel oder eine Blume. Ihm würden jetzt Reisen einfallen wie z.B. vor einigen Jahren in den fernen Osten, die einfach so an ihm vorbeigegangen waren. Er hatte zwar alles gesehen und natürlich an allen Touren teilgenommen, aber alles in einem ganz unpersönlichen Sinn. Es habe ihm damals die Fähigkeit gefehlt, in einem tieferen Sinn teilzunehmen. Er habe es nicht erlebt, sondern sei halt dabeigewesen. Es war, als ob eine Glasscheibe zwischen ihm und der Welt gestanden wäre. Jetzt lasse er das Leben einfach so an sich herankommen.

Eine andere Patientin, die ebenfalls schon kurz erwähnt worden war (s.S. 71), meinte in der 86. Stunde der Einzeltherapie: Die Todesangst, die sie nach dem 20. Lebensjahr plötzlich überfallen und für 15 Jahre nicht mehr aus dem Griff gelassen hatte, könne sie sich nur so erklären, „daß ich gedacht hab, ich sterb, ohne überhaupt richtig gelebt zu haben".

Die Fallskizzen zeigen, wie sehr das Empfinden zwischen einfachem „Dahinleben" und „richtig leben" oder „Erleben" unterscheidet. „Etwas zu erleben" wünscht sich der Patient H. F. Was damit gemeint sein könnte, wird in seinen inneren Auseinandersetzungen z.B. mit dem Problem des Exhibitionierens angesprochen. Das Erlebnis des „Sich-zur-Schau-Stellens" solle vielleicht das Einerlei des Alltäglichen durchbrechen — in diesem Sinne ist Erleben für ihn das Nicht-Alltägliche, das Besondere, eine außerordentliche Qualität des Lebensvollzugs, die, wie seine Worte zeigen, mit dem Wahrnehmen verknüpft ist. Zur „erlebnisträchtigen" Situation des Exhibitionierens bemerkt er weiter: Es sei für ihn die Erfüllung des Wunsches, angeschaut zu werden (Std. 51) bzw. sich zur Schau stellen zu können (Std. 67); es enthält die Angst entdeckt zu werden (Std. 67) und zugleich Freude und Gefallen an dieser Angst, an der Spannung und dem „Kribbeln" wegen der Gefahr, erkannt und ergriffen zu werden (Std. 68); er möchte von den Frauen begehrt, von der Frau, der er sich zeigt, angesprochen werden (Std. 75). Es sei ein Ausbruch aus dem Eintönigen, Sauberen. Nur er habe das. Seine Liebe sei nicht rein, im Gegenteil (Std. 76); er könne sich den fremden Frauen im Dunkeln zeigen, denn sie wollten nichts von ihm. Denen sei er im Grunde „wurscht" (Std. 85); nur da könne er außergewöhnlichen Sex erleben, vor allem dann, wenn es mit der Ehefrau nicht so recht befriedigend geklappt habe (Std. 88); früher habe ihn der Drang dann überkommen, wenn er nervös war und Probleme hatte, mit denen er nicht zurecht kam (Std. 98); es sei ein Geheimnis, niemand wisse davon (Std. 103); der Exhibitionismus, oder wie er sagte, die „nächtlichen Spaziergänge" rührten von unerfüllten sexuellen Vorstellungen her. Da zeige er der Frau auch: „Das kannst Du haben, aber Du mußt kommen, nicht ich!" (Std. 106); seit einiger Zeit habe das Exhibitionieren seinen Reiz für ihn verloren (Std. 123); seit Neuestem erlebe er die „Spaziergänge" als Niederlagen (Std. 138).

Immer wieder klingt an, daß es sich bei diesem Besonderen, welches das Exhibitionieren in den Rang eines Erlebnisses hebt, um die Erfüllung eines Wunsches, eines Dranges handelt, um die Ausfüllung eines Unerfüllten, eine Situation, die Reiz aufweist, welche anzieht, gerade weil sie Angst und Spannung mit sich bringt. Im letzten Hinweis war „erleben" synonym mit „bedeuten" verwendet worden. Was kann dem Allem nun an Aussagen über das Phänomen des Erlebens entnommen werden?

Das alltägliche Einerlei ist dem Patienten zu wenig. Etwas in ihm bleibt dadurch unerfüllt und drängt nach Aufhebung des Mangels. Die Situation, die diesem Mangel durch Erfüllung entsprechen soll, sucht er auf, wodurch ihm Erleben zuteil wird. Eine bestimmte Entsprechung von innerem und äußerem Geschehen, von Bedarf und Stillung eignet somit dem Empfinden von Erleben, das als angenehm oder unangenehm wahrgenommen sich in seiner Besonderheit und Außergewöhnlichkeit anziehender erweist, als zu leben, ohne dieser Entsprechung teilhaftig zu werden — als nur zu leben oder gelebt zu haben. Herr H. F. bezieht ebenso wie die beiden anderen Patienten eindeutig Stellung: „erlebtes Leben" gilt mehr als „nur gelebtes Leben".

Der zuletzt gebrauchte Ausdruck „gelebtes Leben" wird in seiner uneinheitlichen Bedeutung erkennbar. Oben hatte er im Unterschied zum „ungelebten Leben" das faktisch Gewordene bezeichnet. Er hatte die verwirklichten Möglichkeiten in sich gefaßt. Im neuen Zusammenhang wird sein Bedeutungshorizont geweitet. Zutt (1963) z.B. verwendet ihn synonym für „präreflexives Leben", dem das geistige Leben gegenübergestellt ist. Er schreibt: „In Gemeinsamkeiten der Strukturen und Gehalte des gelebten Lebens beruht ja die Gemeinsamkeit, die wir mit den Tieren haben können. Aber: Bei Guardini heißt es: ‚Es liegt im Wesen des geistigen Lebens, daß der Mensch aus dem unmittelbaren Zusammenhang des Daseins immerfort heraustritt, Abstand gewinnt, betrachtet.' Was Guardini hier mit unmittelbarem Zusammenhang des Daseins meint, deckt sich weitgehend mit dem, was wir mit gelebtem, präreflexivem Leben meinen, es umfaßt auch, was wir mit gelebtem Leibsein, mit leiblich erscheinen, meinen. Die Möglichkeit des Menschen, aus dem gelebten Leben ‚herauszutreten' ist eine wichtige Ergänzung aller unserer anthropologischen Aussagen" (Zutt 1963, S. 411, 412). Auch bei von Gebsattel findet sich der Ausdruck „gelebt". Auch er setzt ein „nur" davor, womit gesagt sein soll, daß ein „nur gelebtes Leben" das Dasein des Menschen nicht erfülle. Er stellt dieser minderen Form des Daseins das „Erleben" gegenüber. „Wir *leben* in Liebe und Haß und anderen emotionalen Bewegungen, bevor wir sie *erleben*. Erst das Erlebnis emotionaler Regungen aber fundiert unser Wissen um sie, und zwar darum, weil im Erleben schon Bewußtsein und Leben zueinander gefunden haben" (von Gebsattel 1954, S. 187, 288).

Von Gebsattel betont also die Unterscheidung von „nur leben" und „erleben" in ganz besonderem Maße. Er hat sie als Differenz von präreflexivem und bewußt vollzogenem Leben gedeutet, womit er allerdings einen Schritt zu weit gegangen sein dürfte: denn nicht das reflexive Wissen um die Empfindungen, die im Erleben auftreten, scheinen es auszumachen, sondern, wie sich gezeigt hatte, das reine „Bewußtwerden", das „Gewahren" von Empfindungen, die zustandekommen, wenn eine Entsprechung zweier Geschehnissphären stattfindet. Dies können innere und äußere Situation sein, aber es kann sich Erleben auch ausschließlich im Innengeschehen konstellieren. Bei den Erlebnissen der „autistischen Lebensgeschichte" war es z.B. nur zu Begegnungen und Entsprechungen von Innengeschehnissen gekommen.

Erwin Straus hat mit seiner Monographie „Geschehnis und Erlebnis" (Straus 1930) entscheidend zur Klärung des Zusammenhangs dieser Phänomene beigetragen. Seine Ausführungen seien kurz wiedergegeben: Ereignisse wirken auf den Menschen durch den Sinngehalt, der ihnen entnommen wird. Straus zeigt auf, daß die Sinnentnahme nicht völlig unabhängig vom Geschehen erfolgt, sondern daß Geschehen geradezu einen Zwang zur Sinnentnahme in sich tragen kann, der im Verhältnis von Wahrnehmendem und dem Hier-Jetzt-So-Gegebenen des äußeren Vorgangs wurzelt. Dauernd sei der Mensch der Wahrnehmungssphäre fragend oder erwartend zugewandt. Durch das Geschehnis geführt, wendet sich der Erlebende der Wahrnehmungswelt mit neuen Fragen zu. Sie tritt in den Vordergrund seines Erlebens.

Ständiger Wechsel zwischen Indifferenz und Differenz ist der Wahrnehmung wesensgemäß, ohne daß es zu einer Unterbrechung des Infragestellens der Wahrnehmungswelt käme. In der Indifferenz erhält die Frage eine beruhigende Antwort, im differenten Zustand wird weiteres Befragen erforderlich.

Differenz und Indifferenz ruhen in der Sphäre der Bedeutung: Indifferent ist, was für mein Werden keine aktuelle Bedeutung hat. „Beim Umschlag eines indifferenten Zustandes in einen differenten zwingt der äußere Reiz (...) in seinem Hier-Jetzt-So zur Sinnentnahme" (Straus 1930, S. 82—98).

Für das hier zu Diskussion stehende Phänomen der „erlebten Lebensgeschichte" bringen die Ausführungen von Straus Bestätigung und Erweiterung, auch wenn sie in einigem den Sachverhalt verkürzen. So hebt er das Erlebnis als Einzelereignis stark vom Geschehen als Dauerzustand ab, was speziell für das Erleb*nis* zutreffen mag, nicht aber für „Erleben" charakteristisch ist, das als Einstellung im Umgang mit dem Sich-Ereignenden andauern kann. Das vom Patienten angesprochene Phänomen ließe sich vielleicht treffender als „geschehenlassen und erleben" bezeichnen, obwohl es viele Gemeinsamkeiten mit dem von Straus untersuchten Phänomenpaar „Geschehnis und Erlebnis" teilt.

Straus' Überlegungen enthalten viele wichtige Hinweise für den hier zu erhellenden Problemkreis: Was Straus z.B. als Differenz in der Wahrnehmungssphäre beschreibt, wurde vom Patienten als das Besondere, aus dem Alltäglichen Hervortretende gekennzeichnet. Der Patient sieht die Spezifität der Situation also nicht nur auf der Wahrnehmungsebene in bestimmter Weise gefärbt, sondern in der Gestimmtheit (vgl. Condrau 1985) als umgreifendem Eingefügtsein der Person in ihre Welt.

Ob nun der reinen Wahrnehmung oder der Gestimmtheit zugeordnet, erwächst der Differenzcharakter des Erlebens aus der Bedeutung, welche Geschehen für den Einzelnen in sich birgt. Das Exhibitionieren wird dem Patienten zum Erlebnis, weil es Bedeutungen für ihn bereithält — zunächst anziehende und „reizvolle", erst später die beschämende der Niederlage.

Um die Inhalte seines Handelns (Bedeutungen) aufzuspüren, deutet er es im Dialog der Therapie in vielfältiger Weise: Erfüllung eines Wunsches, Ausgleich für entgangene Liebe und Zuwendung etc. Aus dem Empfinden des Erlebens entnimmt er, damit Straus bestätigend, daß dies, so personfremd ihn sein Handeln auch anmutet, in einem noch verborgenen Bedeutungszusammenhang mit seinem Leben und seiner Geschichte stehen müsse. Er versucht, das äußere Geschehen seines Lebens bewußt mit dem Ganzen seiner „inneren Lebensgeschichte" zu verflechten (vgl. Kuhn 1948,

S. 66), indem er sich deutend damit auseinandersetzt.

Bei Gadamer heißt es entsprechend: „Was als ein Erlebnis gilt, das ist nicht mehr bloß ein flüchtig vorüberströmendes im Strome des Bewußtseinserlebens — es ist als Einheit gemeint und gewinnt dadurch eine neue Weise, eines zu sein. (...) Was Erlebnis genannt werden kann, konstituiert sich in der Erinnerung. Wir meinen damit den Bedeutungsgehalt, den eine Erfahrung für den, der das Erlebnis hatte, als einen bleibenden besitzt. (...) Jedes Erlebnis ist aus der Kontinuität des Lebens herausgehoben und ist zugleich auf das Ganze des eigenen Lebens bezogen" (Gadamer 1965, S. 62— 65).

Fassen wir kurz zusammen, was sich bisher ergeben hatte: Erleben steht dem reinen Geschehen und Geschehenlassen, dem „nur leben" gegenüber. Es wurzelt in der Sphäre der Bedeutsamkeit für das Ganze des Lebens, worin es sich als differente Wahrnehmung, als besondere Gestalt einer Gestimmtheit von dem bedeutungsärmeren Geschehen des lebensgeschichtlichen Hintergrundes abhebt. Es hatte sich als Entsprechung zu erkennen gegeben, als Erfüllung (vgl. dazu Gadamers Arbeit „Über leere und erfüllte Zeit", 1972, S. 221—236) — Entsprechung — dies war zuletzt deutlich geworden — zwischen „innerer Lebensgeschichte" und „äußerem Lebensgeschehen"; Erfüllung, dies läßt sich jetzt festhalten, des „Zwischenraums" von „innerer Lebensgeschichte" und „äußerem Lebensgeschehen" durch Sinn und Bedeutung; sinnhafte (im strikten Unterschied zu sinnvoll, s. auch Binswanger 1953, S. 657) Verknüpfung von Subjekt und Umwelt, auch wenn dieser Sinn sich zunächst verbirgt.

Straus schreibt dazu: „Das Bewußtsein der individuellen Person entfaltet sich als das Erlebnis der inneren Geschichte. Jeder einzelne Moment ist eine Phase ihres historischen Werdens. Alles, was in einem bestimmten Augenblick in das Bewußtsein tritt, ist dadurch bestimmt, wie es sich in diesem Werdegang einfügt oder ihn aufhält und ihm zuwiderläuft. Alles was die Aufmerksamkeit erfaßt, ist gegenwärtig, ist jetzt. Aber dieses Jetzt ist das Jetzt der inneren Lebensgeschichte, deren Werdeschritt nicht mit dem der objektiven Zeit meßbar ist" (Straus 1978, S. 94).

Für die Fragestellung, die hier im Vordergrund steht, heißt das: Nur im Durchgang durch die „innere Lebensgeschichte" wird das Bewußtsein von äußerem Geschehen lebendig und kann in die „innere Lebensgeschichte" eingehen. In diesem Sinne, so zeigt sich jetzt, ist nicht alle „innere Lebensgeschichte" auch „erlebte Lebensgeschichte". Erleben, das wurde schon bei von Gebsattel deutlich, heißt nicht zuletzt, sich etwas *erleben*, sich aktiv zueigen machen, wie die Vorsilbe *er-* in erwerben, ergreifen oder erobern Aktivität repräsentiert. „Erlebte Lebensgeschichte" ist demnach die Geschichte der erfüllten Lebensabschnitte, der Ereignisse und Geschehnisse, die zu Erlebnissen wurden dank der Entsprechung von innerem und äußerem Geschehen.

Der Patient H. F. hatte sein Leben vor dem Einschnitt der Psychotherapie nur noch „gelebt" und in der Vergangenheit hatte er sich seiner Schilderung nach „leben lassen", statt sein Leben zu erleben oder zu durchleben, wie er sich später eingestand (Std. 58). D.h. er hatte unreflektiert vollzogen, was von außen über ihn beschlossen worden war. Nach dieser Erkenntnis begann er, wie der Behandlungsverlauf zeigt, sein Leben wieder Stück für Stück selbst in die Hand zu nehmen und es im Angenehmen wie im Unangenehmen voll auszukosten. Sein Leben und das, was um ihn herum geschah, hatte begonnen, ihn etwas „anzugehen", was nichts anderes heißt, als daß wieder vieles ihm etwas bedeutete, er anteilnehmen und sich hingeben konnte.

Auch Patient N. L., in Gruppentherapie wegen Tranquillizermißbrauch und diversen psychovegetativen Beschwerden, betonte, erst jetzt, nach dem Gelingen des Absetzversuches im Laufe einer drei Jahre während Gruppentherapie, könne er wieder fühlen und erleben wie früher. Aber nicht nur die Freude empfinde er tiefer und stärker, sondern auch Trauer und Leid. Zuvor war er sich demgegenüber wie „abgeknipst" vorgekommen.

Schon die kurzen Therapiesequenzen hatten erbracht, daß Erleben durch Anteilnahme und Hingabe bestimmt ist, ohne auf einen spezifischen Zweck ausgerichtet zu sein. Wyss hat in „Zwischen Logos und Antilogos" diese Wesensmerkmale von Erleben einer eingehenden Betrachtung unterzogen (Wyss 1980, S. 76—97). Er stellt fest, daß der im Erleben Gefangene oder Befangene in der Unmittelbarkeit eines Geschehens stehe, von dem er sich selbst noch, sich beobachtend, kritisch zu distanzieren vermöge, aber letztlich doch im Erleben einem Vorgang ausgeliefert sei, von dem er nicht wisse, wie er ihn entläßt (Wyss 1980, S. 80). Er betont die „Unmittelbarkeit" des Erlebens (S. 81), die vorläufige Einheit zwischen Welt und Subjekt, zwischen Situation — realer oder imaginärer — und Erlebendem (S. 83), wenn im Erleben selbst eine Dimension menschlichen Daseins aufbricht, „die die Grenzen von ‚Außen' und ‚Innen' entdifferenziert, die weitgehend areflexiv (...) ist und der darüber hinaus die Zweckgebundenheit menschlicher Existenz, ihre Finalität, unbekannt ist" (S. 84). Die eigentliche Struktur des „Urphänomens" Erleben offenbart sich ihm als primordiales „Welthaben" (S. 86), welches infolge seiner alogischen Struktur permanente Oszillation von „Haben" (Nehmen) und „Geben", von Entstehen und Entschwinden ist (S. 87).

„Primordiales Welthaben", worunter Wyss das areflexive Existieren versteht, das dem Wissen um die Finalität menschlicher Existenz enthoben ist, geschieht demnach „selbstvergessen" (vgl. auch Klages 1937). Im Akt der Reflexion wird das „reine Erleben" zerstört. Als Phänomen menschlicher Geschichtlichkeit erweist es sich nicht zuletzt dadurch, daß es als solches nur im Nachhinein bestimmbar ist. Schließlich kommt ja, wie schon Prinz Auersperg betont hat: „(...) nicht Erleben, sondern das Erlebte zum Bewußtsein" (1963, S. 24). Erleben läßt sich weder planen noch im Moment seiner Aktualität bedenken, sondern gibt sich erst dem folgenden Moment als „Erlebtes" zu erkennen.

Nun läßt sich im Hinblick auf die Frage nach der „erlebten Lebensgeschichte" präzisieren: Sie *war* und *ist* die Geschichte des primordialen Welthabens, der gegenseitigen Entsprechung und Durchdringung der in sich Erfüllung findenden selbstvergessenen Momente. Jede Reflexion darauf — auch in der Erinnerung — ist bereits Verfälschung, weil sie der Wesenselemente genuinen Erlebens entbehrt. Sie ist immer nur noch Interpretation und Einengung auf eine oder mehrere mögliche Bedeutungen, ist die nachträgliche Zuteilung eines Wertes oder eines Sinnes. Im Moment des Erlebens selbst geschieht Bedeutung, wird Sinn und Wert gestiftet, ohne daß sie sich dem Erlebenden im Augenblick des reinen Erlebens zu erkennen gäben. Bedeutung (Sinn und Wert) und Erleben bilden die einander gegenüberliegenden Pole eines Gestaltkreises, die im Verhältnis gegenseitiger Verborgenheit zueinander stehen (vgl. das Drehtürprinzip V. von Weizsäckers, 1940a, S. 50).

„Nur gelebte" Lebensgeschichte ist demgegenüber die unerfüllte Lebenszeit, in der es durch Bedeutungsblindheit, Sinnverweigerung oder Wertindifferenz zu keiner Entsprechung zwischen Subjekt und Geschehen gekommen war. Nicht Reflexion, wie bei von Gebsattel, unterscheidet „erlebtes" von „gelebtem" Leben, sondern die Bereitschaft, oder die Verweigerung, sich dem möglichen Gehalt von innerem und äußerem Geschehen zu stellen.

8 Lebensgeschichte und Geschichtlichkeit

Der Begriff der „inneren Lebensgeschichte" als „geistiger Lebensgeschichte der Person" (s. S. 56 ff.) umfaßt, wie sich gezeigt hatte, Vergangenheit, Gegenwart und Zukunft. Spezifisch für den Menschen ist ja, daß er nicht ausschließlich in der Gegenwart lebt. Er geht nicht auf im Jetzt, sondern vermag sich über das Jetzt hinaus in ein zukünftiges Dann und ein vergangenes Damals hineinzuversetzen. Gedanklich kann er die Zukunft vorwegnehmen, Vergangenheit nachvollziehen und sein gegenwärtiges Sein durchdringen. So bestimmt er sich als historische Person vergangen im lebensgeschichtlichen Erinnern, gegenwärtig in der Besinnung auf das Hier und Jetzt von Moment und Dauer und zukünftig in Entwurf und Erwartung.

Psychotherapie, die nichts vorwegnimmt, sondern den Anderen annimmt, so wie er im Dialog seine Geschichtlichkeit auffaltet, kann sich nicht nur als Gespräch über Vergangenes verstehen. Zeitliches Erkunden, Entdecken, Erschließen, Sich-Auseinandersetzen und Bewältigen in Binden und Lösen schließt die gegenwärtige Situation und den Zukunftsentwurf mit ein. Erst dort, wo der Mensch sich seiner Stellung in der Zeit und zur Zeit besinnt, wird er schließlich auch das geschichtliche Wesen.

Bevor die Weisen der Kommunikation mit den drei Modalitäten der Zeit: Vergangenheit, Gegenwart und Zukunft thematisiert werden, sei der im Laufe der bisherigen Untersuchung schon des öfteren aufgetauchte Begriff der Geschichtlichkeit geklärt. Danach soll herausgearbeitet werden, inwieweit die Lebensgeschichte Geschichtliches aber auch Außergeschichtliches umfaßt.

8.1 Die Geschichtlichkeit der Lebensgeschichte und ihr ungeschichtlicher Hintergrund

Die Antwort auf die Frage nach dem Wesen von Geschichtlichkeit im Weltgeschehen und in der Biographie ist letztlich ein gemeinsames Anliegen von Biographik und Geschichtswissenschaft. Zunächst einige grundsätzliche Überlegungen. Einer der wesentlichen Aspekte menschlicher Existenz ist die Fähigkeit, sich des zeitlichen Charakters des Daseins bewußt zu werden. Der menschliche Geist steht in Distanz zum fraglosen Sein der Kreatur. Er verräumlicht sich und konstituiert zugleich in seinem Bewußt-Sein Zeit als eigenständiges Moment, das für ihn geistig erfaßbare

Bewegend-Bewegte seiner Existenz. Das Eingefügtsein in die Ordnungen des Kreatürlichen zerbricht, und nach dem Verlust des selbstverständlichen Wissens vor jeder Reflexion türmt sich nun die Aufgabe des reflexiven Neuerwerbs einer einheitlichen, geschlossenen Wirklichkeit in bewußtem, gedanklich-sprachlich erfaßbarem Wissen. Erinnerung und Erwartung, die Identität von Seiendem, Gewordenem und Werdendem wird geflochten und somit tritt der Einzelne in den Stand des Geschichtlichen. Biographische Geschichtlichkeit ist der Daseinsentwurf des Menschen, bezogen auf das Ganze seiner Lebensgeschichte. Geschichte wird, weil selbstverständliches Sein und Werden abhanden gekommen ist, weil Identität nicht mehr ist, sondern erworben werden muß aus den Quellen der Tradition und im Hinblick auf die Zukunft. Geschichte ist eine Antwortmöglichkeit des Menschen auf die Frage nach der umgreifenden Einheit seiner zeitlichen, zwischen Kontinuität und Diskontinuität ausgespannten Existenz. Mit der Konstituierung von Geschichte keimt neues Verständnis seiner selbst, das mit dem Verlust von selbstverständlichem Dasein verlorengegangen war. Die Tatsache der Vergangenheit sagt mir in der Ratlosigkeit der aktuellen Situation: Du warst und bist geworden, deine Gegenwart war einmal Zukunft. Die Vergangenheit legt Zeugnis dafür ab, daß es auch fortan Zukunft geben wird, weil ich jetzt schon meine vergangene Zukunft bin. Ich bin ich selbst, weil ich war, sein und gewesen sein werde.

Kunz hat zu diesem Thema aus dem Problemkreis der „Frage nach der Natur des Menschen" (1975, S. 36—71) geklärt, daß von „den der Geschichtlichkeit (des Menschen; A.Z.) gemeinhin nachgesagten Zügen, (...) sich in der Konfrontation mit der Natur des Menschen nur das willentlich-absichtliche Handeln und Hervorbringen als ihr eignendes spezifisch-konstitutives Merkmal erwiesen" hat. Von Weizsäckers Satz: „Der Mensch ist in der Tat ein geschichtliches Wesen, aber er kann das sein, weil er aus der Natur hervorgeht, denn die Natur selbst ist geschichtlich", hält er entgegen, daß ein solcher Gedanke durchaus legitim sei, denn „(...) es gab schon vor der gegenwärtigen Diskussion um die Historizität eine Naturgeschichte". Er fährt fort: „Gleichwohl schlossen wir uns dem engeren, die Geschichtlichkeit auf den spezifischen Bewegungscharakter des menschlichen Tuns beschränkenden Wortgebrauch an, obzwar in der Absicht, gerade dessen Angewiesenbleiben auf den naturhaften Ablauf unseres Daseins ins Licht zu rücken" (Kunz 1975, S. 66,67).

Evident ist seine Nähe zu Binswanger und Straus, zur Trennung in „Lebensfunktion und innere Lebensgeschichte" (Binswanger 1928), „Natur und geschichtliche Existenz" (Straus 1963, S. 938).

Dieser Begriff von Geschichtlichkeit hat viel zu tun mit dem von der Eigentlichkeit der menschlichen Existenz, mit Freiheit und Entscheidung, überhaupt mit dem, was wir als spezifisch human ansehen (vgl. Bollnow 1969, S. 112 ff.). Schließlich will ja, wie Gadamer schreibt, „der Begriff der Geschichtlichkeit (...) etwas aussagen (...) über die Seinsweise des Menschen, der in der Geschichte steht und in seinem Sein selber von Grund auf durch den Begriff der Geschichtlichkeit verstanden werden kann" (Gadamer 1967, S. 151). Das Vegetative, rein Physiologische, aber auch das im

Sinne Goethes „Dumpfe", das Dahinleben, welches die menschliche Existenz und all ihre Bestimmungen wie z.B. Bewußtsein, Intersubjektivität oder Schuld nicht als Aufgabe, sondern als Gabe versteht, und darüber dessen spezifisch Humanes versäumt, rechnen wir dem „ungeschichtlichen" Dasein zu (Blankenburg 1983, S. 57 ff.). So findet sich jenseits der „Geschichtlichkeit" der Begriff des „Ungeschichtlichen".

Wie schon angedeutet wurde, ist die Frage nach dem Wesen der Geschichtlichkeit sowohl mit der Diskussion um die Historizität des Einzelnen als auch um die eines Volkes verwoben. Dort wird von Geschichte gesprochen, sobald ein Bewußtsein seiner selbst auftaucht, konkreter, sobald ein Volk beginnt, sich im Hinblick auf die Zukunft und das heißt auf die zukünftigen Anderen zu sehen (Gehlen 1956, S. 258). Was zuvor geschah, mag es auch an Zeugnissen einer gewissen kulturellen und zivilisatorischen Entwicklung nicht gebrechen, wird nicht der eigentlichen Geschichte des Volkes zugerechnet (Bayer 1960, S. 168 f.).

Wenn wir von Geschichtlichkeit sprechen wollen, so müssen wir uns also, sei es beim Volk, sei es beim Einzelnen, auf die Zeugnisse eines historischen Bewußtseins berufen können. Auf das Individuum übertragen heißt das: Wenn wir die Biographie eines Menschen in einem geschichtlichen Sinn erfassen wollen, so können wir erst dort anfangen, wo er sich selbst geschichtlich darstellt im Bewußtsein seiner selbst. Aber das Leben des Menschen umfaßt nun einmal auch jenen entscheidenden Abschnitt der Biographie - die frühe Kindheit - der jeder Möglichkeit zu bewußter Erinnerung entbehrt und in dem Geschichtlichkeit im oben genannten Sinn noch nicht erschlossen ist. Andererseits möchten wir diese Lebensepoche nicht als geschichtslosen Zeitraum bezeichnen, ist er doch im Gesamt der Lebensgeschichte die Periode der gewaltigsten Entwicklungen und Veränderungen (vgl. z.B. Nissen 1977, S. 6 ff.).

Jaspers, der den ersten Lebensjahren einen „wahrscheinlich unentrinnbaren Einfluß" auf das Schicksal des Menschen zuspricht (1973, S. 587), gesteht den Psychoanalytikern - wenn auch mit größter Skepsis gegenüber ihren Ergebnissen — zu, sie hätten „die Vorgeschichte des Menschen, d.h. sein Leben vor der bewußten Erinnerung" untersucht. Bei Ricoeur heißt es ähnlich: „Der Mensch ist ein ‚geschichtliches Wesen', hat man in verschiedenster Art und Weise gesagt; Freud macht vor allem sichtbar, daß er zuerst und lange Zeit auf irgendeine Weise immer ein vorgeschichtliches Wesen ist, weil er von seiner Kindheit schicksalhaft bestimmt wird" (1974, S. 77).

8.2 Die „Prähistorie der Lebensgeschichte"

Mit der Einführung der „Erlebensgeschichte" hatte sich Freud von der reinen Traumentheorie ab- und einer vorwiegend intrapsychisch, in „urbewußten", dann „unbewußten" Phantasien konkretisierten Konfliktgenese zugewandt. Damit hatte sich die Tiefenpsychologie einen neuen Bereich der Biographik erschlossen, der an zwei Stellen die Grenzen historiographischer Lebenslauferfassung überwindet: Sie geht über die reine Faktenbiographik hinaus, wie sie z.B. von der Life-event-Forschung (s.o. S. 15) betrieben wird, und liegt auch jenseits des Jaspersschen Verständnisses von der Biographik der geschichtlichen Person (vgl. Jaspers 1983, S. 566 ff.).

Das Thema des psychoanalytischen Interesses ist die Erlebensgeschichte der „prähistorischen Epoche" des Einzellebens — ein Ausdruck, den Freud immer wieder gebrauchte. An Fließ schreibt er z.B.: „Was in der prähistorischen Lebenszeit — 1.—3. Lebensjahr — (...)gehört wird", ergebe die Phantasien, „was in ihr gesehen wird", den Traum, „was in ihr sexuell erlebt wird, die Psychoneurosen" (Freud 1986, S. 330). An anderer Stelle meint er, der hysterische Anfall sei in der Wurzel auf den Anderen, auf jenen prähistorischen Anderen berechnet, „den kein späterer mehr erreicht" (S. 223, 224).

Die Vorsilben „Ur-" und „Früh-", welche die Vorgeschichte in Ur- und Frühgeschichte gliedern, finden sich im psychoanalytischen Vokabular mindestens ebenso häufig, wie der Ausdruck „archaisch", der ebenfalls dem Bereich der Prähistorie entlehnt ist.

Entscheidend ist nun, daß von Vorgeschichte nur dann gesprochen werden kann, wenn etwas folgt, worauf sie sich hinentwickelt. Wäre die Menschheit auf der Stufe der Entwicklung verblieben, die wir Heutigen prähistorisch nennen, so würde es keine Prähistorie in diesem Sinn geben - das ist eine banale Einsicht. Würde das Kleinkind z.B. aufgrund einer Krankheit oder eines Entwicklungsdefekts für immer eine Art Kleinkind bleiben, so würde seine Existenz auf einem „ungeschichtlichen" Niveau verharren. Nur weil es Zukunft hat, oder richtiger, weil es unsere Vergangenheit lebt, existiert das Kleinkind in einem epochalen Abschnitt, den wir als individuelle „Prähistorie" dem geschichtlichen Erwachsenendasein gegenüberstellen.

Was es in dieser Zeit wirklich erlebt, was es empfindet, steht dahin. Wir wissen es nicht und werden es nie erfahren (vgl. Wyss 1980, S. 198). Wir können aber sicher sein, daß das vorprädikative Wahrnehmen des Kindes vom Erwachsenen ebensowenig nachvollzogen werden kann, wie das des Urmenschen. Gehlen (1956) schreibt hierüber: „(...) eben dieselben modernen Fähigkeiten und Künste des Anempfindens, Sich-vorstellen-Könnens, der subjektiven Fühlsamkeit und normentbundenen Beweglichkeit geistiger Interessen, welche den Zugang zu allen denkbaren Früh- und Fernkulturen eröffnen, decken zugleich alles Eigentliche, Substanzielle und Ursprüngliche ab. Der moderne Kulturinteressent findet, in den Schacht der Vergangenheit hinabsteigend, schließlich nur seinen eigenen Schatten" (S. 9, 10).

Auch die Annahme, die frühe Kindheit könne dauerhafte Beziehungsmuster prägen, kann nur als Hypothese, die letztlich nicht bewiesen ist, bezeichnet werden. Gerade jüngste empirische Untersuchungen zu dieser Frage lassen vermuten, daß dies nicht der Fall ist. Plastizität und Bewältigungsmöglichkeiten, welche die Schäden einer Traumatisierung in den ersten Monaten und Jahren des Lebens wieder ausgleichen können, scheinen dem Kind wesentlich länger zur Verfügung zu stehen, als bisher angenommen wurde (Ernst u. von Luckner 1985).

86

Die Bedeutung dieses Lebensabschnitts wird dadurch für den, der darüber hinaus ist — für den Erwachsenen —, nicht geringer und der Versuch einer irgendwie gearteten Reflexion darauf nicht unbedingt nutzlos; denn der Sinn- und Bedeutungszusammenhang des Lebens umfaßt Vergangenheit, Gegenwart und Zukunft gleichermaßen. Ist die Vergangenheit *ein* Faktor innerhalb des Ganzen, so wird ihre Bewertung auch eine Funktion des Gegenwärtigen und Zukünftigen sein. Identität als Kontinuität in der Dauer des Lebens kann wohl auch durch die Rückbeziehung auf die mögliche „Vorgeschichte des Lebenswegs" gestiftet werden. Wir finden also neben dem „Ungeschichtlichen" auch das „Vorgeschichtliche", das sich von jenem dadurch unterscheidet, daß es mit dem eigentlichen geschichtlichen Anteil des Lebens in einer bedeutungsvollen Beziehung steht — d.h. einen sinnhaften Zusammenhang bildet.

8.3 Das praeterhistorische Element der Lebensgeschichte

Nach Ansicht der meisten tiefenpsychologischen Schulen (vgl. Wyss 1972) wird in der archaischen, prähistorischen oder vorgeschichtlichen Epoche des Einzellebens ein Bereich des Seelischen konstituiert, der ebenfalls eigentlichem geschichtlichen Werden entzogen bleibt: das „Unbewußte" — eine Instanz innerhalb der Gesamtpsyche. Ihre Existenz wurde aus den direkten Hinweisen auf unbewußtes seelisches Geschehen hypostasiert. Im „Unbewußten" treffen also zwei Hypothesen aufeinander, die sowohl beide für sich (Existenz prägender frühkindlicher Erlebnisse bzw. Existenz eines konkreten „Unbewußten" als Teil des Gesamts der Psyche) als auch in ihrer Verknüpfung miteinander (das „Unbewußte" wird während der frühen Kindheit strukturiert und mit Inhalten angefüllt) immer nur als Annahmen aus Indizien erschlossen, nicht aber bewiesen werden können. Auch eine phänomenologische Ableitung ist nicht möglich, weil es sich beim Unbewußten nicht um ein eigentliches Phänomen handelt, sondern um eine hypothetische Struktur der Psyche. Freud hat die unbewußten Vorgänge für zeitlos erklärt. Das innere Geschehen ereignet sich auch nicht linear, sondern in sich wiederholenden Zyklen (z.B. Freud 1914b, S. 210 ff.). Dieser Bereich ist denn auch weder der bewußten Reflexion zugänglich, noch ist er willentlich beeinflußbar. D.h. die geschichtlichen Kategorien von Freiheit und Entscheidung sind in ihm außer Kraft gesetzt.

Die partielle „Ungeschichtlichkeit" des Menschen während seiner individuellen „Prähistorie" endet nach Ansicht jeglicher Tiefenpsychologie nicht mit dem Eintritt in reflexive Geschichtlichkeit. Sie bleibt vielmehr wie ein Bann lebenslang über das Schicksal des Einzelnen verhängt. Wegen seiner Stellung zur Geschichtlichkeit des Daseins soll der Bereich jenseits biographisch-historischer Kategorien, der aber nichtsdestoweniger mit dem Erleben der bewußten Person interferiert, „praeterhistorisch" genannt sein. Damit ist nur gesagt, daß die Zeitlichkeit des unbewußten Verhaltens und Erlebens nicht den rationalen Gesetzen und Kategorien der Historiographie als einer der Grundlagenwissenschaften der Biographik folgt.

Mit „Praeterhistorie" ist gemeint, was Ricoeur unter den Ausdruck „auf irgendeine Weise immer ein vorgeschichtliches Wesen" gefaßt hatte. Ihrer Eigentümlichkeit im Verhältnis zur Struktur der Zeit wegen müßte sie eigentlich „antihistorisch" oder „widergeschichtlich" genannt werden, denn in ihr ist die konkrete Auffassung der Zeit des Außengeschehens zerstört — nach Eliade übrigens auch eine wesentliche Eigenschaft der Zeitlichkeit im Mythos (zit. nach Gehlen 1956, S. 116).

8.4 Die Gestimmtheit und ihr möglicher Zusammenhang mit der Vorgeschichte der Biographie

An dieser Stelle soll wieder eine kurze Behandlungsskizze eingefügt sein:

Die 22jährige Patientin S. J., die wegen schwerster Borderline-Störungen vom behandelnden Neuropsychiater zur Psychotherapie überwiesen worden war, träumte nach einigen Monaten intensiver ambulanter Behandlung, sie stehe einer Gruppe von Menschen gegenüber, die sich an den Händen gefaßt hielten und so einen Kreis schlossen. Beim genaueren Hinsehen erkennt sie die Mutter und an ihrer Seite — Hand in Hand — den 1 1/2 Jahre jüngeren Bruder. Sie eilt auf die beiden zu, trennt mit Entschiedenheit beider Hände und versucht, sich dazwischen zu drängen. Erschrocken nahm sie beim Aufwachen zur Kenntnis, daß sie womöglich eifersüchtig sein könnte, ein Gefühl, dessen sie sich immer frei gewähnt hatte. Den Bruder, so meint sie, liebe sie über alles und mißgönne ihm nichts. Daß er schon immer der offenkundige Liebling der Mutter gewesen war, schien sie nicht zu stören. Vielmehr überhöhte sie ihn, obwohl er im Leben völlig gescheitert war, noch heftiger als die Mutter. In der Kindheit hatte es ganz anders ausgesehen. Sie, die den Eltern gegenüber so ruhig und gefügig war, die nie zur Sorge Anlaß gab, hatte ihn, den Schwächeren, Kleineren und Duldsameren regelrecht unterdrückt. Alles hatte sie ihm „abgeluchst" und ihn behandelt, wie es ihr gerade paßte.

Kurze Zeit nach diesem Traum und den Erinnerungen an die Kindheit kam es wieder zu für ihr Verständnis völlig widersinnigen Situationen zwischen Mutter und Bruder. Sie erlebte, wie schon so oft, ein quälendes Hin und Her von heftigster Ablehnung und Zeugnissen gegenseitiger Abhängigkeit und Sorge.

Einige Zeit später träumte sie folgendes: Sie kam zu einem Verkehrsunfall hinzu. In der Mitte der Kreuzung lag ein schwerverletzter junger Mann in seinem Blut. Beim Gespräch über den Traum meinte sie, es könnte etwas mit ihrem Bruder zu tun haben. Frühere Träume, in denen ebenfalls diese Interpretation möglich gewesen wäre, hatten zu keinerlei Vermutungen dieser Art Anlaß gegeben.

Aufgrund der Fülle biographischen und Traummaterials deutete ich, daß ich glaube, sie lebe schon seit frühester Kindheit in einer Stimmung zwiespältiger Gefühle, v.a. jedoch heftigster Ablehnung gegenüber dem Bruder. Schließlich habe er ihr die alleinige Sorge der Mutter geraubt und einen unerklärlichen Zauber auf diese ausgeübt. Ich erzählte ihr von Melanie Kleins Thesen über die Einstellung und die „Phantasien" dieser ersten Lebensjahre und erwähnte im Zusammenhang mit entsprechenden Träumen ursprüngliche mythische Darstellungen, deren Drastik ihrer Phantasieproduktion glich. Dieser Weg schien durch die bestehende stabile Beziehung gangbar.

Der Schrecken über sich selbst, über das grauenerregende phantastische Geschehen in Träumen und „Bildern" löste sich etwas, d.h. sie wurde lockerer und unbefangener. Haßgefühle und zugleich eine erotische Zuneigung gegenüber dem Bruder konnten thematisiert werden, nachdem sie — möglicherweise auf die beschriebene Art — „entmischt" waren. Die Dramatik der inneren Beziehung zu ihm flachte ab, und das Krankheitsbild begann, sich deutlich zu wandeln (Rückgang der Pseudohalluzinationen, s. Jaspers 1973, S. 58 ff.), Auftreten von funktionellen Atem- und Verdauungsbeschwerden).

Damit sei die Behandlungsskizze abgeschlossen und die Frage aufgeworfen, wie das, was sich in ihr ereignet hat, verstanden werden könnte. War aus Es Ich geworden? Hatte das Gespräch den Schleier vor einem bisher verborgenen Bereich der biographischen Vorgeschichte gelüftet? Einem Bereich der Wahrheit, von der Gadamer sagt, sie sei „erinnerte Wirklichkeit?" (Gadamer 1967, S. 157). Hatten sich in ihrer „inneren Welt" (Klein 1932) während der frühesten Kindheit unbewußte Phantasien von archaischer Grausamkeit zugetragen? War also eine konkrete Phantasiewirklichkeit erschlossen worden?

Um auf diese Fragen eine hypothetische Antwort geben zu können, sei auf die existential-philosophische Anthropologie zurückgegriffen. Ihr zufolge verfügt der Mensch über die Kategorie des Möglichen und ist befähigt, Bedeutungen zu wählen (s. auch unten S. 151). An dieser Stelle sei nur kurz an Tellenbachs Ausführungen erinnert, der betont, daß „Bedeutung (...) zur zentralen Kategorie für menschliches Dasein" wird, „nicht anders als in der Historie den Bedeutungen von Geschehnissen das geschichtlich Entscheidende innewohnt" (zit. nach Schelling 1985, S. 47, s.u. S. 103 ff.).

Die Lebensgeschichte ist zum einen die Geschichte der faktischen Ereignisse und deren materialisierter Zeugen, ist aber als erinnerte Biographie eine Geschichte von je im Nachhinein mit Bedeutungen Versehenem. Dies trifft gerade für den Bereich der Vorgeschichte zu, welcher nur aus den indirekten Zeugnissen der Situation des affektiv getönten Gesprächs nachgebildet, ja vielleicht treffender gesagt, nachgedichtet werden kann. Schelling drückt dies z.B. so aus: „Jede rekonstruktive Darstellung des Lebenslaufs — ob dem Bereich der Alltagswelt, der Wissenschaft oder der Literatur entstammend — kann als ‚Erzählung' begriffen werden, die in ihrer Darstellung die ‚biographische Wirklichkeit' neu entwirft" (Schelling 1985, S. 51). Die Vergangenheit gerinnt also nicht zu einer Geschichte der Faktizitäten, sondern ereignet sich in der Atmosphäre des Möglichen der Vergangenheit immer wieder neu. Möglichkeiten individueller Prähistorie scheinen sich durch die Reaktionen des Patienten auf das Gesprochene herauszukondensieren. Möglichkeiten, die den zeitüberdauernden Strukturen der seinem Bewußtsein oftmals verborgenen Einstellungen, Charakterzüge, Haltungen etc. zugrunde liegen.

Eine sich den geschichtlichen Kategorien von Freiheit und Entscheidung widersetzende Tendenz des Menschen ist unverkennbar. Sie wurde oben als „antihistorisch" oder „praeterhistorisch" bezeichnet. Phänomenologisch ist nur diese, der Geschichtlichkeit entgegengesetzte Tendenz festzuhalten, deren Herkunft und „Lokalisation" lediglich hypothetisch angenommen werden können.

Es ist nicht auszuschließen, daß eine Deutung, welche die Vorgeschichte des Patienten anvisiert, auf diesen wirkt, obwohl sie weder faktische noch phantasierte Vergangenheit „trifft". Aber es ist trotzdem schwerlich anzunehmen, daß ein Gespräch über jegliches Mögliche der Vergangenheit Resonanz wecken kann. Angenommen, nur die auf wirkliche individuelle „Prähistorie" treffende Interpretation rufe die affektive Erinnerung hervor, welche ein unverzichtbares Element jeder Psychotherapie zu sein scheint, wie könnte man sich eine solche Wirkung verständlich machen? Eine hypothetische Lösung dieses Problems sei im folgenden versucht.

Dem unbegrenzt weiten Möglichen des vergangenen Erlebens stehen einstmals wirklich erlebte Empfindungen und Gefühle gegenüber. Sie füllten damals die Innenwelt aus. Sie ließen sie in einem bestimmten Licht erscheinen und wirkten auf sie und die sich bildenden Verhaltensweisen gestaltend ein. „Mögliches der Vergangenheit" kann nicht heißen, alles habe zu jener Zeit gewesen sein können, sondern es bedeutet, daß gewisse Möglichkeiten zu späterer Interpretation im damaligen Erleben und Verhalten mitangelegt waren.

Unser aller bildhaftes Erleben, sei es im Traum, in der Meditation oder auch in der experimentellen Psychose eines Drogenrausches (vgl. Wyss 1970, S. 19 ff.) zeigt, daß sich das Innen nicht in eindimensionalen Vorgängen erschöpft. Eine Handlung, ein Wort, eine Phantasie stammen aus der Gesamtverfassung momentaner Gestimmtheit (vgl. Condrau 1985, S. 39) — der Synchronizität des ganzen „Innenweltgeschehens" in einem „gewissen Licht". Dies ungeheuer vielfältige, synchron sich entfaltende innere Leben schlägt sich in Stimmungen nieder. Es kann sich im diachronen Vollzug von Handeln und Denken teilweise ausdrücken. Der größte Teil der augenblickshaft erlebten Gestimmtheit des Innenweltgeschehens muß aber schon aus der Dialektik von Synchronizität und Diachronizität heraus der Verborgenheit anheimfallen. Die Wahrheit eines an Bedeutungen derart reichen Moments kann vermutlich nicht mit einem Wort oder in einem Bild allein angerufen werden. Er steht jedoch andererseits kaum jedem beliebigen Sinn offen. Auch muß es wohl nicht immer eine Deutung sein, von der sich die noch im Bann eines Vergangenen beharrende Wirklichkeit des Anderen treffen läßt. Das Ansprechen eines bestimmten Themas, das Aussprechen eines bedeutsamen Wortes vermag die Verflechtungen vielleicht ebenso zu lösen.

Der tiefenpsychologische Dialog sollte eine von den Möglichkeiten, die durch die einstmals erlebte Gestimmtheit aus dem unbegrenzten Möglichen dieses Lebens ausgegliedert worden waren, in ihrem spezifischen Licht erscheinen lassen. Die tiefenpsychologische Biographik wurzelt dann nicht in dem spezifischen Modell einer allgemeinen oder individuellen menschlichen Prähistorie, sondern in der Anerkennung und im Nachvollzug der antilogischen Zeitstruktur menschlichen Lebens und Erlebens (vgl. S. 132 f.).

Sie beruht dann auf der Vermittlung von synchroner inhaltlicher Vielfalt der Gestimmtheit und diachron sich entwickelnder Vielfalt der Reflexion, die einen Teil des sich selbst Verborgenen, des Vergangenen in anderer Gestalt, aber im spezifischen Licht jenes gefühlsgetränkten Moments wiedererscheinen lassen kann. Deutungen, welche diese Epoche des Lebens anvisieren, würden demnach nicht eine Wirklichkeit rekonstruieren, und ihre „Funde" könnten nicht als geschichtliche Tatsachen gelten. Sie würden statt Geschichte Geschichten (oft mythischen Charakters) erzählen.

So läßt sich z.B. für die Psychoanalyse aufweisen, daß die Theorien von Genese und Struktur des Unbewußten viele Gemeinsamkeiten mit den klassischen Ursprungs- und Unterweltsmythen teilen (s. Zacher 1986; vgl.

auch Künzler 1986; Langegger 1983; Pohlen 1984; vgl. S. 121).

Die Gleichheit der Raum- und Zeitvorstellungen im Mythos und in der Theorie des Unbewußten, sowie die Behandlung der gleichen Thematik: von Fortdauer und Fortwirken eines in „vorgeschichtlicher Zeit" stattgehabten Geschehens zu erzählen, soll nur der Vollständigkeit halber Erwähnung finden.

Einige von den Gedanken des vorausgehenden Textes seien nochmals kurz zusammengefaßt: Zuerst wurde auf das „Ungeschichtliche" oder „Ahistorische", schließlich auf das „Widergeschichtliche" oder „Antihistorische" von „Prä-" und „Praeterhistorie" des Menschen hingewiesen. Es wurde gezeigt, daß sich die Inhalte der verborgenen Geschichte des individuellen Lebenslaufs zwar nicht als faktische Geschichte, vielleicht aber in Form von mythischen Geschichten ansprechen und zur Resonanz bringen lassen. Mit aller Nachdrücklichkeit sei nochmals festgestellt, daß es sich bei diesen Aussagen um reine Hypothesen, also nur um Möglichkeiten handelt.

Zu ihrer Untermauerung kann vielleicht eine therapeutische Erfahrung Freuds herangezogen werden. Er hatte erfahren müssen, daß der logische Aufweis und die rationale Nacherzählung traumatisierenden biographischen Materials keine Wirkung auf den Patienten zeitigte. Er schreibt: „Was müssen wir also tun, um das Unbewußte bei unserem Patienten durch Bewußtes zu ersetzen? Wir haben einmal gemeint, das ginge ganz einfach, wir brauchten nur dies Unbewußte zu erraten und es ihm vorzusagen. Aber wir wissen schon, das war ein kurzsichtiger Irrtum. Unser Wissen um das Unbewußte ist nicht gleichwertig mit seinem Wissen; wenn wir ihm unser Wissen mitteilen, so hat er es nicht *an Stelle* seines Unbewußten, sondern *neben* demselben, und es ist sehr wenig geändert" (Freud 1915—1917, S. 420).

9 Die Kategorien des „lebensgeschichtlichen Erinnerns" (der Erhellung der Vergangenheit)

Erstes Ergebnis der „Grundlegenden Betrachtungen" (s. S. 50 f.) war gewesen, daß die Chronologie des lebensgeschichtlichen Erinnerns sich nicht mit der Chronologie der „erinnerten Lebensgeschichte" deckt. Berühmtes Beispiel hierfür: die im Briefwechsel mit Fließ niedergelegte Selbstanalyse von Freud, die keinerlei chronologische Ordnung erkennen läßt (Freud 1986). Ausgehend von dem oben Erarbeiteten muß es sich bei den Kategorien des „lebensgeschichtlichen Erinnerns" um die Gefügestrukturen und -ordnungen der „inneren Lebensgeschichte" als der Repräsentanz von Vergangenheit, Gegenwart und Zukunft der Person in ihrer Verflochtenheit mit dem Anderen handeln.

Die zwei Anteile des Begriffs „lebensgeschichtliches Erinnern" umfassen in diesem Zusammenhang erstens das „Lebensgeschichtliche": das zeitliche Element der individuellen Historie, zum zweiten den Vorgang des Erinnerns bzw. die Gegebenheit der Erinnerung.

Schon im Ausdruck „Erinnern" ist eine räumliche Komponente enthalten, die bereits von Augustinus in ihrer ganzen Unfaßlichkeit gesehen wurde: „Aber das ist's nicht allein, was mein Gedächtnis in seinem unermessenen Raume hegt. Da sind auch all die gelernten, noch unversunkenen Dinge des Wissens und der Bildung, gleichsam tiefer weg verstaut an noch inwärtigerem Ort — und doch nicht Ort" (Augustines 1955, S. 179).

Der Ausdruck „lebensgeschichtliches Erinnern" verweist auf das Innen der Person. Dies ist die eben betonte, mit Metaphern der Räumlichkeit charakterisierte Spezifität des Psychischen, die Wyss als „aperspektivisches Innen" bezeichnet (Wyss 1973, S. 169 ff.). Es zeigt sich, daß im Begriff der „inneren Lebensgeschichte" der zeitlich-historische Zugang zur Erfassung des Psychischen gewählt ist, mit dem des „aperspektivischen Innen" der räumliche Zugang (wenn auch in der Paradoxie der Aperspektive). Die Kategorien des „lebensgeschichtlichen Erinnerns" umschließen damit die konstituierenden Elemente beider Zugangsweisen: Beziehung und Bedeutung, Sinn und Wert tendieren zur „inneren Lebensgeschichte", das Mögliche und die Möglichkeiten, „Tiefe" und das paradoxe Verhältnis zur Perspektivität kennzeichnen das „aperspektivische Innen". Jedoch sind beide Auffassungsweisen des Psychischen so ineinander verwoben, daß dieser Trennung immer ein etwas gewaltsamer Zug anhaftet. „Innere Lebensgeschichte" und „aperspektivisches Innen" sind Blickwinkel, unter denen sich die genannten Elemente jeweils deutlicher oder weniger gut zeigen. Keines kann in seiner Gänze unter einem einzigen dieser Aspekte gesehen werden.

Die Vergangenheit liegt immer bereit, unberührt und vollständig da,
es ist nur ein Wort nötig, eine Übereinstimmung,
eine kleine Konstellation von Dingen,
was auch immer, eine „Zufälligkeit"
(Van den Bergh 1960, S. 36).

9.1 Zur deskriptiven Phänomenologie des Erinnerns im psychotherapeutischen Prozeß

Sicherlich gibt es letzten Endes keinen qualitativen Unterschied zwischen dem gewöhnlichen Erinnern und dem in einer analytischen Psychotherapie, so daß die Spezifikation „im psychotherapeutischen Prozeß" auch entfallen könnte. Aber Psychoanalyse ist im Wesentlichen „Erinnerungsweckung" (Szilasi nach Kuhn 1960, S. 138, 139) und somit eine „Technik" zur Heranführung an und Intensivierung von Erinnern. Formen des Erinnerns, welche im üblichen Lebensgeschehen kaum eine Rolle spielen, werden in einer biographisch ausgerichteten Psychotherapie systematisch „provoziert" und für den Prozeß der „Vermittlung von innerer und äußerer Lebensgeschichte" (Kuhn 1948, S. 66) genützt (vgl. auch Thomae u. Kächele 1986, S. 272—277).

Anders als in der von Wieck (1955) vorgelegten Studie „Zur Psychologie und Psychopathologie der Erinnerungen" wird nicht nach den Struktureigentümlichkeiten der Erinnerungen gefahndet, sondern ausgehend von den phänomenologisch unterschiedlichen Arten des Erinnerns kurz auf deren Wesen rekurriert. Seiner Trennung von echten Erinnerungen und „Rückschau-Erlebnissen" (Wieck 1955, S. 3, 37 ff.) wird nicht gefolgt; diese werden vielmehr jenen als „präsente Erinnerungen" subsummiert.

9.1.1 Erscheinungsformen des Erinnerns im psychotherapeutischen Prozeß

Der Behandlungsverlauf des Patienten H. F. läßt zwei Erscheinungsweisen des Erinnerns hervortreten, eine dritte sei zur Ergänzung angeführt.

9.1.1.1 Die gedankliche Vergegenwärtigung

Die meisten von den Erinnerungen während des Behandlungsverlaufs sind gedanklicher Art; so wenn er in der 84. Stunde seine Unfähigkeit zu genießen in die Kindheit zurückverfolgt oder ihm in der 146. Stunde „aufstößt", daß er in der Schule immer hintendran war und ihn kein Mädchen leiden mochte, während die Kameraden alle schon Freundinnen hatten.

9.1.1.2 Die bildhafte Vergegenwärtigung

Wesentlich seltener stehen ihm Bilder oder bildhafte Szenen vor Augen, wie
z.B. in der 120. Stunde, während der er sich wieder in der beschämenden
Situation sieht, die ihm die Mutter als 5jährigem bereitet hatte.

In den folgenden beiden Fällen spielt unwillkürliches bildhaftes Erinnern eine wesentlich bedeutsamere Rolle:

Patient C. F.: Der von schweren psychovegetativen Störungen (Schwitzen, Zittern,
Magendrücken etc.), Konzentrationsschwäche und Schlaflosigkeit geplagte 33jährige
Patient kommt mit einer „festen" Lebensgeschichte zum Erstgespräch. Er will nur eine
Entspannungsmethode erlernen, denn Konflikte gebe es bei ihm nicht zu finden. Die Ehe
sei gut. Zu den Eltern, dem verstorbenen Vater und der im Haus mitlebenden Mutter,
bestehe die innere Distanz des Erwachsenen. Seine berufliche Entwicklung könne er sich
nicht befriedigender vorstellen.

Im Laufe einer Gruppenbehandlung mit autogenem Training und in anschließenden
Einzelgesprächen drängt sich ihm vor allem die Vergangenheit mit längst vergessen
geglaubten Bildern und Szenen ins Gedächtnis. Demütigende Erlebnisse durch den Vater
werden bildhaft wieder wach. Der Entschluß zur Ehe entpuppt sich als Unfähigkeit, „nein"
zu sagen. Im Autogenen Training rekonstruiert er bildhaft seine Biographie, die eine neue
Interpretation der gegenwärtigen Situation erzwingt. Scheidung, das Entdecken anderer
beruflicher Perspektiven und die Neugestaltung der Beziehung zur Mutter sind die Folge.

Patient H. L. (s. S. 74) hatte sich in die Gruppe als jemand eingeführt, der nur über die
schönsten Erinnerungen an die Kindheit verfüge. Die enge Verbindung mit der Mutter
habe ihn sich nie allein, einsam oder isoliert fühlen lassen. Bald nach Beginn der
analytischen Gruppenbehandlung steigen in ihm Bilder des Inhalts auf, daß er im
elterlichen Wohnzimmer auf der Couch liegt und herzzerbrechend weint. Eine andere,
bisher verschüttete Seite seiner Kindheit und der Beziehung zur Mutter begann, sich zu
offenbaren.

9.1.1.3 Das gefühlsmäßige Erinnern (Déjà-vécu-Erleben)

Eine weitere Form des Erinnerns, das Déjà-vécu-Erleben, ein gefühlsmäßi-
ges Erinnern an die eben jetzt erlebte Situation (s. z.B. Peters 1974, S. 100),
geradeso als ob sie schon einmal erlebt worden wäre, spielte weder in der
Behandlung des Patienten H.F. noch in anderen mir bekannten Behandlungen eine bedeutende Rolle. Es ist nur der Vollständigkeit halber aufgeführt,
um den drei Erscheinungsformen des Erinnerns: als bewußter Gedanke,
bewußtes Bild und bewußtes Erleben gerecht zu werden.

9.1.2 Das Zustandekommen von Erinnerungen im psychotherapeutischen Prozeß

Patient H. F. erging sich im diagnostischen Gespräch vor Behandlungsauf-
nahme breit über seine Lebensgeschichte. Es bedurfte sicherlich so mancher
Frage an ihn, um die eine oder andere biographische Einzelheit zutage zu
fördern. Schließlich lag die thematisch gegliederte Lebensgeschichte als
Untersuchungsbefund vor, so wie sie damals von ihm vergegenwärtigt
werden konnte.

Das erste Gespräch erbrachte, wie in den meisten Fällen, nicht mehr als das, was an *präsenten Erinnerungen* über die Biographie vorhanden ist (die „präsente Erinnerung" entspricht in etwa dem Wieckschen Begriff der „Rückschau-Erlebnisse", Wieck 1955, S. 37 ff.).

Über diesen gewußten Bestand an Erinnerungen hinaus bereits vergessene oder „verdrängte" zu wecken, ist ein Bestreben des psychotherapeutischen Gesprächs. Welche Arten des Zustandekommens von „neuen" Erinnerungen lassen sich dem dialogischen Behandlungsverlauf entnehmen? Die *Frage,* welche ein Erinnern vertiefen oder in neue Bahnen lenken kann, wurde schon erwähnt. Eine zweite Form der „Weckung" von Erinnerungen durchzieht die ganze Behandlung, sei es, daß sie bewußt vom Therapeuten eingesetzt (z.B. Std. 33) oder durch den Patienten von sich aus praktiziert wird (z.B. Std. 11, 12, 20 und viele andere). All diesen Situationen ist eigentümlich, daß sich die Erinnerung im Rahmen eines gefühlsmäßigen oder gedanklichen Zusammenhangs ergibt; z.B. in Std. 20: „Ich darf mich nicht blamieren" und der plötzliche Einfall: „Als ich 15 war, lachte mich ein Mädchen wegen meines Gesichts aus." Dieser *thematischen* oder *gefühlsmäßigen assoziativen Erinnerung* steht die *Wortassoziation* zur Seite, wie sie sich im folgenden Beispiel zeigt:

Patient W. H. träumte vom gemeinsamen Pilzesuchen mit einem asiatisch aussehenden jungen Mädchen. Man fand einen Parasol. Dieser Pilzname wurde zum Assoziationskern einer Erinnerung, indem über die Verschiebung auf das ähnlich klingende Wort Paralyse die Sprache auf Geschlechtskrankheiten kam. Er hatte sich bei einer seiner sexuellen Eskapaden mit Gonnorrhoe infiziert und seine Frau angesteckt. Jetzt, zehn Jahre nach der Infektion und mehrfachen Behandlungen, laborieren beide noch immer mit erheblichen Beschwerden als Folge davon herum. Um diese Erinnerung rankten sich viele weitere, die mit seinen fast zwanghaften „Seitensprüngen" und Besuchen bei Prostituierten zu tun hatten. Diese Erlebnisse konnte er seiner Frau nie verheimlichen, sondern berichtete sie jedesmal voller Zerknirschung am Morgen danach.

Das Beispiel hat noch eine weitere Form des Anstoßes von Erinnerung aufgezeigt: den *Traum.* Im Behandlungsbericht besinnt sich der Patient H. F. (Std. 67) anhand eines geträumten Bombenabwurfs in Frankfurt auf seine Erlebnisse im Prostituiertenviertel dieser Stadt. In der 138. Stunde folgen auf einen Traum, der ihn an früherer Arbeitsstätte zeigte, viele Erinnerungen an die Zeit damals: den Beginn seiner Magenschmerzen, seine Anstrengungen, um Aufmerksamkeit zu erringen, die Freundin des damaligen Chefs und ihr aufreizendes Verhalten, schließlich das Erlebnis in der Toilette, als er allein von dem Mädchen zurückgestoßen wurde und er erstmals Gewalt gegenüber einer Frau anwandte. Das Gespräch über den Traum fungierte in den Beispielen als Anstoß von Erinnerungen (s. auch Std. 99, 105, 108, 149).

In der 131. Stunde erzählt der Patient, sein alter Chef habe kurz bei ihm vorbeigeschaut, und er sieht in ihm während der Behandlung plötzlich eine Art von Ersatzvater. Erinnerungen an die Kindheit lassen ihn voll Bedauern bemerken, daß er nie einen „richtigen" Vater gehabt habe. Die Erinnerung knüpft in diesem Fall an *aktuelles Lebensgeschehen* an, das sich am Tage des Gesprächs ereignet hatte. Genausogut hätte Wiedervergegenwärtigen durch die Situation im Einzel- oder Gruppengespräch angestoßen werden können.

Eine besondere Form der Induktion von Erinnerungen ist die von Freud entwickelte *Widerstandsanalyse*. Nicht die Konzentration auf den möglicherweise vergessenen oder „verdrängten" Inhalt soll Erinnerung zustandebringen, sondern die Beseitigung der Erinnerungshemmung, die von ihm Widerstand genannt worden war (Freud 1914b, S. 207 ff.).

All die aufgezählten Erinnerungsformen lassen sich als *induziertes* und *gewolltes Erinnern* zusammenfassen. Gemeinsam gesuchtes und gefundenes Vergangenes wurde ins Bewußtsein gehoben. Es entbehrte (wie der Behandlungsbericht aufweist) nicht immer der Peinlichkeit. Manchmal war es mit Schrecken und Scham verbunden, wurde aber nie als überwältigend und ungewollt erlebt.

Anders *das sich selbst in Erinnerung rufende Vergangene,* das manchmal wie aufgezwungen erlebt wird: Bei der Behandlung des Patienten H. F. hatte es kaum eine Rolle gespielt; zwei Beispiele mögen diese Form, die als *imperatives Erinnern* bezeichnet sein soll, illustrieren.

Die Patientin H. M. (48 Jahre alt), elegant gekleidet, von routinierten Umgangsformen, Selbstsicherheit und zupackende Wesensart ausstrahlend, wird vom Nervenarzt überwiesen. Nach zwei schweren Suizidversuchen und einem Anschlußaufenthalt in einer psychotherapeutischen Klinik ist sie nach wie vor depressiv und kann einen dritten Selbstmordversuch nicht mit Sicherheit ausschließen. Seit langem leidet sie unter schweren Schlafstörungen. Die Depression dauere schon ca. 3—4 Jahre. Begonnen habe sie ganz plötzlich. Sie müsse dazu etwas ausholen: Im letzten Jahr war sie wegen der Frage, ob man eine Armoperation durchführen solle, in einer chirurgischen Klinik gelegen. Der Eingriff, notwendig wegen heftigster Schmerzen und eindeutig pathologischem Röntgenbefund war für den nächsten Tag geplant, mußte jedoch aus organisatorischen Gründen um einige Tage verschoben werden. Da sei mit einem Mal etwas in ihr „in Bewegung" gekommen. Jedesmal, wenn sie von da an die Augen schloß, rollte ihre ganze Lebensgeschichte szenisch vor ihr ab und überzeugte sie davon, daß diese ganze Vergangenheit umsonst gelebt sei. Nichts habe sie finden können, was vor ihrem eigenen Urteil hätte bestehen können. Wie mit einem Schlag waren die Armschmerzen verschwunden. Die Operation wurde abgesagt. Eine schwere Depression stellte sich ein. Das zwanghafte szenische Erinnern hielt einige Wochen lang an.

Etwas anders stellt sich dieses Phänomen im folgenden Fall dar:

25 Jahre ist der Patient alt, als ihn eines Morgens sein Vater ruft, er solle schnell kommen, weil es der Mutter schlecht gehe. Die Mutter (47 Jahre alt), Mittelpunkt des Familienlebens, von den Kindern und dem Ehemann als Vorbild verehrt und geliebt, hatte einige Tage wegen einer Venenentzündung gelegen und war beim Aufstehen plötzlich zusammengebrochen. Vergeblich bemühten sich er, die Schwester, der Vater, schließlich auch noch der rasch herbeigerufene Notarzt um die Sterbende. Ein Embolus, so stellte sich heraus, hatte sich losgerissen. Ca. 3 Monate später, als der Patient gerade zu Bett gegangen war, stand ihm plötzlich bei voller Wachheit die Szene des Todes der Mutter klar wie ein Film vor Augen. Er war zutiefst erschüttert und fing einige Minuten später an, mit Händen und Füßen zu krampfen. Dadurch wurde er noch aufgeregter, und das Vollbild einer Hyperventilationstetanie entwickelte sich, die einige Monate lang unregelmäßig wiederkam. Schließlich wurde sie von einer Depression abgelöst.

Diesem *imperativen Erinnern* in Form von Bildern und Szenen ähnelt das sich gedanklich aufdrängende Erinnern, das Grübeln. Ebenfalls imperativ, allerdings ohne in jedem Fall schließlich bewußt zu werden, ist die von Freud im Handeln vermutete verborgene Erinnerung, die Wiederholung einer früh geprägten Einstellung. Sie ist nicht eine ursprüngliche Erscheinung, kein Phänomen im eigentlichen Sinne, sondern kann nur aus Indizien erschlossen werden.

So ergeben sich drei große phänomenologisch-deskriptiv gewonnene Gruppen des Bewußtwerdens von Erinnerung im psychotherapeutischen Prozeß: die *präsente Erinnerung,* das *induzierte Erinnern* und das *imperative Erinnern.*

9.1.3 Der Wesensgehalt einiger spezieller Erinnerungsformen

Die Vertiefung in Lebensgeschichte und Behandlungsverlauf läßt einige Arten von Erinnerung durch ihre Stellung im Gesamt des Erinnerungsprozesses voneinander unterscheiden. Sie sollen im folgenden Abschnitt deskriptiv herausgearbeitet und auf ihren Wesenskern hin untersucht werden.

9.1.3.1 Die präsente Erinnerung

Es war bereits davon die Rede gewesen, daß sich aus dem ersten Gespräch mit dem Patienten eine Lebensgeschichte ergeben hatte, an die er sich ohne größere Anstrengung hatte erinnern können. Einfaches Nachdenken und Konstruieren förderte Vergangenheit zutage, ohne daß es eines speziellen Prozesses der Erinnerungsweckung bedurft hätte. Wieck hatte von „Rückschau-Erlebnissen" gesprochen (1955, S. 37 ff.), oben waren sie als „präsente Erinnerungen" bezeichnet worden, weil ihre Absonderung von den echten Erinnerungen nicht erforderlich oder geboten scheint.

Im Laufe der Behandlung traten andere Erinnerungen hervor, die in den einzelnen Episoden der Therapie ohne Schwierigkeit vergegenwärtigt werden konnten, also in bestimmten Abschnitten des Gesprächs „präsent" wurden. Damit ist nicht das von Kris (1956) als „personal myth" bezeichnete Phänomen gemeint, daß Erinnerungsverfälschungen im Laufe der Therapie durch die erinnerte wirkliche Vergangenheit ersetzt werden können (Kris 1956), sondern daß Erinnerungsinhalte eines bestimmten Lebensabschnitts oder eines Ereignisses unterschiedlich leicht zu vergegenwärtigen sind. Inhalte, die zu Beginn einer Behandlung im Vordergrund stehen, werden nach einiger Zeit von anderen, bis dahin verborgenen, nun aber leicht zu erinnernden („präsenten") abgelöst. Um zum Wesensgehalt dieser Art von Erinnerung vorzudringen, seien die Änderungen des Erinnerungsgehalts an einem Ereignis im Leben des Patienten verfolgt:

Bei der ersten Erzählung der Lebensgeschichte berichtete der Patient, daß er nach 6 Jahren Tätigkeit in der Textilbranche gemeint hatte, er könnte eigentlich die Sparte wechseln, um einen höherqualifizierten Beruf zu ergreifen. Während der Behandlung wurden folgende Erinnerungen präsent (d.h. nicht nur einmal vermerkt, sondern von da an dauerhaft verfügbar): das Verkaufen habe ihm immer Spaß gemacht und obwohl er gar nicht dafür zuständig gewesen sei, habe er sich im Betrieb vorgedrängt und den anderen Verkäufern die Kunden abspenstig gemacht (Std. 10). Später setzte er sich damit auseinander, warum er es eigentlich in den früheren Beschäftigungsverhältnissen nach einiger Zeit nicht mehr ausgehalten hatte, und meint, es sei im Grunde ein „Davonlaufen" gewesen (Std. 22,145), jedesmal, wenn sich durch die längere Dauer der Bekanntschaft mit dem Chef und den Kollegen eine gewisse Nähe eingestellt hatte, habe er dieses persönliche Verpflichtungsgefühl geflohen.

Was hatte sich geändert, welcher neue Zusammenhang hatte sich ergeben, so daß diese Erinnerungen an Präsenz gewannen? Zwischen dem Erstbericht und den beiden späteren Erwähnungen hatte ein deutlicher Prozeß der kritischen Reflexion eingesetzt, wie sich aus dem gesamten Behandlungsverlauf ersehen läßt. Ermöglicht war dieser nicht zuletzt durch das wachsende Vertrauen zum Therapeuten. Aber das eigentliche Moment, das die „präsente" Erinnerung ausmacht, ist, daß diese Erinnerungen die jeweiligen Repräsentanten des Selbstbildes und des Wertgefüges des Patienten darstellen. Die *„präsente Erinnerung"* oder die „präsente Lebensgeschichte" ist nichts anderes als der präzise Ausdruck der momentanen Selbst- und Weltsicht. Damit handelt es sich bei ihr nicht so sehr um ein Erkenntnisinstrument, als vielmehr um eine Stellungnahme zur gegenwärtigen Position. Verändert sich die Sicht seiner selbst und der Dinge, stehen andere und neue Erinnerungen zur Verfügung, die das neue Gefüge wiederum stabilisieren und mitgestalten.

9.1.3.2 Die „isolierte Erinnerung"

Gegen Ende der Behandlung erinnert sich der Patient (Std. 161), daß er bis ins Jugendalter bei der Mutter im Bett geschlafen habe. Das wird erzählt, steht aber für ihn in keinerlei interpretierbarem Zusammenhang mit seiner Entwicklung.

Ähnliche Erscheinungsbilder von Erinnerungen, die für den Patienten in keinen Zusammenhang einfügbar sind, begegnen in den beiden folgenden Krankengeschichten:

Die Patientin S. J., 22 Jahre alt (s. S. 88 f.), träumte zwischen zwei Behandlungsstunden, sie werde von einer ihr nicht bekannten Person an Brust und Scham gestreichelt und gefragt, ob ihr das gefalle. Darauf reagierte sie ärgerlich. Während der Therapiestunde erinnerte sie sich bildhaft, daß ihr Vater vor ca. 6 Jahren während eines Urlaubs auf sie zugekommen war, als sie schon im Bett gelegen hatte und zärtlich durch das Nachthemd hindurch ihre Brust betastet hatte. Erschrocken habe sie gedacht, es sei doch der Vater, das gehe nicht an, als er sie auch noch auf den Mund küßte. Danach ließ er wieder ab von ihr und legte sich zur Ruhe.

Diese Erinnerung, für den Gesprächspartner eindrucksvoll und gerade wegen der Vorgeschichte und der Symptomatik nach Interpretation geradezu verlangend, konnte (vorerst) von der Patientin in keinen sinnvollen lebensgeschichtlichen Zusammenhang eingeordnet werden.

Patientin A. K., 27 Jahre alt, in Behandlung wegen eines phobischen Syndroms, verbunden mit sadomasochistischen Zwangsphantasien, erinnert sich in einer Therapiestunde daran, daß sie als Lehrling einer Bank zusammen mit dem Direktor der Zweigstelle, in der sie beschäftigt war, öfters die Schulen aufgesucht hatte, um die Spardosen der Schüler zu entleeren. Eines Morgens blieb der Vorgesetzte längere Zeit mit ihr im Auto sitzen, ohne Anstalten zu machen, wegzufahren. Er drehte das Radio an. Eine etwas süßliche Serenade erscholl. Da wandte er sich lächelnd mit der Frage an sie: „Schön, nicht?" Man fuhr wie sonst auch zusammen weg und erledigte das übliche Arbeitspensum. Am nächsten Morgen erschien der sonst so überkorrekte Mann nicht an seinem Arbeitsplatz. Man fragte sie neckend, was sie denn mit ihm gemacht habe? Erst 3 oder 4 Tage später sei er an einsamer Stelle im Wald gefunden worden. Er hatte sich erhängt und gleichzeitig mit Benzin begossen und verbrannt. Nebenan lagen fein säuberlich zusammengelegt seine Kleidungsstücke und ein Abschiedsbrief.

Von seiten des Therapeuten hätte es viele Möglichkeiten gegeben, dieses Erlebnis in den Zusammenhang der Entwicklung z.B. der sadomasochistischen Phantasien einzuordnen. Die Patientin selbst fand jedoch, daß diesem Ereignis weder ein besonderer Sinn, noch ein spezifischer Wert oder eine Bedeutung für ihr Leben zukam.

Die 3 Beispiele stehen für eine bestimmte Art von Erinnerungen, die als *„isolierte Erinnerung"* bezeichnet werden soll. Isoliert in dem Sinne, daß sie wie ein nicht zu deutender Traum „unsinnig" im Gesamt der Biographie steht, markant zwar und eindrucksvoll, aber scheinbar ohne tiefere Verbindung zu den Entwicklungslinien dieses Lebens. Eine Erinnerung, die sich vorerst und vielleicht für immer jeglicher Deutung widersetzt.

9.1.3.3 Die „unerwartete Erinnerung"

Bis zur 98. Stunde hatte Herr H. F. seine Einstellung zur Nacktheit während der Kindheit als überaus scheu und schamhaft beschrieben. Die entsprechenden bestätigenden Erinnerungen waren ihm präsent gewesen. Während dieser Stunde tauchte für ihn völlig überraschend und die Beurteilung seiner Haltung gegenüber der Nacktheit differenzierend die Erinnerung auf, daß er mit 10 Jahren für einige Tage bei der Nachbarin untergebracht war, vor der er sich als kleiner Junge so sehr geschämt hatte. Als er sich abends im Bad wusch, blieb er längere Zeit nackt dort stehen, hoffend, daß sie hereinkomme und ihn ansehe. Er könne jetzt diese Situation sehr deutlich wiedererinnern, obwohl sie in sein Selbstbild als Kind gar nicht so recht hineinpasse.

Patient B. F., 22 Jahre alt, in Gruppentherapie wegen jahrelanger Schlafstörungen, chronischer Obstipation und depressiver Verstimmungszustände, hatte seinen Vater stets als souveränen und ruhig-bestimmten Mann gesehen. Während der Kindheit war der Vater sein einziger Trost gewesen und wurde von ihm noch immer als großes Vorbild verehrt. In einer Phase der Gruppentherapie, die in ihm sehr viele Szenen aus der Kindheit wach werden ließ, entdeckte er zu seiner Überraschung Erinnerungen, die ihm zeigten, daß der Vater sich gegenüber den Schwiegereltern nicht hatte durchsetzen können. Auch den Forderungen der Mutter, z.B. ihn aus disziplinarischen Gründen in ein Internat zu stecken, hatte er nachgegeben. Außerdem fiel dem Patienten ein, daß er, obwohl er sich doch für innerlich weitgehend unabhängig von den Eltern gehalten hatte, zwischen dem 17. und 20. Lebensjahr, einer Zeit, zu der es ihm sehr schlecht gegangen war, die alten Hemden des Vaters getragen und dessen altes Auto liebevoll wiederhergerichtet hatte. Er könne es jetzt nur so verstehen, daß ihm die Dinge des Vaters das Empfinden vermittelt hatten, dessen Sicherheit ausstrahlende Nähe zu verspüren.

Patientin S. C., die ebenfalls über längere Episoden der Behandlung hinweg von der guten Beziehung zum Vater schwärmte und ihn überhöhte, erinnerte sich zu ihrem Erschrecken und voll Abscheu im Anschluß an einen Traum daran, daß der Vater, der ein passionierter Jäger war, einmal einem gefangenen Reh die Kehle durchgeschnitten hatte, um es lebend ausbluten zu lassen. Trotz ihres Entsetzens hatte sie als 5jährige dabeisein und schließlich für ein Foto posieren müssen. Jahrelang war die Szene wie aus dem Gedächtnis getilgt gewesen und wurde nun zum Ausgangspunkt einer kritischen Auseinandersetzung mit dem Vaterbild.

Die 3 Beispiele für *unerwartete* (überraschende und erschreckende) *Erinnerungen* gehören nach dem Wyssschen Schema dem Kommunikationsmodus des Entdeckens an. Sie haben ein Pendant in der Geschichtswissenschaft: das unerwartete Dokument, welches die Bewertung einer historischen Person oder eines historischen Ereignisses „auf den Kopf stellt".

Für das Selbstbild und die Bewertung des lebensgeschichtlich bedeutsamen Anderen wird diese Art des Erinnerns zum Prüfstein und zum möglichen Anstoß von biographischer Auseinandersetzung. Marcel Proust meinte wohl dieses Phänomen, wenn er schrieb: „In unserem Gedächtnis hat eben alles Platz. Es ist wie eine Apotheke oder ein chemisches Laboratorium, in dem man durch Zufall ebensogut eine beruhigende Droge wie ein gefährliches Gift in die Hand bekommt" („Auf der Suche nach der verlorenen Zeit").

In der Gegenwart entspricht der unerwarteten Erinnerung die unerwartete Erfahrung, die ein altes Wertsystem in seinen Grundfesten erschüttern kann; so beim Patienten H. F., der gemeint hatte: „Frauen lassen diese Sauereien halt über sich ergehen" und plötzlich feststellte, daß pornographische Videos bei seiner Frau, statt sie, wie erwartet, abzustoßen, sexuelles Begehren weckten (Std. 93, 98). Ein anderes Beispiel ist die 92. Stunde, in der er beginnt, sich vor sich selbst zu ekeln, weil er wie vom Blitz getroffen war, als seine Tochter ihm erzählte, daß ein Exhibitionist ihr im Park aufgelauert hatte. Die *„unerwartete Erinnerung"* fällt aus der Geschlossenheit der präsenten Lebensgeschichte heraus. Ist diese ein Ganzes von Bedeutungszusammenhängen, die sinnvolle Verknüpfungen zueinander aufweisen, so läßt sich jene nicht in sie hineinpassen. Sie zerstört vielmehr durch ihr Auftauchen das Gewebe der zurechtliegenden Gedächtnisinhalte. Oder sie nötigt zumindest dazu, seine „Textur" zu prüfen. Damit steht sie im Unterschied zur „isolierten Erinnerung". Der mangelt scheinbar jeder Bedeutungsgehalt. Deshalb überrascht sie weder, noch erschreckt sie. Die „unerwartete Erinnerung" dagegen durchbricht ein Interpretationsschema, womit sie die Orientierung des Patienten erschüttert.

9.1.3.4 Die „illustrierende Erinnerung" (das erinnerte „Schlüsselerlebnis")

Zu den demütigenden und beschämenden Szenen, welche ihm die Mutter in der Kindheit beschert hatte, z.B. als sie ihn nackt die Treppe hochlaufen ließ, meinte der Patient H. F. in der 85. Stunde der Behandlung: „Das sind Schlüsselerlebnisse gewesen." Eine andere Episode seines Lebens nennt er „Schlüsselgeschichte" (Std. 126). Was liegt diesen „Geschichten" und „Erlebnissen" zugrunde, daß sie so aus den übrigen Gedächtnisinhalten herausragen? Am Beispiel der „Schlüsselgeschichte" des Patienten sei dies untersucht. Über seiner allgemeinen Sehnsucht nach Liebe und Zuneigung fällt ihm ein, was der Vater einmal erzählt hatte: Die Mutter war schon arbeiten gegangen, der Vater mußte ebenfalls weg, er, damals 4 oder 5 Jahre alt, auf dem Topf. Der Vater hatte ihn darauf gesetzt gehabt und zuletzt in seiner Ungeduld geschüttelt, damit er sein „Geschäft" erledige, denn er mußte rechtzeitig zum Bus. Und eines weiteren Erlebnisses erinnert er sich in diesem Zusammenhang: 2 oder 3 Jahre später war die Mutter mit einer Freundin und den Kindern zusammen in einer Wirtschaft gewesen. Sie lernten dort zwei Männer kennen. Die Kinder wurden weggeschickt. Die waren im Weg. So sei er nicht nur Einzelkind gewesen, sondern meist völlig allein und auf sich gestellt. Er habe damals Ablehnung, ja Haß in sich gespürt. „Mich hat ja keiner richtig gemocht" lautet die Quintessenz aus dieser „Schlüsselgeschichte".

Die beiden kurzen Erlebnisse werden von ihm erzählt, damit sie seine Einsamkeit und Verlassenheit als Kind demonstrieren. Der gemeinsame, diesen Erinnerungen innewohnende Sinn lautet: ich war nicht nur ein Einzelkind und dadurch allein, sondern wurde auch alleingelassen, weil die Eltern arbeiteten, und sogar dann, wenn sie eigentlich Zeit für mich gehabt hätten. Im Grunde war ich ihnen im Weg — das ist die tragende Stimmung meiner Kindheit gewesen. So hatte er bei anderer Gelegenheit nachgerechnet und festgestellt, daß er „zu früh" nach der Hochzeit der Eltern auf die Welt gekommen war. Er ist überzeugt, daß er eigentlich unerwünscht war, und fügt diese Entdeckung in die Bewertung seiner Kindheit ein.

Dafür, daß der Vater auch anders sein konnte, als nur ängstlich und mutlos, steht die „Schlüsselerinnerung" an das große Weihnachtsgeschenk, auf die er sich des öfteren besinnt (z.B. Std. 26).

Das „*Schlüsselerlebnis*", so läßt sich zusammenfassen, erklärt nicht, es illustriert. Es schließt die Tür zum Verständnis einer langwährenden komplexen Stimmung auf. Es vermag nicht nur mehr auszusagen und auf den Gesprächspartner tiefer zu wirken als abstrakte Begriffe, es ist ein erinnertes Stück lebendiger Geschichte vor jeder Interpretation. Noch ein Weiteres ist in ihm enthalten: Das Schlüsselerlebnis z.B. der Demütigung durch die Mutter ist nicht irgendein Erlebnis, das, weil farbig, interessant oder dramatisch, herausgegriffen wird. In ihm kumuliert vielmehr die ganze Gestimmtheit eines Lebensabschnitts oder einer zwischenmenschlichen Beziehung, weil es verdichtet in sich den ganzen „Logos" eines ausgedehnten Zusammenhangs von Atmosphärischem und Situativem „auf einen Punkt" bringt.

9.1.3.5 Die „erklärende Erinnerung"

Eine andere Art von Erinnerung wird laut, wenn der Patient z.B. in der 62. Stunde der Therapie sich daran erinnert, welch schlechte Figur der Vater abgegeben hatte, als er zu einem früheren Arbeitgeber des Sohnes hatte kommen müssen. Statt zum Sohn zu halten, hatte er in die unberechtigten

Vorwürfe des Chefs eingestimmt. Dadurch schadete er seiner Stellung im Betrieb eher, als daß er ihm weitergeholfen hätte.

Mit diesem Erlebnis erklärt der Patient sich und dem Therapeuten seine ärgerlich verächtliche Haltung dem Vater gegenüber.

Ebenfalls „erklärend" wird eine Erinnerung in der folgenden Behandlungssequenz herangezogen:

Die Patientin H. Q. hatte während der ersten Gespräche geklagt, daß sie eigentlich gar nichts mehr wolle. Am wenigsten möchte sie aus ihrer Kapsel der Isolation heraustreten. Quälendst empfinde sie, daß sie ständig ihre Gefühle kontrollieren müsse, daß es nichts gebe, was sie nicht hinterfrage oder dem gegenüber sich nicht gar eine Art Stimme in ihr melde, die auf zersetzende Art ihr Empfinden analysiere. Während einer späteren Phase der Behandlung glaubt sie sich mit großer Sicherheit daran erinnern zu können, daß dieses „gespaltene Erleben" begonnen habe — und das heißt für sie ausgelöst worden sei —, als sie den ersten Jugendfreund mit nach Hause gebracht hatte. Die Mutter hatte ihn nur kurz angesehen und später gemeint, schon seinem Blick könne man entnehmen, daß das kein aufrichtiger Mensch sei. So sehe einen kein Mensch an, der es gut und ehrlich meint. Die Patientin erinnert sich, wie sie innerlich heftigst widersprochen hatte, aber sich nach außen hin doch nicht wehren konnte. In der Auseinandersetzung zwischen der eigenen und der Überzeugung der Mutter sei ihr inneres Erleben auseinandergebrochen.

Die Erinnerung dient in diesem Fall nicht als Illustration, sondern als Hinweis auf einen ursächlichen Zusammenhang. Die „erklärende Erinnerung" ist deshalb von so großem Interesse für die Psychotherapie, weil sie oft nicht nur als Ursache für die Veränderung z.B. einer Einstellung zu einem Anderen, sondern auch für die Auslösung der Symptomatik herangezogen wird.

Beide Beispiele weisen darüber hinaus auf zwei verschiedene Arten der *„erklärenden Erinnerung"* hin: Bei der Verfestigung der Verachtung des Vaters handelt es sich um die Bestätigung einer latent vorhandenen Einstellung, für die das Erlebnis zum prägenden Moment wird, bei der Spaltung des Denkens und Fühlens im zweiten Beispiel eher um ein sog. „einschneidendes", ein traumatisierendes und Weltbild-veränderndes Erlebnis.

Was macht nun das Spezifische an der „erklärenden Erinnerung" aus? Wie die Beispiele zeigen, wird durch das „erklärende" erinnerte Erlebnis ein Bedeutungszusammenhang begründet. Hatte sich im „Schlüsselerlebnis" ein bestehender Bedeutungszusammenhang typisch und markant ausgeprägt, so wird im ursächlich empfundenen Erlebnis ein neuer Sinn- und Bedeutungsgehalt gestiftet, wird ein Grund gelegt, auf den sich wesentliche Elemente der weiteren Lebensgeschichte wie auf eine Bedingung zurückbeziehen lassen.

9.2 Die Kategorien des Innen als eines historischen Zusammenhangs

Die „innere Lebensgeschichte" war als zeitlicher Anschauungsmodus des sog. Innen des Subjekts charakterisiert worden (s. S. 56 ff.). In ihr war die historische Komponente des Empfindens von „selbst" erkannt worden und zudem die Begründung für die Geschichtlichkeit der Person. Die Geschichte des Individuums und seiner Geschichtlichkeit beziehen sich immer auf das Ganze des Lebenslaufs oder der Lebensgestalt, war ebenfalls ein Ergebnis der bisherigen Untersuchung.

Die biographische Einheit oder Ganzheit, unter der die vielen einzelnen Situationen, die Erlebnisse, die Momente eines Schicksals in der Erinnerung zusammmgefaßt werden, ist keine Gegebenheit, sondern das Ergebnis einer aktiven Leistung. Weiter oben war entwickelt worden, daß mit dem Einsetzen der Reflexionsfähigkeit die Einheit von Subjekt und Welt zerbrochen ist. Nicht mehr selbstverständlich gegeben, muß sie vom Menschen mittels seiner geistig-seelischen Kräfte erworben werden. Fehlte die Fähigkeit, zeitliche und räumliche Zusammenhänge zu stiften, so wäre die Wirklichkeit dem Menschen nur als vereinzeltes und wirres Nebeneinander gegeben. Der Mensch ist in der Lage, die Einzelheiten seiner Welt zu gestalten und zu Ganzheiten zusammenzufassen. Deren Gesetze hat die Gestaltpsychologie erforscht.

Aber er sucht nicht nur, gegebene Gestalten zu erkennen, sondern auch das disparat Erscheinende und das dem ersten Eindruck nach beziehungslos Nebeneinanderliegende auf Zusammenhänge hin zu befragen. Eine Möglichkeit, die Beziehungslosigkeit von aufeinanderfolgenden oder nebeneinanderliegenden Phänomenen aufzuheben, ist die Betrachtung unter dem Zusammenhang von Ursache und Wirkung — die naturwissenschaftliche Methode. Eine andere Art, Zusammenhänge aufzudecken, pflegt z.B. die analytische Psychologie Jungs. Sie bildet Ganzheiten der Anschauung durch die Verknüpfung von Ähnlichkeiten (Analogien — vgl. Wyss 1972, S. 414). Als die allem Historischen innewohnenden Arten der Verknüpfung von Einzelgeschehnissen zum Ganzen eines geschichtlichen Zusammenhang hat Dilthey u.a. die Kategorien Bedeutung, Sinn und Wert hervorgehoben (Dilthey 1981, S. 244, 245).

Schon im bisherigen Verlauf dieser Studie wurde immer wieder auf die genannten Kategorien zurückgegriffen, um die lebensgeschichtlichen Erscheinungen zu einer nachvollziehbaren Geschehens- und Erlebniseinheit zu verknüpfen. Sie haben sich damit als die grundlegenden Ordnungselemente des Gefüges „innerer Lebensgeschichte" herauskristallisiert.

„Die Welt ist wahr für uns alle,
doch verschieden für jeden Einzelnen"
(M. Proust)

9.2.1 Beziehung und Bedeutung

Daß die Einheit der „inneren Lebensgeschichte" nicht zuletzt das Resultat der Beziehung des Einzelnen zu sich und zur Welt ist, war eines der Ergebnisse der bisherigen Untersuchung. Beziehung erscheint als Bedingung der Möglichkeit von Bedeutung, ja jeglicher Art von Zusammenhang.

Wyss beschreibt Beziehung als eine grundlegende Kategorie des „In-der-Welt-Seins" des Menschen (Wyss 1973, S. 57—79). Er stellt fest: „— im

Sich-Zeigen der Umwelt, im Wahrnehmen des Sich-Zeigenden treten Sich-Zeigendes und Wahrnehmendes zueinander in Beziehung." Dies ist durch die „Komplementarität von sichtbarer Welt und wahrnehmendem Subjekt" ermöglicht. In-der-Welt-sein heißt dann stets: „sich ebenso auf etwas beziehen, wie auf etwas bezogen werden" (S. 57). Der „Stand der Beziehung zwischen dem Ding, der Person und mir, zwischen mir und dem Ding (...) bestimmt, was deutlich oder undeutlich ist. (...) Dieser Satz läßt sich auch auf das Eindeutige oder Vieldeutige übertragen" (S. 58). Für die Bestimmung von Bedeutung ergibt sich daraus: „Bedeutung hat für mich nur, zu dem ich Beziehung habe" (S. 65). Ein Gedanke, der sich ähnlich bei J. von Uexküll findet (1956, S. 103 ff.), ohne daß er dort in dieser prägnanten Weise ausformuliert worden wäre. Wie in jedem kommunikativen Akt wirkt auch hier das Eine auf das Andere nicht nur in einer Richtung. Stets kommt es zu einer Gegenseitigkeit von Beeinflussung und Veränderung: „Auf das Deutliche der Bedeutung antwortet das Subjekt mit wechselnder Beziehung, Zuwendung oder Abwendung" (Wyss 1973, S. 66).

Wyss unterscheidet an elementaren Beziehungsformen die Sachbeziehung und die leibhafte Beziehung. Wichtigster Unterschied: „Die Eindeutigkeit (der Sachbeziehung — A.Z.) bestimmt die Identität von Bedeutung und Beziehung, die in den personalen Verbindungen, in der Beziehung zum Leib, zu den Emotionen fehlt. Der Beziehungs- und Bedeutungscharakter ist bei letzteren von der Antriebslage, Befindlichkeit, der Emotionalität abhängig und damit vieldeutig. Die Eindeutigkeit der Sachwelt findet jedoch ihre Parallele in der Eindeutigkeit der Begriffe, die keine Verwechslung, keine Vieldeutigkeit zulassen, werden sie formal auf ihre Vermittlung zu Umwelt und erkennendem Subjekt angesehen" (S. 67).

Etwas weiter fährt er fort: „Vom Leib und seinen vieldeutigen Beziehungen zur Umwelt abgesehen, gilt diese Vieldeutigkeit der Bedeutungen auch von Personen unseres täglichen Umgangs (Beziehungen), die, als letzten Endes fremde, immer eine mögliche Vieldeutigkeit des Verhaltens aufweisen. (...) Wird in die präzisere Schilderung der Bedeutung eingetreten, will ich erklären, was ein Freund oder Verwandter bedeutet, müssen Ereignisse oder Erlebnisse, Einflüsse geschildert werden, d.h. die konkreten Beziehungen und ihre entsprechenden Bedeutungen. In diesem Sinne hat der Begriff Bedeutung nur einen Hinweischarakter. (...) Mit anderen Worten: Bedeutung schildert pauschal die Objektseite und Gleichheit eines Vorgangs, einer Person oder eines Dinges und gleichzeitig meine Beziehung zu ihr. Der Begriff Bedeutung ist der Lupe vergleichbar, die die Strahlen im Brennpunkt sammelt, die Strahlen sind die vieldeutigen Beziehungen. Stellt die Beziehung die ‚Subjektseite' des Vorgangs dar, so ist diese Subjektseite aber bereits von der Objektseite der Bedeutung bestimmt, geprägt und eingenommen. Die Bedeutung des mir Begegnenden hängt von meiner Beziehung zu diesem, die Beziehung hängt von seiner Bedeutung für mich ab. (...) Es läßt sich zusammenfassen: Beziehung und Bedeutung sind Variablen eines austauschbaren Vorgangs, der Beziehungsaufnahme und Bedeutungswahrnehmung" (Wyss 1973, S. 68—72).

Was können die folgenden Fallskizzen im Hinblick auf die so enge

Verknüpfung, ja gegenseitige Durchdringung von Beziehung und Bedeutung zeigen?

Die Patientin S. B., 42 Jahre alt, wird von einer Bekannten zur stationären Aufnahme in das Nervenkrankenhaus gebracht. Im Arztzimmer setzt sie sich widerstrebend auf die Vorderkante des Stuhls und fängt dann mit zusammengepreßten Augenlidern, in sich gekauert, laut an zu leiern: „Es geht mir wirklich gut, es geht mir wirklich gut." Auf Fragen antwortet sie zunächst noch zögernd. Schließlich verstummt sie völlig. Jeden Versuch, sie körperlich zu untersuchen, wehrt sie gewaltsam ab. Auf Station gebracht, verhält sie sich völlig mutistisch und negativistisch. Von der Bekannten ist zu erfahren, daß sie bereits seit 2 Tagen den Stuhl zurückhält und seit heute morgen auch den Urin. Das Essen habe sie sicher bereits 1 1/2 Tage lang verweigert und nehme seit einigen Stunden auch kein Getränk mehr an. Auf die Vorgeschichte wird weiter unten kurz eingegangen werden.

Auch auf Station mißlang zunächst jeder Versuch, die Patientin dazu zu bewegen, zu essen, zu trinken oder wenigstens zur Toilette zu gehen. Das änderte sich erst, als der behandelnde Arzt — mehr oder weniger zufällig — versuchte, ihren Negativismus über das Aussprechen von Verboten für die Mitarbeit zu nützen. Von da an fügte sie sich wie ein Automat in das Stationsleben ein. Man mußte nur verbieten, was sie tun sollte. Nach einigen Tagen der medikamentösen Behandlung ergab sich eine plötzliche Wendung zum Besseren, ja das Krankheitsbild löste sich geradezu innerhalb eines Moments auf, als ihre Freundin sie wieder einmal besuchte. Einen Tag nach dem Ende der psychotischen Episode verfaßte die sehr gebildete und introspektionsfähige Patientin einen mehrseitigen Bericht. Minutiös stellte sie dar, was der Krankheitsphase voraus- und was in ihr vorgegangen war, während sie sich so auffällig verhalten hatte.

Sie hatte sich in einer weiter entfernten Stadt um eine Stelle als Organistin beworben gehabt und sich bei der Vorstellung in den Leiter der dortigen Institution verliebt. Waren am alten Arbeitsplatz viele Unannehmlichkeiten zu gewärtigen, die sie schon seit Jahren belastet hatten, so empfand sie in der Gegenwart dieses Mannes Geborgenheit und Schutz. Einige Tage später lernte sie zu Hause in einem Restaurant einen Mann kennen, der sich als Arzt vorstellte. Bei einem Glas Wein kam man sich schnell näher. Er begleitete sie nach Hause, wo es an diesem und am nächsten Tag zu Zärtlichkeiten kam. Einen Tag, nachdem er wieder weggefahren war, suchte sie ihn telefonisch zu erreichen, mußte aber erfahren, daß in der Klinik, die er angegeben hatte, ein Mann seines Namens unbekannt war. Sie bekam nun Angst, sie könnte einem Heiratsschwindler oder einem sonstigen Betrüger aufgesessen sein. Sie schaltete die Polizei ein. Zusätzliche Unruhe brachte eine Reise, die für den nächsten Tag geplant war, denn sie hatte Angst, der Mann könnte sich einen Nachschlüssel angefertigt haben. Trotzdem fuhr sie mit dem Zug ab. Ihre Angst steigerte sich zur Panik, als sie meinte, sie habe bei einem Zwischenaufenthalt den Mann in ihren Zug steigen sehen. Kurzerhand nahm sie Abstand von der Reise und suchte eine Bekannte auf, um sich dort zu erholen. Aber die Angst verließ sie nicht. Nach den Angaben der Bekannten, die sie schließlich in die Klinik brachte, begann sie nach kurzer Zeit nur noch das Bild eines Mannes anzustarren und jeglichen Kontakt zu verweigern.

Unter der Überschrift „Krankheitsbild" schreibt die Patientin: „Ich phantasierte mir zusammen, daß er mich auch liebe, nur daß ich mir seine Liebe erwerben müsse, dadurch, daß ich unverwandt das Bild ansah, nicht mehr trinken, essen oder zur Toilette gehen dürfte. Er würde mich dann, wenn ich genügend gelitten hätte, herausholen und heiraten. Von dem ‚falschen Arzt' glaubte ich dann, er hätte sich Material beschafft, (...). Ich glaubte, durch ‚Opferbereitschaft' und Standhaftigkeit den Mann erringen zu müssen. Ich glaubte außerdem, man könne durch Computer meine Gedanken lesen. (...) So verharrte ich im Betrachten dieses Bildes, bis man mich hier einlieferte. (...) Das war für mich das Ende des mich „‚Richtig'-Verhalten-Könnens, da man mich hier zum Essen, Trinken und Toiletteaufsuchen zwingen konnte. Deshalb versuchte ich mich, wo ich konnte, zu wehren (...) deshalb wollte ich auch immer Gegenteiliges von dem, was gemeint war, antworten und erwartete daher auch die entsprechenden Fragen und Bitten an mich. Das ‚Gehen-Sie-nicht-Spazieren' des Pflegers ließ mich solange laufen, daß ich über meine eigenen Füße stolperte und hinfiel (...). Am Samstag kam mir meine Einsamkeit sehr zum Bewußtsein, aber von mir aus hätte ich keinen Kontakt geknüpft. Am Sonntag kam die große Wende durch den Besuch der Freundin; ihrem netten Auf-mich-Einsprechen konnte ich mich nicht entziehen: Der innere Widerstand war gebrochen, ich (...) empfand alles als Alptraum, den man abschütteln mußte."

Die psychotische Episode, die insgesamt ca. zwei Wochen gedauert hatte, war damit beendet gewesen.

Etwas anders zeigt sich der Zusammenhang von Erleben und Verhalten im folgenden Fall:

Die Patientin Ch. B. kommt als 31jährige wegen hypochondrischer Ängste, Zwangsvorstellungen und Alkoholismus zum Vorgespräch. Dabei stellt sich heraus, daß sie schon seit ihrer Kindheit, eigentlich seit sie denken könne, von Gedanken an den Tod heimgesucht werde. Als Kind habe sie z.B. unter der Zwangsvorstellung gelitten, die Welt stürze bald ein oder es werde plötzlich ein Verfolger auftauchen, um ihr etwas anzutun. Diese Angst führte dazu, daß sie auf Spaziergängen ständig ihre Schnürsenkel kontrollierte. Wären sie nicht fest gebunden, könne sie ja auf der Flucht darüber stolpern. Keinem erzählte sie von ihren Ängsten. Heute glaubt sie, daß der Gedanke an den Tod durch das qualvolle Sterben ihrer Lieblingstante an einem Gehirntumor verursacht gewesen war.

Werden die beiden Krankengeschichten nebeneinandergestellt und auf verschiedene Beziehungs- und Bedeutungszusammenhänge untersucht, so werden einige für die Lebensgeschichte elementare Formen von innerer Verknüpfung deutlich. In beiden Fällen ergibt sich, daß Außen — als Verhalten — im untrennbaren Bedeutungszusammenhang mit dem Innen — dem Erleben — steht. Die Stuhl- und Urinretention, der Negativismus hier, das ständige Kontrollieren der Schnürsenkel dort, sind Verhaltensweisen, deren spezifischer Bedeutungscharakter sich nur dem eröffnet, der vom Erlebenden selbst in die Inhalte dieses seines Innengeschehens eingeführt wird. Die *Reichhaltigkeit des Erlebens,* welchem in beiden Fällen eine *Monotonie des Verhaltens* gegenübersteht, zeigt, was Wyss als den Lupeneffekt von Bedeutung bezeichnet hatte: eine Vielfalt von Beziehungen zu einem Zusammenhang zu bündeln.

Auf einer allgemeinen Stufe läßt sich aussagen: Lebensgeschichte als gegenwärtiger Moment ist für den Beobachter seiner selbst die Beziehung zwischen Innen und Außen, zwischen Verhalten und Erleben als komplementärem Begriffspaar (vgl. Pongratz 1967, S. 255 ff.). *Verhalten und Erleben stehen demnach in einem wechselseitigen Bedeutungszusammenhang.*

Eine weitere historische — weil lebensgeschichtlich konstituierte Beziehung ist in beiden Fällen diejenige von *möglicher auslösender Situation* und reaktiv *folgender Abwandlung* von Verhalten und Erleben. Soll nicht soweit gegangen werden, die Erlebnisse (Stellenbewerbung, Verliebtheit, Begegnung mit dem fremden Mann; Tod der Tante) als auslösende Momente zu sehen, so behalten sie doch ihre große Bedeutung für das nachfolgende Krankheitsbild, weil sie dessen Inhalte geprägt haben.

Hat Bedeutung also einmal Innen mit Außen in Verbindung gebracht und somit über eine Beziehung in der Gleichzeitigkeit *zeitliche Identität* gestiftet, so zum anderen Vorher mit Nachher — d.h. *zeitliche Kontinuität.* Bei beiden aus den Krankengeschichten abgeleiteten Formen von Beziehung und Bedeutung handelt es sich um die Verknüpfung von Etwas mit Etwas, von „Beziehungsfeldern" (Wyss 1973, S. 64) untereinander. Sie läßt sich von außen betrachten und gleichsam „objektiv" darstellen: Konkretes Verhalten bedeutet konkretes Erleben und umgekehrt.

Dagegen ist der weitere wesentliche biographische Beziehungszusammenhang ein rein subjektiver und individueller: die *spezifische Bedeutung, die etwas für ein Individuum aufweist.* Die beiden unverzichtbaren Beziehungspole, auf die Wyss verwiesen hat (1973, S. 64), heißen in diesem Fall Subjekt und Welt. Hier eröffnet sich nun eine neue Dimension für die Erforschung der menschlichen Lebensgeschichte und auch die allgemeine Biologie. Der Aspekt des spezifischen Bedeutungszusammenhangs von Mensch und Welt ermöglicht die Einführung des Subjekts in die Medizin (von Weizsäcker 1946b, S. 34, 36, 50, 86; s. Zacher 1978, S. 64 ff.) und die Psychologie (vgl. Binswanger 1953), derjenige von Tier und Umwelt in die Biologie (vgl. von Uexküll 1956, S. 103 ff.).

Der Begriff der Bedeutung ermöglicht die Überwindung des monadischen Aspekts der reinen Subjektivität um den kommunikativen der Intersubjektivität. Dank seiner läßt sich der mechanistischen Instinktlehre eine Theorie der fixen Bedeutungen gegenüberstellen und damit das einzelne Tier je schon auf seine Umwelt bezogen sein, wird der Mensch nicht ausschließlich zu einem Wesen, dem feste Instinkte mangeln (Gehlen 1950), sondern er erfährt seine Besonderheit aus der Fülle stets nur möglicher Bedeutungsgehalte des ihm Begegnenden.

Die Fruchtbarkeit einer Bedeutungslehre in Psychiatrie und Psychotherapie als Voraussetzung für das Verstehen der Welt des Anderen ist durch Arbeiten aus der Schule Binswangers (z.B. Binswanger 1957; Blankenburg 1958; Häfner 1961; Jonckheere 1988; Kuhn 1946; 1948; 1952/53), aber auch derer von Uexkülls erwiesen (vgl. Nishimaru 1976). Gerade die Arbeit von Nishimaru zeigt, wie durch die nüchterne Beobachtung und die nachfolgende Bedeutungsanalyse des Verhaltens einer schwer defektuösen Schizophrenen deren Welt so abgewandelt werden konnte, daß sie sich darin zurechtfand. Ein alle Beteiligte quälendes Fehlverhalten entpuppte sich als Reaktion auf die „Widerständigkeit" der verständnislosen Umwelt, nachdem es zuvor als primäres Symptom der Erkrankung fehldiagnostiziert worden war (ähnlich „Der Fall Gunther" von Jonckheere 1988).

Das bisher zum Begriff der Bedeutung Ausgesagte sei kurz zusammengefaßt: Bedeutung ist eine Kategorie des Zusammenhangs, fähig, Identität und Kontinuität zu stiften. Sie ist der Ausdruck der Beziehung zwischen mindestens 2 Polen. Innerhalb der Lebensgeschichte läßt sich die gegenwarterfüllende Verknüpfung von Innen und Außen, Erleben und Verhalten als Konstituens der momentanen Identiät von der zeitliche Kontinuität stiftenden Verknüpfung zwischen Vorher und Nachher unterscheiden. Elementar für eine subjektorientierte Betrachtung in Medizin und Psychologie: die subjektive Bedeutung, also die individuelle Beziehung von Ich und Umwelt. Damit ist Hegels Satz „Individualität ist, was die Welt als die ihre ist" (zit. nach Binswanger 1957, S. 93) auf die Praxis einer individuenzentrierten Medizin angewandt.

9.2.2 Sinn

An vielen Stellen des Behandlungsverlaufs wird „Sinn" zum Thema des Gesprächs: Die Suche nach dem Sinn des Symptoms, einer Erinnerung, eines Traums, Gedanken über den Sinn der Behandlung, den der Patient H. F. darin sieht, durch Erzählen zum Nachdenken angeregt zu werden, damit er seine Probleme selber lösen lernt (Std. 37), die Klage darüber, im Leben keinen Sinn zu finden (Std. 41) oder die Vermutung, das Exhibitionieren habe den Sinn, daß er erwischt werde (Std. 52).

Sinn war neben Bedeutung von Dilthey als eine der Kategorien des Zusammenhangs benannt worden (Dilthey 1981, S. 244). In manchen von den oben zitierten Stellen der Behandlung, die mit „Sinn" zu tun haben, ließe sich dieser Begriff durch den der Bedeutung ersetzen. Z.B. ließe sich statt „Sinn einer Erinnerung" auch „Bedeutung einer Erinnerung" sagen, obwohl keine völlige Übereinstimmung des Audrucksgehalts besteht. Auch die von Dilthey zusätzlich aufgeführte Kategorie „Zweck" steht in engem Bedeutungszusammenhang mit den bisher besprochenen biographischen Kategorien. Er sieht letztlich alle Kategorien der Biographie miteinander verknüpft: In der Selbstbiographie ist „(...) das Erleben die beständige direkte Grundlage des Verstehens zur Bestimmung des Sinnes dieses Einzellebens. Das Erleben besitzt als beständige Gegenwart, die fortrückt, Glieder eines Zusammenhangs, in welchem die einzelnen Teile am erworbenen Seelenzusammenhang auftreten. Zugleich können neue Teile als wirkend erlebt werden rückwärts als mit erinnerten wirkenden Gliedern in einem Wirkungszusammenhang. Aber dieser Wirkungszusammenhang tritt nicht für sich als ein System von Wirkungen auf, sondern in jedem Wirken von der Gegenwart aus ist das Bewußtsein von Sich-Entgegenstrecken zu Zwecken. Diese bilden einen Wirkungszusammenhang, da auch die Begierden Zwecke in sich schließen.

So wird der Wirkungszusammenhang in erster Linie als Realisierung von Zwecken erlebt, mindestens das, was am meisten im Vordergrund des Bewußtseins steht. Ihm werden Objekte, Veränderungen, Erlebnisse als Mittel eingeordnet. Aus den Zwecken entsteht Lebensplan, als ein Zusammenhang von Zwecken untereinander und mit Mitteln. Dies alles setzt in der Gegenwart, die Pläne macht, ein Wertbewußtsein, das Gegenwärtiges durch die Reihe der Vergangenheit mit ihren Genüssen, Illusionen usw. ergänzt, voraus. So kommt dieser kategorialen Auffassung die an der Vergangenheit gebildete der Bedeutung entgegen. In ihr liegt die Beziehung eines äußeren, einzelnen Ereignisses auf ein Inneres, und zwar liegt dies Innere im Zusammenhang der Ereignisse untereinander, der *nicht von dem letzten Glied aus gebildet ist,* sondern zentriert zu einem Mittelpunkt, zu dem alles Äußere als *zu einem Innen sich verhält.* Jenes ist die unendliche Linie von Wirkungen, die einen Sinn enthält. Erst dieser (schafft Einheit)" (Dilthey 1981, S. 307, 308).

Während Bedeutung Zusammenhänge knüpft, schafft nach Dilthey erst Sinn die Einheit des ganzen Lebenslaufs, ist er es, der letztlich „die unendliche Linie" aus einer Reihe von miteinander durch Bedeutungen verbundenen Punkten zusammenschließt. Folglich schaffen die Fragen nach dem Sinn des Traumes, der Behandlung, des Lebens — Einheit.

Der Vielfalt von Bedeutungen steht *ein* Sinn gegenüber, aber Sinn ist nicht nur quasi eine übergeordnete oder mehrere Glieder vereinende Bedeutung. Sinn weist eine zusätzliche und ihm eigene Qualität auf, die z.B. im Forschen des Patienten nach dem „Sinn der Behandlung", in seinem Suchen nach dem „Sinn eines Traumes" erkennbar wird. Bedeutung meint: Es bedeutet (beinhaltet) für mich, für die anderen, oder im Zusammenhang; Sinn dagegen besteht für sich. Z.B. ist die Behandlung dafür da, um zu ..., konkret, ihn zum Nachdenken zu bewegen, wird der Traum geträumt, um etwas für ihn auszusagen. Ist Bedeutung immer vom deutenden Subjekt aus zu entwerfender auf es ausgerichteter Inhalt, so hat der Sinn z.B. eines Geschehens vom Geschehen her interpretiert zu werden. Bedeutung verleiht der Patient den Geschehnissen seines Lebens. Sinn spricht ihn aus seinen Erlebnissen an, und sei es nur als Aufforderung, nach ihm zu fragen oder ihn zu entdecken. Sinn ist eine Mitteilung, die nicht so oder so aufgefaßt werden kann, sondern ein Aufruf vom Begegnenden her, das verstanden sein will. Ist die Bedeutung also eine aktive Funktion des sich in die Welt entwerfenden Subjekts, spricht Sinn es demgegenüber von außen her an. Das Subjekt kann die Bedeutung des Geschehens oder eines Gegenstandes für es selbst nur in sich suchen, während es den Sinn im Begegnenden erkunden und entdecken muß. So erscheint ihm denn auch der gefundene Sinn objektiver und von seiner Person weitgehend losgelöst ein Allgemeines auszusagen.

Daß dem Patienten der „Sinn des Lebens" (vgl. z.B. Adler 1973; Frankl 1959) abhanden gekommen ist, stellt ihn vor die Frage nach dem „Wofür und Wozu" seiner Existenz. Dies Auf-etwas-ausgerichtet-Sein, dem die Suche nach dem Sinn gilt, könnte ihn in die Lage versetzen, sich fortan nicht mehr nur von sich selber, sondern von einem Äußeren her bestimmt zu wissen. Die Suche nach dem Sinn ist die Suche nach einer äußeren, quasi objektiven Bestimmung der Existenz, die Erfüllung und damit Inhalt von einem Ziel her in das Leben trägt.

Sinn ist, so wurde oben festgestellt, „Absicht" der Aussage — wenn Verhalten sinnhaft erlebt wird, ein Satz einen Sinn aufweist, ein Zeichen Sinn hat — und Erwartung des Angenommen-Werdens und Verstanden-Werdens. Die Welt scheint den Menschen in ihrem Sinngehalt anzusprechen, um von ihm in ganz bestimmter Weise ausgelegt zu werden: Dies Erleben drückt sich im Begriff „Sinn" aus. In der Bedeutungsverleihung teilt der Mensch sich der Welt nach seinem Selbstverständnis mit, in der Sinnstiftung will er zum Angesprochenen werden, zum verständisvollen Dialogpartner, der sich in seiner Auffassung eins wissen will mit dem, was ihm der Sinn mitteilt.

„Sinn des Lebens" heißt demnach - daß der Mensch wähnt, Leben an sich müsse einen Aufruf, eine Aufforderung enthalten, die er nicht einfach je nach seiner Absicht verleihen oder zuschreiben kann, sondern die in der Tatsache seiner Existenz oder des Lebens allgemein bereits eindeutig vorhanden ist. Die Frage danach stellt sich dann genaugenommen für den, der sie stellt, nicht von seiner Situation her, sondern geht für ihn vom Leben selbst aus, dem er keinen Sinn mehr abgewinnen kann. Nicht er leidet seinem Empfinden nach am Mangel für den Sinn des Lebens, sondern sagt: „Das Leben hat keinen Sinn mehr." Das heißt soviel wie: „Es hält keinen Sinn mehr für mich bereit. Ich kann ihn nicht von mir aus stiften, sondern bin in der Rolle des Erwartenden, der beraubt oder übergangen wurde."

Sinn kann also nicht nur aus der Qualität der Einheit heraus verstanden werden. Er eint nicht nur, er ruft zum Vernommen- und Verstandenwerden auf. Doch gibt er sich nicht schon im Ruf allein unverkennbar dem Verständnis preis. Er verlangt Korrespondenz von dem, der ihn hört. D.h. dem Ruf des Sinnes gegenüber erlebt sich der Einzelne ohnmächtig, ihn erleidend, pathisch. Der Sinnleere fühlt er sich dementsprechend ausgeliefert. Er kann sie nicht durch aktive Willensanstrengung überwinden. Er kann Sinn nicht einfach kraft eines Entschlusses stiften.

Bedeutungen können verliehen, Sinn muß gesucht werden. Ist er gefunden, stellt er sich meist nicht als Problem, sondern füllt das Leben aus und verleiht ihm Inhalt, indem er es ein „Leben für" oder „auf etwas zu" sein läßt. Er wird zum fraglosen und selbstverständlichen Beweggrund der Person.

So heißt es bei Heidegger vertiefend und klärend: „Wenn innerweltliches Seiendes mit dem Sein des Daseins entdeckt, das heißt zu Verständnis gekommen ist, sagen wir, es hat *Sinn*. Verstanden aber ist, streng genommen, nicht der Sinn, sondern das Seiende, bzw. das Sein. Sinn ist das, worin sich Verständlichkeit von etwas hält. Was im verstehenden Erschließen artikulierbar ist, nennen wir Sinn. Der *Begriff des Sinnes* umfaßt das formale Gerüst dessen, was notwendig zu dem gehört, was verstehende Auslegung artikuliert. *Sinn ist das durch Vorhabe, Vorsicht und Vorgriff strukturierte Woraufhin des Entwurfs, aus dem her etwas als etwas verständlich wird.* Sofern Verstehen und Auslegung die existenziale Verfassung des Seins des Da ausmachen, muß Sinn als das formal-existenziale Gerüst der dem Verstehen zugehörigen Erschlossenheit begriffen werden. Sinn ist ein Existenzial des Daseins, nicht eine Eigenschaft, die am Seienden haftet, ‚hinter' ihm liegt oder als ‚Zwischenreich' irgendwo schwebt. Sinn ‚hat' nur das Dasein, sofern die Erschlossenheit des In-der-Welt-seins durch das in ihr entdeckbare Seiende ‚erfüllbar' ist. *Nur Dasein kann daher sinnvoll oder sinnlos sein.* Das besagt: sein eigenes Sein und das mit diesem erschlossene Seiende kann im Verständnis zugeeignet sein oder dem Unverständnis versagt bleiben" (Heidegger 1984, S. 151).

9.2.3 Orientierung (Wert)

Nach Dilthey erscheint das Leben „unter dem Wertgesichtspunkt als eine unendliche Fülle von positiven und negativen Daseinswerten" (Dilthey 1981, S. 249). So setze z.B. der Lebensplan „als ein Zusammenhang von Zwecken untereinander und mit Mitteln" stets Wertbewußtsein voraus (S. 307). Er stellt fest: „Ein weites Reich von Werten breitet sich als

110

Tatsache unseres geistigen Lebens aus. Die Tatsache selbst bezeichnet eine Beziehung des Eigenlebens zu Gegenständen, deren Charakter eben in deren Wertbestimmung sich ausdrückt. Wert ist also primär nicht ein Produkt der Begriffsbildung im Dienste des gegenständlichen Denkens. (...) Wert ist der abstrakte Ausdruck für das angegebene Verhalten" (S. 298, 299). Dilthey leitet „Anschauung und Begriff des Wertes" aus einer kontinuierlichen Entwicklung ab; an die erste Stelle setzt er das Aufblitzen von positivem und negativem Verhalten, wonach „dauernd konstruierte Gegenstände (...) Träger des so entstehenden Erinnerungsgehaltes an Gefühlen (werden), und (...) nun mannigfache Möglichkeiten von Gemütszuständen (repräsentieren). Das Denken löst diesen Inbegriff solcher Möglichkeiten, das Gemüt zu affizieren, vom Gegenstand selber los und bezieht sie auf diesen; so entstehen Anschauung und Begriff des Wertes. (...) Mit dem Leben selbst wächst die Mannigfaltigkeit von Möglichkeiten des Gegenstandes, das Gemüt zu affizieren. Immer mehr überragt die Erinnerung zu diesem Gebilde die gegenwärtige Affektion. Immer selbständiger löst sich so der Wert los von allem Aufblitzen und Verschwinden der Affektion. Dieser Begriff kann selbst bei fortbestehenden Gegenständen den bloßen Inbegriff vergangener Möglichkeiten in sich schließen. Und zunächst aus dem praktischen Verhältnis, in dem der Wille Werte für eine Zweckbestimmung abschätzt, entsteht nun die vergleichende Abschätzung der Werte gegeneinander, in welcher der Wert eine Beziehung zur Zukunft gewinnt, als ein Gut oder ein Zweck. Damit gewinnt er eine neue begriffsmäßige Selbständigkeit: seine Momente werden zu einer Gesamtschätzung, einem gegliederten Gebilde zusammengenommen. (...) Dies ist die Leistung des Erlebens für die allmähliche Entwicklung des Wertbegriffs" (Dilthey 1981, S. 299—300).

Diltheys Rekurs auf den Willen und die (spekulative) mähliche Konstituierung des Wertgefüges durch das Erleben stellt nur einen Aspekt dessen dar, wovon er ausgegangen war, daß „Wert zunächst der abstrakte Ausdruck" für ein bestimmtes affektives Verhalten sei. Der Fülle dieses Sich-Verhaltens zu etwas, das von ihm im Zusammenhang nicht als das Gegenstück von Erleben gemeint sein kann, sondern eine innere sowie äußere Art des „Gerichtetseins auf" umgreift, kann man besser mit den Begriffen der „Orientierung" und „Ordnung" (Wyss 1976, S. 50 ff., S. 241 ff.) gerecht werden.

Wyss hält für das Tier (Beispiel der Grabwespe) zunächst 2 Erscheinungsweisen von Orientierung fest:

1) als vorgegebenes Verhalten, das schon immer sich orientierend in und bei der Umwelt ist. „Orientierung hat schon stattgefunden, bevor sie stattfand."

2) „Orientierung ist (...) auch Erkunden, das einen — für das Insekt — relativen Spielraum möglicher Veränderungen des Verhaltens impliziert" (S. 52).

Richtet sich das Lebewesen im Orientieren auf etwas aus, bestimmt es seinen Standort und legt damit seine jeweilige Stellung innerhalb des Lebensraumes fest, so ist es in der erfolgten Orientierung schließlich in einer Richtung gebunden, wodurch es eine spezifische Ordnung entstehen läßt bzw. sich hineinfügt. Im Freiraum der Möglichkeiten orientiert es sich, in der Notwendigkeit erfolgter Ordnung ist es gebunden.

Die Kategorie der Ordnung ist von inneren und äußeren Momenten her bestimmt, in die das Lebewesen sich orientierend einfügt bzw. sie seiner Gestalt entsprechend fügt. „Damit läßt das Lebewesen, auf äußere Ordnung von Innen antwortend, seine jeweilige Ordnung entstehen" (Wyss 1976, S. 57). So wird denn über „die Orientierung (...) das jeweilige Territorium zu einer gelebten Ordnung, in der das Auseinander derselben die räumliche Dimension durch das Verhalten der Lebewesen zu einem In-Einander (Erlebnisbereich) von Mitteilung und Antwort wird; dieses In-Einander stellt sich sowohl als Mit-Einander wie auch als Gegen-Einander der Lebewesen dar, es ist stets auf-einander bezogen" (S. 58).

Der ersten Klärung der Zusammenhänge von Ordnung und Orientierung am Beispiel des Tieres läßt Wyss eine Bestimmung dieser Strukturen für den Menschen folgen: Die erkundende Orientierung des aufwachsenden Kindes trifft auf die Ordnungen des Lebensraumes, die als einengende Grenze oder in der Ausgedehntheit als Möglichkeit von Entfaltung erlebt werden können. Der räumlichen Ordnung parallel trifft es auf das Ordnung vermittelnde Verhalten des Erwachsenen, der der Kommunikation des Kindes „bestimmte Richtungen (Einstellungen) vermittelt. Es bezieht Orientierung des Verhaltens in Mitteilen und Antworten auf Ordnungselemente. (...) Orientierung wird zu Orientierung an moralisch-ethischen Ordnungsbezügen, zum Binden und Lösen gegenüber den Normen z.B. der jeweiligen Gruppe. (...) Die Entwicklung schließt (...) keineswegs aus, daß das Individuum im Verlauf seines (...) Lebensweges Orientierungen und Ordnungsbezüge entwirft, andere in anderen Lebensräumen erfährt, die vorangegangener Erfahrung von Ordnung widersprechen und demnach zum eigenen Ordnungsbezug werden" (S. 243—245).

Nachdem sich die Begriffe der Orientierung und der Ordnung als so eng miteinander verquickt erwiesen haben, läßt sich für die Frage des Wertes und der Werte weiterführen, daß sie die Leitpunkte der Orientierung darstellen. Sie ordnen die Orientierung des Einzelnen, bestimmen seine Ausrichtung auf etwas hin oder als Gegensatz dazu sein Abwenden von etwas. In der Orientierung ruht das Wesen des Wertgefüges. In seinen Normen, den Geboten und Verboten als seinen Ordnungskriterien und dessen Maßstäben drückt es sich aus. Menschliche Orientierung und Ordnung spannt sich zwischen den Polen der Vorgegebenheit (genetisch, gestalthaft, gesellschaftlich etc. fixierte Notwendigkeit) und der Möglichkeit zur individuellen Gestaltung in Wahl und Entscheidung (Freiheit, Schöpfertum) aus. Orientierung gibt sich als Werthaltung, betonte schon Dilthey, weniger im Wissen um sie, als vielmehr im Verhalten, d.h. als tätiges Verhältnis zum Begegnenden kund.

Innere und äußere Biographie sind die Geschichte der Beziehungen und Begegnungen, des Erlebens und Verhaltens als eines sich bildenden Verhältnisses zu den Menschen und Dingen. Sie ist u.a. beredter Ausdruck der Werthaltung des Einzelnen. In ihr hat seine Orientierung oft deutlich

Gestalt angenommen, soweit er sie in der Erzählung bejaht bzw. in der Selbstverständlichkeit seines Handelns und Denkens als die spezifisch ihm gemäße unreflektiert zu erkennen gibt. Die Lebensgeschichte ist dort, wo sie unhinterfragt berichtet wird, gelebte Orientierung, ist Ausdruck und Maßstab des Wertgefüges eines Lebens.

Die Antwort auf die Frage nach den Werten (der Orientierung) eines Lebens gibt sich demnach nicht nur im Wissen, in der Erkenntnis und im Bericht der eigenen Normen und Motive kund, sondern im Leben selbst: in den Entscheidungen für und wider, im Binden und Lösen, das dem Lebensweg sein individuelles Gepräge aufdrückt.

Auf die Lebensgeschichte der ersten Gespräche mit dem Patienten H. F. übertragen, läßt sich folgendes Orientierungs- und Wertgefüge festhalten:

Innerhalb seines familiären Lebensraumes ist er ganz auf die Mutter hin orientiert. Mit ihr bespricht er alle seine Probleme. Sie darf als erste an seinen Erfolgen teilhaben. Bei ihr sucht er Trost, wenn ihm etwas mißlingt. Er schätzt sie höher als den Vater, von dem er sagt, er habe ihm allen Wagemut ausgeredet und „jammere nur ständig herum". Wenig bedeutet ihm auch das Gespräch mit der Ehefrau, wie er in der Ehe überhaupt vorwiegend eine Wohn-, Eß- und Schlafgemeinschaft zu sehen scheint. Das Verhältnis zur Tochter hält er für ausgezeichnet, doch bleibt sie im Gespräch lange Zeit nur „das Kind" oder „unsere Tochter". Vater zu sein bzw. dieses sein Kind zur Tochter zu haben, scheint ihm demnach nicht sehr viel zu bedeuten, wird nicht sein Urteil über sich, sondern sein Verhalten und die Art seines Sprechens zum Wertmaßstab genommen. Was den familiären Lebensraum betrifft, ist der Patient also noch in ganz kindlicher Manier auf eine Familiengemeinschaft hin orientiert, die der Beziehung zur Mutter höheren Rang einräumt als der zu Frau und Kind.

Beruflich (Leistung) war sein Streben darauf ausgerichtet, Nachfolger des eigenen Chefs zu werden und somit eine relativ hohe Position — v.a. in Relation zu seiner Schuldbildung und zum Beruf des Vaters — einzunehmen. Deutlich ist aus der Lebensgeschichte zu entnehmen, daß es ihm nicht so sehr um Macht und Einfluß geht als um die Tatsache, erster zu sein, d.h. über den anderen zu stehen.

Die Verantwortung (Zeit) für die Mitarbeiter und das übergeordnete Ganze des Betriebs scheint für ihn ebenso wie die gegenüber seiner Frau und seiner Tochter hinter der Bedeutung der Beziehung zum Chef bzw. zur Mutter zurückzutreten. Die Möglichkeit, sich in der Hierarchie des Betriebs (nicht so sehr im Beruf als Tätigkeit) zu profilieren, schätzt er wohl höher ein als die Pflege des Familienlebens.

Wie Verantwortung ist auch Reflexion innerhalb der Struktur der Zeit angesiedelt. Diese hat ihm ebensowenig gegolten, wie jene. Die Erzählung seiner Lebensgeschichte zeugt von „unreflektiertem Dahinleben", orientiert an den Normen des Elternhauses. Sie spiegelt eine Entwicklung, die bisher nicht nach ihren Beweggründen befragt worden war, wider. Daß ihm äußere Erscheinung und Auftreten wichtiger waren als profunde Kenntnisse und außergewöhnlicher Einsatz, der Beifall der anderen bedeutsamer als der Wunsch, eigenen Bedürfnissen zu entsprechen oder die eigene Meinung

zu artikulieren, wurde nicht bedacht oder entschieden, sondern so gelebt.
Was die innere Ausrichtung selbst betrifft — als Standort oder Wertgefüge —, zeigt er sich weitgehend orientierungslos. Die Werte scheinen den jeweiligen Zwecken unterworfen zu werden, der Nutzen bestimmt die Normen.

Diese kurze Skizze des Wertgefüges (der Orientierung) des Patienten,
seinem anfänglichen lebensgeschichtlichen Bericht entnommen, mag damit
abgeschlossen sein. Sie sollte zeigen, wie auch ein der inneren Orientierung
scheinbar weitgehend entbehrendes Leben durchaus ein Wertgefüge aufweist. Jedes Leben, jede Lebensgeschichte verfügt über normative Setzungen in Bevorzugung und Ablehnung, ist von Werten geprägt, auch wenn sie
ethischer und moralischer oder sonstwie vorgegebener „absoluter Normen"
bar ist.

Orientierung ist „unentrinnbar" und sei es als reine Ausrichtung auf
den Nutzen oder den Zweck hin — der eben dann die Werteskala eines
Lebens bestimmt. Leben läßt keine Bedeutung zu, ohne sie als wichtig oder
unwichtig zu „qualifizieren". Es läßt sich von jeglichem Sinn in unterschiedlicher Intensität affizieren.

9.3 „Tiefe" als Kategorie des räumlich vorgestellten Innen

Das „Innen des Subjekts" bestimmt eigentlich nicht einen Ort, sondern
einen individuellen historischen Zusammenhang. Aber bei der Begegnung
mit sich in der Introspektion oder dem Erleben der Spontaneität „von tief
innen heraus" sowie mit dem Anderen wird die räumliche Vorstellung von
„Tiefe" oder „Flachheit" geweckt, die in die Metapher vom „Innenraum des
Subjekts" einmündet. Diesem Phänomen des Psychischen, daß es sich nicht
im Vordergründigen der Eindimensionalität erschöpft und nicht nur komplex, sondern hintergründig oder gar abgründig erscheint, hat die Tiefenpsychologie ihr wissenschaftliches Interesse zugewandt.

9.3.1 Zur Geschichte des Namens „Tiefenpsychologie"

Folgt man den Angaben der Literatur (Freud 1975 III, S. 132, Anm. d. Hrsg.;
Wiesenhütter 1981, S. 9), so hat der auch mit den Begriffen „Schizophrenie"
und „Ambivalenz" so erfolgreiche Namensschöpfer Eugen Bleuler Pate
gestanden. Er gebrauchte 1914 für Jungs Komplexpsychologie den Ausdruck „Tiefenpsychologie". Bereits 1915 habe Freud ihn übernommen. In
seiner Schrift „Das Unbewußte" (1915a, S. 132/3) wendet er ihn auf seine
Theorie an, weil sie neben der Dynamik der Seele auch ihr Topik behandle
— die psychische Tiefendimension, wie er schreibt. Aber bei Freud findet
sich bei genauerem Nachforschen bereits 1913 — also vor Bleulers erwähnter Veröffentlichung — der Satz: „Man darf es wohl aussprechen, daß das
psychoanalytische Studium der Träume den ersten Einblick in eine bisher
nicht geahnte Tiefenpsychologie eröffnet hat. Es werden grundstürzende

114

Abänderungen der Normalpsychologie erforderlich sein, um sie in Einklang mit diesen neuen Einsichten zu bringen" (Freud 1913, S. 198). Freud selbst hat also vermutlich diesen Begriff geprägt.

Der Ausdruck „Tiefenpsychologie" scheint aber nicht nur die Quintessenz der Theorie auszudrücken, sondern auch den diversen Wünschen und Ansprüchen an die Psychologie zu Beginn des 20. Jahrhunderts entsprochen zu haben, sonst hätte er sich wohl im deutschen Sprachraum nicht so schnell und unangefochten durchgesetzt. Interessanterweise herrscht im angloamerikanischen Kulturkreis der Begriff „dynamische Psychologie" vor (Ellenberger 1959, S. 86; Pongratz 1967, S. 212). Es mag also dem deutschen Hang zur Tiefe zu verdanken sein, daß wir von „tiefenpsychologischen Schulen", „tiefenpsychologischer Behandlung" und „— Theorie" sprechen.

Geistesgeschichtlich könnte der schnellen Aufnahme einer Theorie dieses Inhalts und Namens das Bedürfnis zugrundegelegen haben, die nüchterne Kühle des Rationalismus mit seiner Reduktion des Psychischen auf das Vernünftige mit dem nicht minder extremen Hang der Romantik zu einem dunklen, geheimnisvollen und tiefen Unbewußten zu vermitteln. Tiefenpsychologie macht sich als Wissenschaft von der Seele anheischig, nicht irgendeines ihrer Vermögen zu untersuchen oder eine ihrer Äußerungen methodisch zu beleuchten, sondern gerade ihre von jeher geheimnisvolle und immer wieder beschworene Tiefe (vgl. hierzu auch Guardini 1958), welche nach Heraklits berühmtem Satz jedoch unauslotbar ist (Capelle 1968, S. 148).

9.3.2 Tiefe und Seele

Tiefe und Seele werden von der Sprache in mannigfachen Wendungen miteinander verknüpft: so in „es hat mich tief getroffen", „ich bin zutiefst erschrocken", „ich bin tief verletzt". Die Überzeugung, daß Seele und Tiefe zusammengehören, klingt auch an, wenn wir davon sprechen, ein Gedanke sei tief, jemand sei in der Lage, sehr tief zu empfinden, und manchmal berufen wir uns auf unser „tiefstes Inneres". „Höhen und Tiefen" werden durchlebt und zuletzt kann einer auch „tief fallen".

Felix Krueger, der bedeutende Gestaltpsychologe, hat in seinem Aufsatz „Tiefendimension und Gegensätzlichkeit des Fühlens" (1967) hervorgehoben, daß es eine Erlebnisqualität der Gefühle gebe, die sich nur mit den Ausdrücken „Tiefe" und „Innigkeit" benennen lasse. Durch die Bezeichnung von Gefühlsrichtungen allein wie Lust, Unlust, Spannung, Lösung, Erregung, Depression sei die Gefühlswirklichkeit ebensowenig umfassend zu begreifen wie in den reinen Gradabstufungen z.B. einer äußersten geschlechtlichen Wollust oder der zunehmenden Unlust eines Schmerzes (Krueger 1967, S. 16 f.). Er faßt zusammen: „Daß wir Lust, Unlust und die sonst zu unterscheidenden Färbungen des Gesamtbewußtseinsinhaltes mit allen Stärkegraden zugleich abgestuft erleben können von der äußersten augenblicksbestimmten Flachheit bis zu unergründlicher Tiefe: aus dieser

Tatsache erwächst dem menschlichen Gemütsleben eine Mannigfaltigkeit
von innerlichster Art und von unbegrenzter Entwicklungsfähigkeit. Auf
keine andere Weise schließen sich so viele Gegensätze der inneren wie der
äußeren Welt synthetisch zusammen" (S. 20).

Er läßt die Tiefe der Gefühlsempfindungen in den, wie er sie nennt,
„relativ konstanten Richtungen" des Gefühlslebens, den „Wertungen"
wurzeln (S. 18), wobei er sich auf seine moralpsychologischen Schriften
beruft. „Die einzelnen Gefühlserlebnisse haben verschieden tiefe ‚Wurzeln'
in der sich entwickelnden Gesamtpersönlichkeit; sie finden in ihr dementsprechend eine mehr oder weniger ‚volle und individuelle Resonanz' (...).
Unser Fühlen ist um so tiefer und inniger, je mehr wir darin ‚Treue (oder
Untreue) gegen uns selbst' unmittelbar erleben (...); je mehr es bestimmt ist
durch die Struktur eigener Werte, die den Kern unserer Seele bilden"
(S. 19).

Nach Krueger gibt es also eine Erlebnisqualität der Gefühle, die als Tiefe
wahrgenommen wird. Sie drückt sich unmittelbar aus und wurzelt in den
„eigenen Werten". Das bedeutet: sogenannte tiefe Gefühle bilden die Resonanz der „ureigensten Persönlichkeit" mit ihren Werten und Normen auf
das Erleben seiner selbst und der Welt. Diese Bestimmung sei für später
festgehalten.

Auch Minkowski (1955, S. 606, 607) hat sich von der Metapher der Tiefe
des Gedankens, der Gefühle oder einer Überzeugung anregen lassen, das
Wesen dieses Bildes zu erhellen. Er hebt das „Unergründbare", Rätselhafte
und Mysteriöse hervor und betont, wie das tiefe Gefühl die Person umschrei-
be und umschließe. Tiefe meine letztlich bezogen auf die Person die Verbindlichkeit, deren sie im Kontakt fähig sei.

Die Zeugnisse einer über 2500 Jahre alten philosophischen Tradition,
die Sprache mit ihren Verweisungszusammenhängen und die Überlegungen Kruegers sowie Minkowskis können zeigen, daß dort, wo wir es mit
Empfinden und Erleben zu tun haben, der Begriff der „Tiefe" unverzichtbar
ist, weil ohne ihn Wesentliches unausgesagt bliebe.

Dabei ist Tiefe ein Ausdruck, der dem Bereich der räumlichen Wahrnehmung zugehört. Wenn wir ihn so oft und so wesenhaft mit Seelischem in
Verbindung bringen, so ist dies wohl eine Folge der Wahrnehmung unseres
eigenen Innen als erstem Repräsentanten des Seelischen. Die Introspektion
wird als Blick in eine Tiefe erlebt und in manchen Gefühlsmomenten tut sich
uns eine Qualität des Empfindens auf, wie sie sich sonst bei der Wahrnehmung räumlicher Tiefe einstellt.

Eine Tiefenpsychologie gibt es, weil es das Phänomen der „Tiefenwahrnehmung" des Psychischen gibt, das bereits durch die Vorsokratiker beobachtet und beschrieben worden ist.

9.3.3   Die Bedeutungen von „Tiefe"

„Tiefe" weist nach unten, fällt aber mit dem Begriff des Unten nicht einfach
zusammen. Tief sagt mehr, denken wir nur an die Tiefe z.B. des Raumes oder

116

der Perspektivität. Als räumliche Tiefe will sie nicht eine Richtung angeben, sondern kann, darin ähnlich dem Begriff der Weite, als Qualität des Wahrnehmens allen Richtungen zukommen. Steht dem Unten als Gegensatz nur das Oben gegenüber, so umschließt Tiefe das Gegensatzpaar Flachheit und Höhe. Tiefe hat einen dimensionalen Aspekt, sie bereichert die Flachheit der zweidimensionalen Ebene um die Dimension der Erstreckung in die Räumlichkeit. Erst durch Tiefe wird der Raum zu dem, was ihn bestimmt. Sie bedingt die Möglichkeit zur räumlichen Entfaltung des Blicks und zu perspektivischer Wahrnehmung.

Wir kennen daneben noch eine andere Bestimmung des Raumes, die wir Tiefe nennen. Beim Betrachten des hellen Sommerhimmels drängt sich uns kaum die Bezeichnung „tief" auf, durchaus aber beim Blick auf den bestirnten Nachthimmel, dessen zunehmendes Dunkel, in dem sich der Blick verliert, den Eindruck von Tiefe hervorruft. Bezogen auf den Raum kann Tiefe also auch das Fehlen einer Grenze, die Unsichtbarkeit eines Endes bei zunehmender Unschärfe und Dunkelheit meinen.

Daneben steht ihr qualitativer Bedeutungscharakter bezogen auf die Richtung des Unten. Tief heißt soviel wie weit unten und läßt sich durchaus auch im Zusammenhang mit einer Entfernungsangabe — etwas ist so und so tief — verwenden. Jedoch ist in seinem weiten Bedeutungshorizont zugleich das Empfinden von Unbestimmtheit und Unergründlichkeit enthalten. Im Attribut der Tiefe ist auf Dunkles, Abgründiges hingewiesen.

Wenn wir also von der Tiefe, sei es des Kosmos, des Meeres und nicht zuletzt unser selbst sprechen, ist der Gedanke an einen Bereich enthalten, der unbekannt, irgendwie unheimlich, unerreichbar und unbegrenzt, dabei aber von grundlegender Bedeutung für die Wesenhaftigkeit der Existenz dessen ist, dem wir diese Tiefe zusprechen. Der Begriff der „Tiefe" als Attribut des Geistig-Seelischen hat in unserer Vorstellung eine geheimnisvolle Bedeutsamkeit inne, die sich nur schwer in Worte fassen läßt. Das, was sich unter oder hinter der realen Erscheinung eines Verhaltens oder Erlebens verbirgt und doch sein Eigentliches ausmacht, so etwas wie eine verborgene Wahrheit, ist angesprochen. Dabei steht nicht eine lichtvolle Erkenntnis klaren Verstandesdenkens zu erwarten, sondern dessen absoluter, doch darum dem Erleben nicht minder wahrer Gegenpol. In der Tiefe meinen wir nicht, einen zu denkenden Begriff zu finden — vielmehr eine Näherung, ein Symbol, einen Schlüssel zum eigentlichen Wesen und Wissen, sei es der Welt, sei es unser selbst.

Damit soll nun nicht der „Mythos der Tiefe" erneuert oder gar neugeschaffen werden, diese Ausführungen versuchen vielmehr, den bestehenden Mythos zu befragen, um ihn zu klären, also ihn zu entmythologisieren. Eines steht zweifelsohne fest: Der Ausdruck „Tiefe" weist einen besonderen und fast durchweg hohen Wert in unserer Vorstellungswelt auf (vgl. auch Wyss 1970, S. 111 ff.).

Dagegen besagt die Formulierung „die Höhen und Tiefen des Lebens", daß Tiefe durchaus auch mit einem Unwert in Verbindung steht. Denn in dieser Kombination trägt es die Bedeutung von Leid, Unruhe, Beschwerlichkeit, verworrenen Lebensumständen und Hoffnungslosigkeit. Auch im

Ausdruck „tief fallen" zeigt sich die negative Bewertung. „Niedrigkeit" in einem abschätzigen Sinn klingt an. So kennt die Sprache in einer „moralisch-ethischen" Kategorisierung „niedrige" Empfindungen, Gedanken und Absichten. Die Gegensätzlichkeit zur Höhe läßt hier Tiefe zum Unwert werden.

Neben dem Raum kann Tiefe auch der Zeit eignen. Wenn wir unsere Lebensgeschichte zurückverfolgen oder die Menscheits- und Erdgeschichte betrachten, haben wir die Vorstellung, in eine Tiefe vorzudringen, sobald der Blick in immer undeutlichere, der Erkenntnis fernere, ob des inneren Abstandes dunkler werdende Bereiche gelangt, bis er mit zunehmender Ungewißheit nur noch ahnen, nicht aber klar erkennen kann. Nicht die absolute Entfernung zur Gegenwart ist dabei entscheidend, sondern wie groß der innere Abstand dazu ist. Wir bezeichnen z.B. das Mittelalter zuweilen abwertend als „tiefstes Mittelalter", um die Befremdlichkeit und das in unseren Augen Düstere dieser Epoche deutlich zu machen. Für die weit ältere, aber geistig näherstehende Antike schiene uns diese Kennzeichnung deplaziert.

Tiefe, das hat sich bisher ergeben, ist ein Begriff, der eine Richtung, eine räumliche Qualität, verschiedene, ja gegensätzliche Wertkategorien einschließt und zeitlich bestimmten Bereichen der Vergangenheit zugesprochen wird. Es ist ein Begriff aus der Sphäre der Wahrnehmung — ohne Unterschied, ob es sich um die Wahrnehmung des Raumes oder der Zeit, des Innen oder des Außen handelt.

9.3.4   Die Tiefe des Innenraums

Nach Wyss (1970) geht die Wahrnehmung der Tiefe des Innenraums derjenigen des Außenraumes voraus. Für ihn ist das primär ermöglichende Erlebnis der Raumerfahrung „die Erfahrung des Erlebenden selbst im Sinne eines sich fühlenden Wesens, das seine eigene Subjektivität des Innen als Innenraum weiß". Das Innen der fühlenden und wertenden Subjektivität sei durch das Auftauchen und Verschwinden der Gefühle am inneren Horizont der Selbstwahrnehmung, das diesen Horizont stetig erleben läßt, begründet (Wyss 1970, S. 86).

In einem fortschreitenden Prozeß von äußerer und innerer Wahrnehmung eignet sich das Kind die Fähigkeit an, Tiefe sowohl als auch Zeit zu erleben. Weiter heißt es: Das Kind „(...) erschließt sich die Tiefe des Raumes durch die Bewegung, an dieser werden die Dinge zum Vorher und Noch-nicht-Erreichten. In der Erfahrung der Veränderbarkeit der Umwelt durch die Bewegung erlebt sich das Subjekt nicht nur als Sich-Zeitigendes, Vergängliches. Die Tiefe des Raumes und mit ihr die ständige potentielle Vernichtung ist nicht ohne die eigene innere Tiefe (...) zu erfassen. Auf dem Hintergrund der eigenen Tiefe erfährt sich die Person im Wechsel ihrer Stimmungen, Gefühle, Wünsche und Triebe zeitlich veränderbar. Die eigene Tiefe ist dabei ebenso dunkel wie der Abgrund, der unbekannte Raum und die Gefahr des Sturzes in denselben. (...) Die Tiefe des Unbewußten wird zur unauslotbaren Dimension, die nur eine der vielen Metaphern ist, den Abgrund des Subjekts zu beschreiben" (Wyss 1970, S. 112; vgl. auch Bräutigam 1961, S. 39, 66 und 87).

9.3.5   Seelische Tiefe und Unbewußtes

Diese Überlegung soll nun zum Ausgangspunkt für die weitere Untersuchung werden: Das Unbewußte als Metapher für etwas der Wahrnehmung gerade noch irgendwie Zu-Erahnendes, nämlich die Abgründigkeit des Innen und daraus folgend die Theorie der klassischen tiefenpsychologischen Schulen als Versuche, diesen mehr geahnten als gewußten Abgrund des Subjekts strukturell zu erfassen und zu beschreiben. Einige von diesen Beschreibungen sollen aufgegriffen sein, nicht um sie gegeneinander, sondern nebeneinandergestellt zu untersuchen. Können sie doch nicht zuletzt als beredte Zeugnisse dessen, was der menschliche Geist seiner eigenen Tiefe an Eigenschaften und Inhalten zuspricht, aufgefaßt werden (s. auch Bräutigam 1961, S. 66—92).

Beide große Schulen der Tiefenpsychologie, Freuds Psychoanalyse und Jungs analytische Psychologie, teilen die Vorstellung, daß es eine Trennung des Erlebens und Wahrnehmens von Außen und Innen gibt und daß an der Bruchstelle die eigentliche personale Instanz, das Ich oder das Selbst eingefügt ist. Diese Instanz denke und handle zum größten Teil nur in Reaktion auf die Aktionen des Innen und Außen hin. Für das Innen jenseits der bewußten personalen Instanz als Grund der Tiefe der Tiefenpsychologie gilt beiden das sog. „Unbewußte". Psychologie ohne Unbewußtes verharrt an der Oberfläche des Seelischen (vgl. Pongratz 1967, S. 211).

Freud gilt nun als der Entdecker des individuellen, Jung als der des kollektiven Unbewußten (Wiesenhütter 1981, S. 96), beide beschreiben damit jeweils einen Pol der allgemeinen Vorstellung von dem, was wir in der Tiefe unserer Seele vermuten: daß in ihr das Individuellste neben dem Allgemeinen zugleich enthalten ist. Beim „Blick" in die Tiefe erwarten wir, in einen Bereich vorzudringen, aus dem unser persönlichstes, unvermitteltstes und innerstes Erleben aufsteigt. Wir vermuten dort den Kernbereich unserer Eigentlichkeit, der zugleich einer inneren Gemeinsamkeit aller Menschen entsprechen soll — das innere Band, das alle Menschen miteinander verbindet. In der tiefsten Tiefe unserer Person glauben wir neben dem Eigentlichsten auch das Allgemeinste, ja das Menschliche schlechthin beheimatet. Ein Präfix taucht auf, das sich später als eng verquickt mit dem Begriff der Tiefe erweisen wird: die Vorsilbe „Ur-". Das Ureigene ineins mit dem Urmenschlichen macht die Tiefe des Psychischen aus: Diese antilogische Feststellung soll als erstes Ergebnis festgehalten sein.

Bei Jung machen vielfältige, von ihrer Anzahl her letztlich unbegrenzte Archetypen den Inhalt des Unbewußten aus bzw. konkretisieren bildhaft dessen Funktionen (Wiesenhütter 1981, S. 96 ff.). Nach Freud taucht dagegen mit der zunehmenden Erhellung der eigenen Tiefe immer wieder der eine zentrale Konflikt des oedipalen Dramas auf (Wyss 1972, S. 95).

Auch das ist wohl der Ausdruck einer ganz allgemeinen Vorstellung vom Innen: daß dort nebeneinander und ohne sich gegenseitig im Widerspruch aufzuheben, die eine Grundsituation des Menschlichen, der eine Schlüssel, die große einfache Antwort auf die Komplexität all unseres Erlebens und Empfindens und zugleich eine nahezu chaotische Vielfalt und Fülle als Wurzelgrund von Phantasie, Vitaliät und Kreativität zu finden sind.

In der Freudschen Psychoanalyse trifft der Blick in die eigene Tiefe auf eine ängstigende, ja geradezu grauenerregende „Unter"-Welt archaischer gewalttätiger Gefühle und Triebe (vgl. Zacher 1986). Dagegen verheißt die analytische Psychologie C. G. Jungs das Erringen der Mitte im Reifungsschritt der Individuation (vgl. Wyss 1972, S. 239 ff.) Die Nachtmeerfahrt ist nur eine Etappe und das Bild des Schattens (S. 241) legt nahe, daß dieser nicht den eigentlichen Kern der Persönlichkeit ausmacht, sondern wie es das Bild nahelegt (Schatten als Folge des Lichts), er zwar je vorhanden, nicht aber primär ist.

Auch diesmal sei nicht auf den Streit der Schulen eingegangen, sondern mögen beide Anschauungen wiederum als Ausdruck allgemeiner menschlicher Vorstellungen über die Tiefe der Psyche angesehen werden. Dann vereinigt diese in sich die niedrigsten und höchsten Empfindungen gemessen an den Kategorien eines ethischen und moralischen Wertsystems.

An vielen weiteren Beispielen ließ sich zeigen, daß die Thesen Freuds und Jungs sich oft zueinander verhalten wie These und Antithese. Beider Werk fand wohl nicht zuletzt deshalb eine so außerordentliche Resonanz, weil sie wegen ihrer Gegensätzlichkeit allgemeinste Vorstellungen über die Tiefenstruktur der Seele erfüllt haben.

Mit den obenstehenden Ausführungen wurde deutlich, daß nach allgemeinem menschlichen Dafürhalten die Tiefe der Seele in sich widersprüchlich angelegt ist. Die Tiefe der Tiefenpsychologie gründet demzufolge nicht auf ihren in sich geschlossenen Modellen des Unbewußten, sondern findet ihre Entsprechung in der Darstellung der antilogischen Verfassung unserer innersten Existenz.

Es sei nochmals kurz zusammengefaßt: Die Tiefenpsychologie als Wissenschaft von der Tiefendimension der menschlichen Seele gibt bestimmte Vorstellungen von der Seele wieder und versucht, sie systematisch zu erschließen. Dabei handelt es sich um allgemeinstes menschliches Vorstellungsgut. Die Theoreme Freuds und Jungs verweisen auf die antilogische Verfassung der Tiefe der Psyche, in der den Erwartungen nach das Widerspruchsvollste zugleich enthalten ist: Einfachstes und Kompliziertestes, Eigenstes und Allgemeinstes, Niedrigstes und Höchstes, vom Aspekt der Entwicklung her gesehen tierische Triebmerkmale neben dem eigentlichsten Menschlichen, wie dies z.B. in den völlig kontroversen Theorien von der „Tiefenperson" laut wird (vgl. Pongratz 1967, S. 240 ff.). Der Seele eignet Tiefe in irgendeiner Form. Davon geht die Tiefenpsychologie aus. Tiefe, wurde festgestellt, ist ein Begriff aus der Wahrnehmungssphäre. Dessen verschiedene sprachliche Implikationen wurden bereits untersucht. Nun stellt sich die Frage, welche von diesen Bestimmungen durch die Theorie der Tiefenpsychologie aufgegriffen worden sind.

120

9.3.6 Räumliche Tiefenvorstellungen in der Tiefenpsychologie

Von den verschiedenen Bedeutungsgehalten, welche im Ausdruck Tiefe eingefangen sind, ist das Unten in der Seelenkunde am populärsten. So lautet denn auch die landläufige Vorstellung von der Tiefenpsychologie, sie beschäftige sich mit dem „Unterbewußten" (vgl. z.B. Pfahler 1964). Obwohl Freud sich in der „Traumdeutung" recht vehement gegen diesen Begriff verwehrt (Freud 1900, S. 583), taucht in seinen Schriften immer wieder einmal die Ortsangabe „unten" zur Veranschaulichung des Unbewußten auf. Mannigfache Ähnlichkeiten bestehen außerdem zwischen den Theorien von Genese und Struktur des Unbewußten und den klassischen Ursprungs- und Unterweltmythen. Freud spricht z.B. in seiner ersten Arbeit über Hysterie, in welcher bereits die Verdrängungstheorie angedeutet wird, von einem Schattenreich, in dem die verdrängten Vorsätze ihr Dasein fristen (1892, S. 15). Die Urverdrängung, die erst zur Konstituierung des Unbewußten führt, vergleicht er mit dem Titanenkampf (1900, S. 527, 528), und durch die erdbebenhervorrufenden Zuckungen der Titanen verbildlicht er das Auftauchen unbewußter Wünsche in den Träumen (1900, S. 528). Lethe, der Strom des Vergessens, findet sein Pendant in der Abspaltung von Affekt und Inhalt beim Eintritt in das Unbewußte, die Zensur im Höllenhund Zerberus, die Unerschöpflichkeit der Übertragungswiederholungen in den Strafen der großen Büßer, von denen Sisyphos wohl am bekanntesten ist. Nach einem Treffen der Mittwochsgesellschaft soll Freud einmal bemerkt haben, einige der Mitglieder dieser Vereinigung könnten in der stickigen Luft der dunklen Kanäle nicht atmen, sehnten sich vielmehr danach, sich im hellen Licht der Oberwelt zu sonnen (Nunberg u. Federn 1976, S. XXVI).

Während also bei Freud die Tiefe der Tiefenpsychologie mit Vorstellungen des „Unten" engstens verknüpft ist — nicht zuletzt des Unterleibes ähnlich wie in der Wagenlenkerparabel Platos (Mathey 1960, S. 438) —, versteht Jung unter Tiefe das Zentrum oder die Mitte der Person; Raumbilder des Psychischen, die sich auch in der Schichtentheorie der Persönlichkeitslehren wiederfinden (Thiele 1948; Mathey 1960).

Jung schreibt z.B.: „daß das Ichzentrum einer dunklen Tiefe entsteigt, in der es irgendwie enthalten war, während es in potentia existierte" (1976, S. 299). Ebenfalls in „Bewußtsein, Unbewußtes und Individuation" fragt er, was wohl das Zentrum des Unbewußten sei (S. 294) und zitiert andernorts gnostische Quellen, in denen es heißt, die Mitte des Selbst umfasse „eine Idee der Ganzheit und Endgültigkeit", in der Mitte des Menschen, dem Zentrum der Person (1984 IV, S. 194) komme das All an seine Grenzen, nicht an seiner Peripherie (S. 186 f.). Jung hebt also bei der Frage nach der Tiefe des Seelischen eher das Element des nach einem Zentrum hin Unbegrenzten, Dunklen und Unbestimmten hervor.

Die Richtung des Unten, das Unbestimmte, undeutlicher Werdende, Dunkle, die Mitte waren freilich nicht die einzigen Bestimmungen, die sich ergaben, als wir den sprachlichen Horizont des Begriffs „Tiefe" abschritten. Er hatte sich daneben für die perspektivische Raumwahrnehmung als unentbehrlich erwiesen.

9.3.7 Tiefenpsychologie und Perspektivität

Merleau-Ponty hat der Frage der ursprünglichen Tiefenwahrnehmung des Raumes ein ganzes Kapitel seiner „Phänomenologie der Wahrnehmung" gewidmet (1966, S. 297—311; vgl. auch Bollnow 1963, S. 77). Er wendet sich gegen die objektivierende Betrachtung, welche die Tiefe „einer im Profil gesehenen Breite" assimiliert und letztlich auf folgende Aussage hinausläuft: „Was wir Tiefe nennen, ist in Wirklichkeit nur der Breite vergleichbare Aufreihung von Punkten." In diesem theoretischen Rahmen könnten wir Tiefe nur wahrnehmen, „wären wir an der Stelle eines seitlichen Zuschauers, dessen Blick die vor uns aufgereihten Gegenstände (...) zu umfassen vermöchte. (...) Was mir die Tiefe unsichtbar macht, ist eben dasselbe, was sie dem Zuschauer in der Form der Breite sichtbar macht: die Aufreihung simultaner Punkte in einer einzigen Richtung, die gerade die meines Blickes ist" (S. 297, 298).

Von dieser simultanen Gleichsetzung von Tiefe und Breite will Merleau-Ponty sich lösen, um zur „Ursprünglichkeit der Tiefe" zurückzufinden, die unter allen Dimensionen gleichsam die „existenziellste" sei, da sie sich in keiner Weise am Gegenstand selber abzeichne, vielmehr ganz offenbar der Perspektive, also der Wahrnehmung selbst, nicht den Dingen zugehöre (S. 299). Er kommt zu dem Schluß, daß Tiefe nicht den Dingen oder ihren Abständen anhaftet, sondern daß diese gleichsam hineingestellt sind in einen Wahrnehmungsakt, den er als Möglichkeit eines engagierten Subjekts sieht, nicht als gedankliche Vorstellung eines weltlosen Subjekts (S. 311).

Was mag diese Bestimmung für eine Untersuchung der Tiefenpsychologie zu leisten? Sie sollte nicht Tiefe und Breite assimilieren, d.h. analog den nebeneinanderliegenden Punkten durch das Aufschichten von Ebenen versuchen, die ursprüngliche Wahrnehmung einer Tiefe des Innen zu objektivieren, ginge doch dann nach Merleau-Pontys Analyse gerade das Wesentliche des Charakters wahrgenommener Tiefe verloren. Im Sinne seiner Schlußfolgerung ist die Tiefe des Psychischen nicht eine Gegebenheit, welche der Seele anhaftet wie die Eigenschaft einem Ding, sondern macht sich nur im anteilnehmenden Bezug eines engagierten Subjekts an sich und am Anderen bemerkbar.

Nach Wyss' Untersuchungen „entwirft sich ein aus der Tiefe des Innen Kommendes in die sichtbare Welt hinein, das in der Fixierung des Sichtbaren den Raum, seine Perspektivität und damit die Tiefe desselben konstituiert. Der uns umgebende Raum ist nur perspektivisch tief, weil das menschliche Innen, das sich im Wachen nach außen entwirft, unauslotbar tief ist." Er beruft sich auf eine „Fülle von Dokumenten der Introspektion aus der Mystik, der religiösen Selbsterfahrung, der Meditationspraxis (sowie) (...) wieder zum Leben erweckter Personen, die von dem vorübergehenden Zustand des ‚Verstorbenseins' als Entschwinden in unauslotbare Tiefen berichten" (1973, S. 167).

Daß die Tiefe des Innen selbst aber der Perspektivität entbehre, entwikkelt Wyss an den Beispielen von Traum und Bildgeschehen. Im Traum ist der perspektivische Bezugspunkt, in dem sich das Subjekt in der räumlichen Außenwelt fixiert, entrückt, Perspektivität geht verloren durch den Wegfall der Gerichtetheit des Subjekts von innen nach außen (Wyss 1973, S. 171). Sartre spricht in einem verwandten Sinn davon, daß der Traum in sich gefangenes Bewußtsein sei (1971, S. 271 ff.).

Bedeutsam für diese Frage erscheint auch die Untersuchung des Philosophen Rombach (1985, S. 13—19) über die „Hermetik des Daseins". „Alles Hermetische ist unvermittelbar; es bleibt in sich selbst verschlossen und offenbart sich nur dem, der die Verschlossenheit teilt", schreibt er. „Im hermetischen Erlebnis wird nicht dies oder das erlebt, sondern immer eine ganze Welt in einem bestimmten Licht, als ein bestimmer Zusammenhang" (S. 15).

Auf den Traum übertragen hieße das: Der Traum ist die hermetische Situation des Einzelnen im Schlaf mit sich selbst. Die Welt, die sich in ihm aus der Aperspektive des Innen wider die Regeln räumlicher und zeitlicher Strukturierung erhebt, empfängt ihre spezifische Tönung (das bestimmte Licht in Rombachs Erörterungen) durch die Gestimmtheit, in die sie getaucht ist, durch die Empfindungen, die sie durchtränken.

So wäre denn das „Unbewußte", worunter die klassische Tiefenpsychologie die Tiefe des Seelischen auffaßt, innerhalb dieser Betrachtungsweise unter drei verschiedenen Bedeutungshorizonten zu verstehen:

1) als „Aperspektivisches Innen" im Erlebnis des Traumschlafs oder der mystischen und meditativen Erfahrung. Hier eröffnet es sich direkt. In seiner Hermetik ist es nur dem in sich Versunkenen als stimmungsgetragenes Bild- und Gefühlserleben wahrnehmbar, ohne direkt vermittelt werden zu können.

2) Zeigt es sich dem sich der eigenen Tiefe wach und gezielt zuwendenden Subjekt, dann jedoch in der räumlichen Perspektivität, die dem Subjekt aus der Begegnung mit der Außenwelt zugewachsen ist und nun auf das Innen übertragen wird. Dessen eigentliche Konstitution ist damit je schon verfehlt. Wyss schreibt: „Alle Interpretationen dieses Innen, insbesondere auch den Traum nach psychischen Funktionen aufzugliedern, die sich rückschließend aus der wachen Zuwendung des Innen nach außen ergeben, unterstellen dem Innen Kräfte, die erst Folgen der Zuwendung sind" (Wyss 1973, S. 173).

3) Als Tiefe des Anderen, die sich aus dem anteilnehmenden Bezug erschließt, gemäß den Möglichkeiten meiner perspektivischen Wahrnehmungsfähigkeit als für ihn engagiertes Subjekt. Die Tiefe des Anderen kann in ihrer Ursprünglichkeit nicht mehr wahrgenommen werden, wenn sie gedanklich der Breite gleichgesetzt (also in der Aufsicht) in nebeneinander oder übereinander gelagerte Punkte oder Ebenen zergliedert wird. Mit der Auftrennung geht auch die „Verweisungsganzheit" (Graumann, zit. nach Pongratz 1967, S. 130) verloren.

9.3.8 Die Tiefe der Zeit

Tiefe eignet, das war schon angeklungen, auch der Zeit. Unergründbar ist schließlich allein schon der Moment. Keine noch so genaue Beschreibung oder Analyse vermag, die ganze Fülle eines erlebten Augenblicks wiederzugeben oder in all ihren Teilaspekten und deren Beziehungen zusammenzufassen. Der Moment ist auch tief, weil er unaufhebbar sich selber verborgen bleibt. Reflexion kann ihn immer nur danach und das heißt verändert und verkürzt wahrnehmen. Eine der zentralsten Vorstellungen vom Zusammenhang zwischen Tiefe und Seele ist aber diejenige, daß tief soviel wie früh bedeute.

Strunz hat in einer Studie „über die vertikale Ordnung der seelischen Dispositionen" folgende in der Literatur gängige Ordnung aufgeführt: im Schichtenbau tiefer bedeute onto- und phylogenetisch früher (zit. nach Mathey 1960, S. 448). Im Schichtenbau höher meine dagegen in der Entwicklung später. Diese Zuordnung läßt sich sehr anschaulich an Freuds Theorienbildung verfolgen. Er beginnt mit einer Verursachungslehre durch erinnerungsfähige Traumata, um schließlich die Zeit vor bewußtseinsfähigem Erinnern für die entscheidende Epoche der Prägung von neurotischen Störungen zu erklären (vgl. Wyss 1972, S. 9 ff.). Schüler Freuds betonten bald, noch weiter zurückliegende Phasen der Säuglingsentwicklung seien verantwortlich für die neurotischen Erkrankungen im Erwachsenenalter (z.B. Abraham 1969, S. 113 ff.; Klein 1932).

Wenn sich heute eine Richtung intrauteriner Tiefenpsychologie formiert hat, ist dies als konsequente Fortsetzung der Vorstellung anzusehen, nach der die Psychologie um so tiefere Bereiche erfaßt, je früher sie die formenden biographischen Ereignisse ansetzt. Gleiches gilt für die Phylogenese. Auch hier werden schon von Freud (1915b), dann von Roheim (z.B. 1977), auf jungianischer Seite vor allem von Neumann (z.B. 1984) Entwicklungszüge des Seelischen aus der Menschheitsgeschichte, v.a. den Stadien primitiver Menschheitsorganisation abgeleitet.

In der Tiefe der persönlichen wie auch der überpersönlichen Vergangenheit wird der „archaische" — dies ist ein in der Tiefenpsychologie häufig verwendetes Adjektiv — der „Mensch im Urzustand" gesucht. Tief, früh, archaisch, die Vorsilbe Ur- ist in diesem Zusammenhang auch mit „wahr" im Sinne von „eigentlich" gleichgesetzt. Dem liegt die recht fragwürdige Vorstellung zugrunde, daß der Mensch sich dort in seiner Eigentlichkeit zeige, wo noch keine kulturelle und zivilisatorische Differenzierung und keinerlei Beeinflussung durch eine von ihm selbst gestaltete Außenwelt stattgefunden hat.

Die Tiefe der Lebensgeschichte wird von der Tiefenpsychologie meist als das Übereinandergeschichtete des Faktischen, sei es der eigenen gelebten oder erlebten Vergangenheit oder derjenigen unserer Vorfahren aufgefaßt. Die Suche nach der Wahrheit der Person wird als Abtragen dieser Schalen oder Schichten inszeniert gleich einer Expedition in die Uranfänge eines (des) Menschenschicksals — ein bestechend einfaches, jedoch völlig hypothetisches Modell.

9.3.9 Die Tiefe der Geschichte des Einzelnen aus anthropologischer Sicht

Wenn wir in der Tiefe unserer Biographie Nachforschungen anstellen, dann suchen wir das ins Auge zu fassen, was dem bewußten Erinnern nur schwer zugänglich ist, sei es, weil damaliges Erleben so komplex war und so vieles gleichzeitig in uns angesprochen worden war, so daß ein im Nachhinein diachroner gedanklicher Prozeß immer nur Teilwirklichkeiten zutage fördern kann, sei es, weil es weitgehend oder völlig aus dem Gedächtnis entschwunden ist. Letzteres trifft sicher auf unsere persönliche Prähistorie zu (s. auch S. 85ff.), die uns als tiefste Tiefe unserer Lebensgeschichte erscheint. Sie zu untersuchen bieten sich zwei Wege an: der, den die psychoanalytische Entwicklungspsychologie gegangen ist. Von ihr wird die Zeitstrecke der frühkindlichen Entwicklung wie ein Untersuchungsgegenstand behandelt. Buchstabe um Buchstabe, Wort für Wort soll die Kindheitsgeschichte von ihrem Anfang her entziffert werden. Tiefe wird, wie schon expliziert — zu Breite, Perspektivität wird — „von der Seite" betrachtet - in nebeneinanderliegende Wahrnehmungsobjekte aufgelöst zur „Aufsicht". Entscheidendes — der Charakter des Tiefen — geht verloren trotz eines möglichen Erkenntniszuwachses über die Kindheitsentwicklung.

In einer perspektivischen Betrachtung wird dagegen der Blick vom Jetzt aus in die Tiefe der Biographie geworfen. So geschieht es z.B. in jeder analytischen Behandlung. Im therapeutischen Gespräch wird primär nicht die wirklich stattgehabte Lebensgeschichte rekonstruiert, wird nicht faktische Prähistorie von ihrem Anbeginn her nachgebildet, sondern vom Jetzt aus, also vom stets fortschreitenden Endpunkt der Entwicklung aus dringt der Blick ein in eine mögliche Vorgeschichte als Hintergrund und Wurzel jetzigen Seins. Das Jetzt als das ständig sich erneuernde jeweilige Ende des Gewordenseins kann die Eindrücke und Einflüsse alles Vorherigen nicht einfach abstreifen. Der Blick in das Zuvor — mit dem Jetzt ständig fortschreitend — bleibt nicht identisch, ist nicht verläßlich oder objektivierbar, denn seine Wahrnehmungsfähigkeit seligiert nach den Bewertungs- und Bedeutungsmaßstäben des sich aufsummierenden Erlebten.

Wir entwerfen in der therapeutischen Aktion die Lebensgeschichte gemeinsam vom Jetzt ins Damals — von der gelebten Gegenwart in eine weitgehend „ungelebte Vergangenheit" (s.o S. 59 ff.). Nach Viktor von Weizsäcker ist dies ein Schritt von einem Faktum zu einem Non-Faktum, ein gemeinsamer Schritt ins Leere und das heißt: mit diesem Schritt in das „Ungelebte", Nicht-Wirklichkeit-Gewordene, Nicht-Gewesene persönlicher Vergangenheit geschieht Geschichte (von Weizsäcker 1950, S. 279). Geschichtsloser Vergangenheit wird in dieser lebensgeschichtlichen Situation Geschichtlichkeit vermittelt, nicht durch einen Akt des Geistes, sondern durch den existenziellen Vollzug der dialogischen, perspektivischen Rückbesinnung.

Von der Tiefe der Vergangenheit war schon die Rede gewesen. Der Eindruck des Tiefen wurde vom „Dunkel" des Vergangenen erweckt, in dessen Unergründlichkeit sich der Blick verliert. Der Begriff der Vergangenheit sei kurz thematisiert. Vergangenheit ist, was einmal Gegenwart

war. Sie ist unwirklich, nicht mehr wirklich — höchstens wirksam in den
Spuren, die sie vergehend hinterließ. Vergangenheit ist nicht. Wir können
ihrer nur habhaft werden in den Wirkungen, die sie für das Jetzt hervor-
brachte. Sie legen Zeugnis dafür ab, daß etwas war. Als Vergangenheit, als
diese von uns für so wirklich genommene, in Wahrheit aber entschwundene,
bleibt sie nur in uns irgendwie und irgendwo dennoch vorhanden. Als
unsere persönliche Vergangenheit ist sie durch uns „hindurchgeschrittene"
Zeit - hindurchgeschritten, denn es bedarf des „Sich-Erinnerns", um sich
ihrer wieder bewußt zu werden. Die Sprache zeigt auf, daß wir im Akt des
„Erinnerns" — es heißt ja „sich erinnern" — uns gleichsam hereinholen in
ein tieferes Innen in uns selbst. An die Zukunft können wir uns nicht „erinnern", denn sie ist wie ein Außerhalb von uns. Wir vermögen sie zu
entwerfen oder zu planen, zu erwarten. Sie ist nicht durch uns hindurchgeschrittene, verinnerlichte, sondern bevorstehende, auf uns zukommende
Zeit.

Für das erlebende, reflektierende Subjekt bewegt sich die Zeit aus der
Ferne der Zukunft quasi wie von außen durch die gegenwärtige Existenz
hindurch zur persönlichen Vergangenheit, „die uns inne ist, der wir aber
nicht völlig inne sind" (Wyss, Seminarnotiz). Wir lassen sie beileibe nicht
„hinter" uns, wie im Gegensatz dazu Zukunft „bevorsteht", sondern in uns,
und nur dort hat sie Bestand.

Tiefe — unauslotbares Innen —, die persönliche Vergangenheit erweisen sich als eng zusammengehörig, nicht weil Geschichte wie aufeinander-
geschichtetes Geschehen ins uns aufbewahrt ist und die Urzeit des Lebens
zuunterst liegt, sondern weil unser Blick aus dem Jetzt hinein in unser
Inneres als dem Ort zu vergegenwärtigender Erinnerung sich im Dunkel
unserer selbst verliert. Die Frühgeschichte oder persönliche Vorgeschichte
als ein Element der tiefsten Tiefe unseres Innen, als dunkler Grund, dessen
sich die Tiefenpsychologie fragend annimmt, gehört dem „verlorenen"
Anwesenden an, das die unauslotbare Vergangenheit ausmacht, vor deren
Hintergrund wir uns erst als geschichtliche Wesen abzeichnen. „Die Tiefe
des in ihm Verborgenen macht den Menschen zu dem immer wieder
reflektiert fragenden Wesen" (Wyss, Seminarnotiz).

Die Prähistorie des Einzellebens ist ein Element des verborgenen Grun-
des, der uns bei unserer biographischen Reflexion als Tiefe anmutet — nur
ein Element. Ebenso kann unsere Besinnung auf die Gegenwart als gelebte
Geschichte oder die Erinnerung an geschichtliche Vergangenheit „tief"
geraten, wenn sie sich hineinentwerfen in den Bereich des Nicht-Wirklichen
und doch Wirksamen, der nach von Weizsäckers Gestaltkreismodell das
Bewegende und deshalb nicht zugleich Wahrnehmbare unserer Existenz
ausmacht (von Weizsäcker 1973). Tief ist die Geschichte des Einzelnen nicht
als konkreter Inhalt seiner Vergangenheit. Die Tiefe der Biographie ist
vielmehr eine Qualität des Blicks hinein in das persönliche Sein und
Gewordensein, eines Blicks, welcher sich dem „verlorenen Anwesenden"
der vergangenen Biographie zuwendet, den Möglichkeiten der Vergangenheit in ihrer Spannung zur Wirklichkeit geschehener Lebensgeschichte.
Diese gibt sich uns dann in einer neu zu stellenden Frage zu erkennen, nicht

als abschließende Antwort — das scheint das Wesentliche zu sein.

Am Anfang steht die deutliche Empfindung, daß unserer Seele etwas wie Tiefe eignet. Diese Wahrnehmung macht sich die Tiefenpsychologie zum Problem ihres Forschens. Sie versucht, die Gesetze und Inhalte der seelischen Tiefe zu enträtseln, läuft aber in ihren Antworten Gefahr, den Gegenstand ihres Interesses gerade in dem zu verfehlen, worin sein Wesen liegt: im Charakter des Tiefen. Eine psychotherapeutische Besinnung auf die Lebensgeschichte geht - wie man so sagt — nicht „in die Tiefe", mag dem Kranken die Geschichte seiner frühen Kindheit auch noch so detailliert erzählt werden. Sein Blick in sich hinein muß Tiefe gewinnen, d.h. gefühlsmäßige und geistige Offenheit für die antinomische Verfassung seiner Existenz. Der Behandlungsverlauf von Herrn H. F. enthält viele Stunden des vertrauensvollen Dialogs, in denen er sich berührt und bewegt in die emotionale und geistige Auseinandersetzung mit sich selbst einläßt.

(Aus thematischen Gründen wurde die Tiefe der leibhaften Existenz des Menschen nicht ausführlicher behandelt. Dies macht z.B. Bräutigam, der ihr Wesen in der Abhängigkeit und Begrenztheit durch den Leib, der sexuellen Triebhaftigkeit und kindlichen Bedürftigkeit findet — im Ringen des Menschen mit „ihn treibenden, nicht beherrschten und letztlich nicht beherrschbaren Kräften, geschmiedet an die Undurchdringlichkeit des Leibseins", Bräutigam 1961, S. 87).

10 Die Besinnung auf das Hier und Jetzt der gegenwärtigen Situation

Schilderung der Lebensgeschichte und Behandlungsgespräch mit dem Patienten H. F. befassen sich sehr ausführlich mit seiner gegenwärtigen Situation. Oft trifft der Patient Aussagen in der Form des Präsens: „Meine Frau ist unselbständig", sagt er schon beim ersten Gespräch und „Ich wohne noch unter einem Dach mit den Eltern". Später klagt er: „Im Betrieb fühle ich mich schon lange nicht mehr wohl", oder „Zur Zeit leide ich öfters unter Kopfschmerzen". Ein anderes Mal stellt er fest: „Mit meiner Mutter verstehe ich mich jetzt schlechter als mit meinem Vater". Die Gegenwart, von welcher der Patient in der Zeitform des Präsens spricht, und die er mit „noch", „schon lange nicht mehr", „zur Zeit", „jetzt" etc. charakterisiert, hat nichts mit dem philosophischen Begriff des Moments und des Augenblicks gemein, der wie ein Nichts zwischen Vergangenheit und Zukunft eingefügt doch das Alles der gelebten Wirklichkeit in sich faßt (vgl. von Uslar 1969, S. 30 ff.).

Die vom Patienten angesprochene Gegenwärtigkeit läßt sich auch nicht als linear punktuelle Zeit im physikalischen Sinn auffasssen. Offenkundig meint er mit dem Präsens seiner Schilderung höchst Verschiedenes, soweit es die Zeit betrifft. Ist doch das „Hier und Jetzt" der Behandlungssituation, seiner augenblicklichen Phantasien, seiner Überlegungen, seiner Beziehung zum Therapeuten, d.h. also der Moment des Sprechens, nähere Gegenwart als der Ärger im Betrieb oder seine Situation zu Hause gegenüber Frau und Kind, Vater und Mutter.

Unter Gegenwart, ausgedrückt im Präsens der Erzählung, versteht der Patient (wie wir alle) eine Erstreckung von Zeit, die Vergangenes und Zukünftiges im Sinne einer Betrachtung der „Zeit an sich" durchaus mit einschließt. Der Satz „Jetzt lebe ich mit meiner Familie ganz anders zusammen als früher" soll ja aussagen: früher war es anders, aber seit einigen Stunden, Tagen, Wochen ist die Beziehung zu meiner Familie verändert. Dieser Zustand besteht und wird solange anhalten, bis er sich eventuell wieder einmal verwandelt. Das Präsens der Erzählung umfaßt demnach die Zeitspanne zwischen „seit" und „solange bis" nach Vergangenheit und Zukunft hin.

Als Gegenwart empfundene Zeit ist nicht der Moment, sondern eine bestimmte Erstreckung der Zeit, ein Zeitabschnitt — eben die gegenwärtige Situation —, die sich zwischen das „Damals" der Vergangenheit und das

„Dann" möglicher Zukunft einfügt. Sie ist strikt begrenzt durch die zeitlichen Bestimmungen des „seit" (damals) und des „bis" (dann). Wenn wir nun dem nachgehen, was das Damals (welches durch das „seit" abgebrochen wurde) in die Vergangenheit verwiesen hatte bzw. was dann geschehen wird, wenn das in der Zukunft jenseits des „bis" liegende Neue eintreten wird, so ist es die Veränderung, die einen früheren Abschnitt des Lebens abgeschlossen hat oder den jetzigen beenden wird. Erlebte Gegenwart ist der Zeitabschnitt, der zwischen zwei Veränderungen (oft Erlebnissen) liegt, welcher sich durch den Charakter des Neuen, des anders Gearteten gegenüber dem Vorherigen und dem möglicherweise Zukünftigen auszeichnet. Bei Kurt Schneider („Klinische Psychopathologie") findet sich dazu folgender Satz: „Jedes sehr bedeutsame Erlebnis (...) teilt das Leben in ein Vorher und ein Nachher. ‚Das Bisdahin abreißend vom Seither' (Rilke)" (1976, S. 52). Mit diesem Zitat soll nur die Bedeutung der Veränderung für die Konstitution von „Gegenwart" unterstrichen werden; denn streng genommen kann der Satz in einer phänomenologischen, biographisch-historischen Untersuchung nur lauten: „Was das Leben in ein Vorher und Nachher teilt oder geteilt hat, ist oder war ein bedeutsames Erlebnis." Nur in dieser Formulierung enthält die Aussage keine Hypothese.

So gesehen, lebt der Patient (leben wir) in verschiedenen Gegenwarten, was sich schon daraus ersehen läßt, daß er innerhalb der verschiedenen Strukturen und Themen seiner Existenz unterschiedliche Zeitformen der Sprache gebraucht. Gegenwart gibt sich dem unhinterfragten Erleben als Kontinuum kund, als Andauern des Gleichbleibenden, das sich einfügt zwischen die Momente der Veränderung. Der Mensch lebt — gemäß dieser Sichtweise — in jedem Augenblick seines Daseins innerhalb unterschiedlichster Gegenwarten, die inhaltlich durch das jeweilige Thema oder die Struktur seiner Existenz, zeitlich durch Beginn und mögliches Ende jedes derselben bestimmt sind (vgl. auch die Verwendung des Begriffs „Moment" bei J. von Uexküll 1956, S. 5 ff.)

Nun kann aber auch Veränderung gegenwärtig werden, sobald sie als Aktualität wirklich und bedeutsam wird. In das Leben des Patienten z.B. bricht sie dramatisch und seine ganze Existenz aufrüttelnd ein, als er in der 157. Stunde hocherfreut berichtet, daß die Firma in N. sich wieder gemeldet habe. Er könne die Leitung einer Zweigstelle übernehmen. Damit würde auch die Trennung von den Eltern einhergehen und, wie schon während der Zeit besprochen worden war, als die neuen beruflichen Perspektiven erstmals aufgetaucht waren, nicht nur das. Er könnte wieder in die von ihm bevorzugte Textilbranche wechseln. Er wäre den leidigen Vorgesetzten los, würde in eine andere Stadt ziehen, neue Menschen kennenlernen, könnte zu seiner Frau und seiner Tochter neuen Zugang gewinnen, sich selber in einer neuen Aufgabe bewähren und damit neu erleben usw. Aus Vielem, von dem er bis zu diesem Zeitpunkt jahrelang in der Form des Präsens gesprochen hatte, würde „ich war" und „ich hatte" werden. Für unsere Untersuchung heißt das: Die lebensgeschichtliche Veränderung als gegenwärtige Situation ist die gegenseitige Durchdringung von einem noch nicht ganz der Vergangenheit zugehörigen „Bis" mit dem noch nicht völlig neue Gegenwart konstituiert habenden „Seit". In ihr wird die Dauer früherer Gegenwart zerstört und neue Gegenwart geschaffen. Sie ist andere Gegenwart als jene, die sich jeweils zwischen „damals" und „dann" erstreckt, denn der Charakter des Kontinuierlichen, des im Gleichbleibenden Identischen geht in der Veränderung verloren.

Auch sie wird in der Form des Präsens empfunden und ausgedrückt, doch ganz anders erlebt. Diese Gegenwart erstreckt sich nicht, sie bleibt nicht die identische, sondern ist in jedem Moment eine neue, die Umstellung und immer wieder von Neuem auf sie Einstellen erfordert. Die Gegenwart der Veränderung fügt sich nicht zwischen „seit" und „bis" ein, sondern ist beides zugleich. Sie ist „jetzt" als gelebte Zäsur zwischen Vergangenheit und Zukunft, die in der lebensgeschichtlichen Veränderung als Gegenwart näher zusammenrücken, ja ineinander verfließen. Was noch alt und was schon neu ist, läßt sich nicht mehr voneinander trennen.

Am augenfälligsten wird die beschriebene Zeitstruktur in Werken der dramatischen Dichtung ausgeformt. Es sei hier nur auf das Trauerspiel „König Ottokars Glück und Ende" von Grillparzer verwiesen, dessen erster Aufzug meisterhaft zeigt, wie im Moment höchster Entfaltung von Macht und Einfluß bereits alle Elemente des später hereinbrechenden Niedergangs vorbereitet sind. Das zukünftige Unglück ist zum Teil schon vergangen, als das vergehende Glück sich auf den höchsten Gipfel schwingt. Ist es im Trauerspiel die tragische Veränderung (vgl. z.B. auch den „Ödipus rex" des Sophokles oder Shakespeares „Macbeth"), so in der zur Heilung sich wendenden Entwicklung des Patienten die glückhafte, in welcher sich die Gegenwart als Dauer aufhebt. Die Zeitspanne von „seit" zu „bis" schwindet, beide zeitliche Begrenzungen durchdringen sich, so daß sie nicht mehr unterschieden werden können.

Paradoxie des Lebens, daß gerade dieses zeitliche Phänomen eines Sichüberlappens von Vergangenheit und Zukunft in der Veränderung, welche die Erstreckung der Gegenwart von „seit" zu „bis" aufhebt, den Patienten sagen läßt: „Ich lebe" bzw. „In diesen Tagen habe ich mein Leben richtig durchlebt" (Std. 159). Gerade diese Erscheinung zeitlichen Existierens also läßt das Erleben von Gegenwart kulminieren. Es hebt ihre Eigenschaft der Dauer auf und läßt sie sich ganz der Veränderung überantworten. Gegenwart hat demgemäß eine antinomische Zeitverfassung, die zwischen den Polen Dauer und Veränderung pulsiert. Ihre „Diastole" ist das überdauernde Gleichbleibende, d.h. der Grund des Erlebens von Identität ausgedrückt im Präsens der Feststellung: „Ich bin der und der", was besagen soll: „Ich bin, der ich immer war und sein werde." Um dieses, beim Gesunden nicht grundsätzlich in Frage gestellte stete Präsens der Gewißheit seiner selbst gruppieren sich im Jetzt unendlich viele Gegenwarten — d.h. Eigenschaften, Anschauungen, Stimmungen, Motivationen etc., welche alle von „seit" hin zu „bis" gegenwärtig, also unverändert bleiben. „Von jeher", d.h. seit dem Beginn des Lebens bis zu seinem Tod beschreibt die äußerste Erstreckung — als Gegenwart dessen, was für Charakter, unveräußerliche Eigenart usw. — für „Ich" — angesehen wird.

Dagegen liegt in der „Systole" der Gegenwart der Moment des Wandels.

Sie ist der Kulminationspunkt der Veränderung, der sich im unwiederbringlichen steten Verstreichen der Zeit mitbewegt — welcher im Moment selbstvergessenen Erlebens das Wissen um sich selbst („Ich") schwinden läßt (s. S. 76 ff.). Diese Anschauung steht in keinerlei Widerspruch zu Prinz Auerspergs Feststellung, wie von Weizsäcker sie im „Gestaltkreis" zitiert hat (1973, S. 102) „(...) daß die erlebte Zeit (...) kein homogenes Kontinuum, sondern stets Vergangenes an Zukünftiges bindende Gegenwart ist". Als „Einschub" zwischen und Verbindung von Vergangenheit und Zukunft weist erlebte Gegenwart, die sich zwischen zwei Veränderungen ausspannt, unterschiedliche Dauer auf.

Für welche Fragen kann diese Betrachtung der erlebten Gegenwart neue Gesichtspunkte erbringen? Dies soll nur kurz am Beispiel dessen erläutert werden, was als „Bann der Vergangenheit" bezeichnet wird. Das postulierte unveränderte Beibehalten der Erfahrungen aus früheren Erlebnissen ist nach dieser Analyse der Zeitstruktur der Gegenwart eben nicht eigentliche erlebte Vergangenheit, sondern nach wie vor Präsens. Davon wird auch die Zeitstruktur des „Unbewußten" berührt. Dieses müßte nicht mit dem problematischen Ausdruck „zeitlos" beschrieben werden, sondern läßt sich treffender als „präsentisch" bezeichnen.

Wie sich diese Betrachtung der Gegenwart im Präsens der Erzählung für die Analyse eines psychotherapeutischen Prozesses verwenden läßt, wird im entsprechenden Teil dieser Arbeit aufgezeigt werden.

10.1 Die Besinnung auf die Gegenwart als Dauer und Veränderung

Dauer und Veränderung als die Pole der erlebten Gegenwart sind beide für sich blind gegenüber ihrem eigenen Sein (vgl. den Exkurs über den Gestaltkreis, S. 18 f.). Weder das „Ich bin" noch das „Ich werde" wissen davon, wie der Mensch, der diese Existenzweisen erlebt, sich in diesen Momenten zum pathischen Bereich seiner Existenz verhält, zum „Ich müßte, sollte, wollte, dürfte und könnte" (S. S. 19). Um die Besinnung des Bewußtwerdens leisten zu können, bedarf Gegenwart als unverändert bestehendes Sein der erhellenden Durchdringung in der Reflexion, die möglich wird mit der Wendung des Blicks auf sich selbst und das heißt, durch eine ständig sich verändernde Wahrnehmung, welche immer wieder Neues sichtbar macht. Sie bringt Aspekte der Situation in den Wahrnehmungsbereich, die sich zuvor dem Blick entzogen hatten, weil sie ihn selbst ausgemacht hatten. Bedarf Gegenwart als Dauer der Veränderung, so bedarf sie als Veränderung des Innehaltens in der Besinnung, also des Einbruchs von Dauer, ohne die sich Existenz im immer nur Neuen und Anderen erschöpft, ohne sich seiner selbst bewußt werden zu können.

Reflexion betont als Wort die Rückwendung des Blicks und damit der Wahrnehmung, Besinnung, die Öffnung für den Sinn. Der war als „Aufruf" zum Verstandenwerden bezeichnet worden. Es ist die Situation, die den Einzelnen anspricht, mit ihr in Beziehung zu treten, d.h. *von ihr* bestimmte Bedeutung zu entnehmen. Mit anderen Worten: In der Besinnung stellt sich der Einzelne dem Anspruch der gegenwärtigen Situation, um die Bedeutung, die sie eventuell für ihn bereithält, zu erfassen.

War Dauer zuvor vom Patienten nicht mehr als Verwirklichung eines Möglichen und deshalb auch durchaus Veränderbaren gesehen worden, sondern als selbstverständlich-beharrlich Gegebenes oder auch die notwendige Konsequenz einer geradlinigen Entwicklung, war ihm also das Mögliche letztlich zum Unmöglichen geworden, so wird nun das unverändert Bestehende für die deutende Suche nach dem Sinn der Aussage zum Deutbaren und das heißt zur Möglichkeit eines Sinnes (Sinn ist in diesem Fall natürlich nicht final als Suche nach einem feststehenden Sinn des Lebens zu verstehen, wie z.B. bei Frankl 1972, sondern, wie oben ausgeführt worden war, als bedeutungs„voller" Anspruch der Situation, überhaupt des Begegnenden).

Veränderung bedarf dagegen in der Besinnung des dialektischen Einbruchs der Dauer, die es ermöglicht, von einem unverändert bestehenden Gesichtspunkt aus die Momente der Veränderung in der Kontinuität einer zeitlichen Erstreckung zu überblicken und zu vergleichen.

10.2 Die Besinnung auf die Gegenwart als Moment

Die Auffassung von erlebter Gegenwart als Pulsieren zwischen Dauer und Veränderung war dem Gespräch mit dem Patienten entnommen worden. Damit ist aber nichts gesagt über die Stellung der Gegenwart innerhalb einer Betrachtung der „Zeit an sich". Hier stellt sich das Problem etwas anders.

So fragt denn von Uslar (1969) „Aber was ist denn Gegenwart? Wenn ich jetzt versuche, die Gegenwart zu bestimmen, dann ist der Moment, den ich fixieren wollte — gerade indem ich ihn fixieren wollte — ja schon Vergangenheit geworden. Wenn ich das Jetzt als Jetzt festhalten will, ist es schon nicht mehr jetzt. Ein anderes Jetzt ist da. Aber auch dieses schon ist nicht mehr jetzt, wenn ich es jetzt zu denken versuche.

Wie lange dauert denn überhaupt ein Jetzt? Diese Fragen stellen, heißt einsehen, daß es überhaupt nicht dauert. Es ist, indem es ist, immer schon auch nicht mehr da. Das Jetzt ist selbst nur die Grenze zwischen dem Nochnicht und dem Nicht-mehr-Jetzt. Es ist also, indem es ist, immer zugleich auch nicht" (von Uslar 1969, S. 31; vgl. auch Revers 1985, S. 16 ff., der die Sicht der verschiedenen psychologischen Richtungen diskutiert). Darin gibt sich für Wyss der Charakter der Zeit zu erkennen: „Die Struktur der Zeit weist sich damit als antilogisch auf, da sie Gleichzeitigkeit von ‚Sein' (im Sinne von Vor- und Zuhandensein) und ‚Nichts' verbürgt" (Wyss 1976, S. 255).

Dem „Nichts" des gegenwärtigen Moments steht „Sein" und d.h. „Alles" im ebendemselben Moment gegenüber, denn der gegenwärtige Moment ist die Wirklichkeit schlechthin. In ihm ereignet sich ja die unendliche Fülle allen Geschehens und nicht im Dann oder im Damals. Schon für den Einzelnen ist die momentane Fülle (quasi „Ausdehnung") des synchron in seinem Erleben und in seiner Welt Verwirklichten unerschöpflich. Seine Reflexion (Besinnung) auf den Moment kann nur versuchen, im Nachhinein das synchrone Geschehen diachron nachzuvollziehen, wie oben bereits erläutert worden ist. Allein von daher ist es unmöglich, alle Zusammenhänge z.B. eines Traumes oder eines Erlebnisses erschöpfend zu klären.

Nie kann Besinnung (Reflexion) einen erlebten Moment ganz und vollständig aufklären, denn er bindet den Menschen für ebendieses Jetzt des Erlebens gleichsam auf seinem Betrachtungspunkt fest. Er bietet ihm die Wirklichkeit in ihrer Fülle, und das meint, seinem Blick in ihrer perspektivischen Tiefe dar. Der Moment selbst ist in sich verborgen, weil erst die Reflexion auf ihn seine „Bewegung" wahrnehmbar macht, wie von Weizsäcker im „Gestaltkreis" für die Einheit von Wahrnehmen und Bewegen beweisen konnte (von Weizsäcker 1940a). Die Besinnung kann den Moment als „tief" erschließen, weil er in der Perspektivität seiner unendlichen Ausdehnung und mit der unaufhebbaren Verborgenheit seiner selbst die entscheidenden Kriterien für das Empfinden von Tiefe erfüllt (s. S. 115).

11 Der Entwurf in die Zukunft

Der Mensch existiert weder ausschließlich in der Gegenwart als dem Jetzt noch von der Vergangenheit her als dem Nicht-mehr. In gleicher Weise wie aus der bestehenden und geschehenden Wirklichkeit heraus lebt er auf die Zukunft hin, auf das „Noch-Nicht" (vgl. von Uslar 1969, S. 21 ff.; Wyss 1973, S. 7 ff.). Sein Wesen bestimmt sich nicht zuletzt aus der Offenheit des Möglichen.

Das Umgreifende der zeitlichen Existenz des Menschen ist die innere Gleichzeitigkeit der drei „Zeitekstasen" (vgl. Heidegger 1984, S. 404 ff.): Vergangenheit, Gegenwart und Zukunft. Sie macht die Historizität des Individuums aus. In der Geschichtlichkeit war ja nicht die Fähigkeit gesehen worden, die Gegenwart zu beschreiben und von der Vergangenheit zu wissen, sondern die Gegenwart bereits aus der Zukunft vorwegzunehmen, also in der Gegenwart bereits die zukünftige Vergangenheit zu erkennen. Diese Fähigkeit ist ein Merkmal des menschlichen Bewußtseins, ohne daß es auf das bewußte Denken allein beschränkt wäre. So hat Viktor von Weizsäcker bei seinen neurophysiologischen Studien zum Gestaltkreis herausgefunden, daß aktuelles Geschehen in Wahrnehmung und Bewegung nicht zwangsläufig und nicht ausschließlich das Produkt seiner Komponenten ist, sondern sich vorwegnehmend am Effekt als dem Ergebnis seiner zukünftigen Handlung ausrichtet. Er nennt diese Tatsache „Prolepsis". Er führt aus, wie durch sie die Gegenwart den dualen Zeitmodus von „Erwartetem" und „Überraschung" annimmt. Handelt es sich im ersten Fall um eine „aus der Vergangenheit in Zukunft durchschwingende Zeitkontinuität", so im zweiten um „eine zwischen Vergangenheit und Zukunft hineinmarkierte Punktualität der Zeit" (von Weizsäcker 1973, S. 204—210).

Weder die sinnesphysiologische noch die existentielle Stellung zur Zukunft bleiben also auf das beschränkt, was das Wort Zukunft eigentlich nahelegt, daß es ein „Dazukommendes" oder auf einen „Zukommendes" sei (vgl. Wahrig 1972, Sp. 4133). Von Weizsäckers Untersuchungen belegen in einem Bereich, der exakter Methodik zugänglich ist, daß der Mensch nicht in der Konstanz der Gegenwart quasi auf einer Stelle steht, während sich die Zukunft auf ihn zu- und die Vergangenheit von ihm wegbewegt, sondern daß er Zukunft immer schon hat. Dabei ist mit dem Begriff der Prolepsis nichts ausgesagt über die Art der Einstellung zur Zukunft, nur, daß sie immer schon in einem irgendwie gearteten Entwurf vorweggenommen ist, mag dieser sich bestätigen oder nicht (Erwartetes — Überraschung). Handeln und Wahrnehmen sind ebenso wie Verhalten und Erleben proleptisch angelegt, sei es im aktiven Ergreifen, sei es im erduldenden Erwarten.

Bollnow (1977) stellt dazu fest „Der Mensch ist in einem ausgezeichneten Sinn ein Wesen der Zukunft, d.h. er ist im gegenwärtigen Augenblick schon immer über diesen Augenblick hinaus bei dem, was kommen soll und kommen wird oder auch vielleicht nur kommen könnte. Augustin hat diese Zukunftsbezogenheit als Erwartung verstanden. Aber es ist nicht ein bloßes Erwarten. (...) Es ist, um zunächst den einen großen Unterschied anzudeuten, etwas sehr verschiedenes, ob der Mensch die Zukunft auf sich zukommen sieht, während er sich selbst als feststehend betrachtet, oder ob er sich als aktiv in die Zukunft vordringend empfindet" (Bollnow 1977, S. 220).

Dieser Unterscheidung hat Minkowski besondere Aufmerksamkeit gewidmet , wobei er sich v.a. auf die philosophische Tradition Bergsons stützt (vgl. Weiß 1984). Er hält fest, daß die zeitliche Existenz im Hinblick auf das Zukünftige von den antinomischen Elementen Aktivität und Erwartung geprägt ist. Die Aktivität gehört der Struktur des Werden an und ist auf die Zukunft hin orientierte Dauer. Sie ist für Minkowski nicht nur zeitlich, sondern auch räumlich bestimmt, bedeutet in diesem Zusammenhang Größer-Werden und erfährt ihre Begrenzung durch sich selbst. Für Minkowski ist Aktivität ein neutrales Phänomen, das weder mit dem Gefühl der Macht noch mit dem der Schwäche verknüpft ist, aber eine enge Verbundenheit mit der Stimmung der „elementaren Freude am Leben" aufweist. Die dazu antinomische Einstellung, die Erwartung, läßt dagegen die Zukunft mit ihrer ganzen Wucht auf den Menschen zukommen und ihn treffen wie ein Blitz. Ist der aktive Mensch fähig, die Zukunft zu gestalten, so wird der Erwartende zum Spielball der Mächte des Zukünftigen (Minkowski 1971 I, S. 88 ff.).

Mit den Einstellungen der Aktivität und der Erwartung gegenüber dem Möglichen der Zukunft sind jedoch die Möglichkeiten, diesem zu begegnen, noch nicht erschöpft.

Beide Haltungen werden im vorwegnehmenden Entwurf der Zukunft in der Phantasie zugleich verwirklicht. Erwartend, aber dank der Fähigkeit zur Imagination aktiv ein Bild der Zukunft entwerfend und vorwegnehmend, kann der Mensch das Noch-Nicht des Kommenden in sich fiktiv erstehen lassen. Parallel zur Prolepsis von Weizsäckers, bei der es sich eigentlich um ein Phänomen der Wahrnehmungssphäre handelt, welches nicht aktiv eingesetzt werden muß, sondern die Gegenwart des Wahrnehmens als deren Grundlage je schon bestimmt, prägt die Vorwegnahme der erhofften, erträumten, befürchteten und für wahrscheinlich gehaltenen Möglichkeiten das gegenwärtige Handeln und Denken; somit ist die Zukunft nicht weniger Basis der Gegenwart als die Vergangenheit.

Im Begriff des Zukunftsentwurfs ist die reflektierte und unreflektierte Vorwegnahme der Zukunft aufgehoben: Sei es, daß der Einzelne sich in eine mögliche Zukunft hineinentwirft, also seine Stellung in ihr vorwegnimmt, sei es, daß er zukünftiges Geschehen „um sich herum" entwirft, d.h. sich als Bleibenden in einer sich verändernden Realität vorwegnimmt. Jeglicher

Zukunftsbezug ist mithin Vorwegnahme der Zukunft. Jedoch soll im folgenden nicht die existentielle Prolepsis, sondern die ganz bewußt vollzogene Vorwegnahme des Zukünftigen, die zwischen Aktivität und Erwartung steht, untersucht werden.

11.1 Deskriptive Phänomenologie der Beziehung zur Zukunft

Der Behandlungsverlauf gibt viele mögliche Beziehungsarten zur Zukunft wieder. In den ersten Stunden steht ängstliche Erwartung im Vordergrund: ob es eine Familienfeier ist, die ihn durch die Pflicht des Kirchgangs schreckt (Std. 3, 4), oder die Angst vor jeder körperlichen Auffälligkeit, die als vorweggenommenes Ende der Zukunft den Tod auftauchen läßt (Std. 23), vor dem unaufhaltsamen Neuen des Lebens, das ihm keine Pause gönnt (Std. 65), vor neuen Situationen und Begegnungen mit Menschen, weil er sich nicht sicher ist, wie er reagieren wird (Std. 107), oder auch nur vor dem bevorstehenden Therapiegespräch (z.B. Std. 73), von dem er nicht weiß, was es diesmal auf ihn zukommen läßt — er fürchtet sich vor all dem, was da unaufhaltsam auf ihn einströmt, denn er weiß nicht, ob er ihm standhalten kann. In der 49. Stunde klagt er, er stehe im Gespräch oft wie unter einem Zwang. Schon wenn er hergehe, lasse ihn der Gedanke nicht los, er müßte eigentlich etwas sagen. Mit diesem Bekenntnis bringt er zum Ausdruck, daß es der Forderungscharakter zukünftiger Situationen ist, dem er sich nicht gewachsen fühlt. (Interessanterweise „bekennt" er bereits 2 Stunden später — Std. 51 —, daß er regelmäßig exhibitioniert.)

Mit der 59. Stunde bricht eine neue Dimension der Zukünftigkeit im Gespräch auf: Seine Träume habe er bisher wohl unterdrückt oder er habe sie vielleicht gar nicht bewußt wahrgenommen. Seit er darauf achte, bemerke er, daß er sich durchaus Tagträumen hingebe: wie z.B. von Urlaubsfahrten oder einem HiFi-Videorecorder. Er male sich aus, was anders sein könnte und entwerfe Pläne. Sein beruflicher Traum sei nach wie vor eine Tätigkeit in der Textilbranche (Std. 60). War das Motto seines Vaters gewesen „Nichts riskieren!" (Std. 62), so fragt er sich in der 155. Stunde: „Ich muß wieder einmal etwas wagen. Vielleicht einen Stellenwechsel?" und überlegt zur gleichen Zeit gemeinsam mit seiner Frau, ob man nicht ein zweites Kind wolle.

Öfters ist beim Gespräch über die Zukunft vom Planen die Rede (z.B. Std. 60, 61, 119), von seiner Hoffnung auf das Gelingen des Berufswechsels (Std. 122), von seinen Wünschen (Std. 129), seinem Sehnen (Std. 123, 124) nach der Ehefrau. Als sich die Zukunftsperspektive des Berufs- und Ortswechsels erstmals zerschlägt, reagiert er gelassen und wägt ab, daß es noch andere Möglichkeiten gebe, seine Zukunft zu gestalten (Std. 125), und er versucht, von sich aus neue Perspektiven zu ermöglichen (Std. 135 Bewerbung um eine neue Stelle im Betrieb; Std. 135, 136 Suche nach einer anderen Wohnung). Dann eröffnet sich die Zukunft wieder von außen (Std. 157), und er greift zu, riskiert das Neue und gewinnt, nachdem er einige Stunden zuvor (Std. 152), von der Krankheit wieder eingeholt, feststellen mußte, daß es keinen Weg zurück mehr gebe. Sowohl die Vergangenheit als auch die Zukunft schienen ihm in der Krise verschlossen (Std. 152).

Die noch ganz unsystematisch betriebene Suche anhand des Behandlungsberichts hat verschiedene Erscheinungsweisen des Zukunftsbezugs erbracht. Am augenfälligsten ist wohl, daß die Zukunft sich zweimal von selbst eröffnet hat: im glücklichen Zufall außergewöhnlicher Berufsperspektive. Dem Sich-selbst-Eröffnen der Zukunft steht das eigenständige Erschließen und Ergreifen neuer Möglichkeiten durch den Patienten gegenüber. Daß sich erst dort ein Erfolg einstellte, wo beides im glücklichen Gelingen zusammenfiel, sollte nicht vergessen werden (vgl. dazu die Ergebnisse von Hans Thomae (1960), der an „Weichenstellen" des Lebens öfter das Aufeinandertreffen von „glücklichen Zufällen" und „Offenheit für den Sinnhintergrund des eigenen Lebens" gefunden hat als echte herbeigeführte Entscheidungen).

Aber Geschehen von Zukunft sowie Ergreifen der sich bietenden Möglichkeiten und Entwurf in die Zukunft sind nicht das Gleiche. Entwurf ist die Vorwegnahme, nicht die Annahme — und nicht diese, sondern jene steht im Vordergrund unseres Interesses. Im folgenden sollen die Arten des Vorwegnehmens von Zukunft, die sich gezeigt haben, anhand der oben getroffenen Dreiteilung geordnet und auf ihr Wesen hin untersucht werden.

11.2 Der Wesensgehalt einiger spezieller Arten des Zukunftsentwurfs

Aktiver, erwartender und in der Phantasie vorwegnehmender Zukunftsentwurf gibt das grobe Raster für eine Strukturierung ab. Aktiv plant der Mensch, strebt in die Zukunft, sorgt und bereitet vor. Der Erwartende wünscht, ersehnt, befürchtet und erhofft, oder er überläßt sich einfach dem Kommenden. Der Träumer und Phantast dagegen nimmt die Zukunft fiktiv je nach seinen Wünschen und Ängsten voraus.

11.2.1 Die aktiven Entwürfe

11.2.1.1 Das planende Sich-Entwerfen

Eine ausführliche Abhandlung über das Planen des Menschen findet sich bei Bollnow (1977, S. 220 ff.). Er betont, wie sehr der Wille zur Planung gerade ein Ausdruck moderner wissenschaftlicher Haltung ist, verweist aber auch auf die Gefahren desselben. Der Plan verräumliche Zeit. Was im Plan in der Fläche (Planum) übersichtlich nebeneinander liege, werde in der Ausführung in ein zeitliches Nebeneinander verwandelt. Aber die geplante Zeit müsse auf ganz bestimmte Weise verstanden werden. „Es ist trotz der weiterlaufenden Zeit eine fertige Welt, in der nichts geschehen kann (wenigstens nichts geschehen sollte), was nicht schon vorher fertig durchdacht und entworfen ist." Er spreche "(...) darum von einer ‚geschlossenen

Welt'. (...) Die Vollkommenheit der Planung und die Geschlossenheit der
Welt entsprechen einander. (...) Wenn diese Planung auf Grenzen stößt, und
zwar solche, die nicht nur auf Nachlässigkeit des planenden Menschen
zurückgehen (...), dann sind wir damit auch an die Grenze der voraussehba-
ren und für den Menschen verfügbaren Zukunft gestoßen" (S. 221).

Mit anderen Worten: Der planende Mensch bedenkt das Mögliche der
Zukunft und entwirft im Voraus die Entscheidungen zwischen den Möglichkeiten, die er für wahrscheinlich hält. Zukünftige Entscheidung wird
zugunsten eines bestimmten Zieles festgelegt. Die Zukunft selbst ist nicht
völlig einzuengen. Nach wie vor hält sie Möglichkeiten bereit und nicht nur
geplante Notwendigkeiten. Nun stehen aber dem planend Festgelegten
nicht mehr alle Entscheidungsmöglichkeiten offen, weil sie ihn stören, und
er versucht, sie ebenfalls im Plan auszuschalten. In gewissem Umfang
gelingt es dem geplant Handelnden dann auch, einige Möglichkeiten wahr-
scheinlicher oder unwahrscheinlicher zu machen. Aber die geschlossene
Welt des Plans läuft Gefahr, sich in eine verschlossene Welt zu verwandeln,
wenn sie auf Mißerfolg stößt, sei es, weil das Planen wesentliche Möglichkeiten außer acht gelassen hatte, sei es, daß es die Möglichkeit des Zufalls
übersehen hatte.

Der starre Plan versucht also, Mögliches der Zukunft in seinem Sinne zu
beeinflussen, indem er Möglichkeiten im Voraus bedenkt und entscheidet.
Er beraubt die Zukunft der Möglichkeit zur Wahl und damit der Fähigkeit
zur Reaktion auf das Unvorhergesehene und Unvorhersehbare. Ein festge-
fügter Lebensplan als rigider Welt- und Zukunftsentwurf ist eine Facette
des Phänomens der Inkludenz, das Tellenbach als Konstituens der Haltung
Depressiver herausgearbeitet hat (Tellenbach 1976).

11.2.1.2   Der Zukunftsentwurf des Strebens

Das Streben ist die reinste und ursprünglichste Verwirklichung des aktiven
Zukunftsentwurfs. Der Strebende hat sich ein Ziel vorgegeben, auf das er
sich, d.h. sein Denken und Handeln, sein Planen und Hoffen ausgerichtet
hat. Für Minkowski ist das Streben das elementare *zeitlich-gerichtete*
Erlebnis, das „in sich die Bestimmung der Richtung oder des Gerichtetseins" enthält. „Es geht immer nach der Zukunft hin (...); Streben und
Zukunft sind im unmittelbaren Erlebnis so eng aneinander gebunden, daß
sie als unzertrennbar erscheinen" (Minkowski 1923, S. 220). Er fährt fort
„(...) das Streben spannt sich über das Geschehen schlechthin, über die
eintönig, ewig vergehende Zeit; es gibt dem Geschehen Sinn und Richtung,
es stellt sich aber gleichzeitig ihm gegenüber (...). Indem wir streben,
verlieren wir den innigen Zusammenhang mit dem Weltgeschehen (...)",
worin sein Verlustmoment zu finden sei (S. 223).

Mit anderen Worten: Streben ist eine notwendige Einengung der Existenz, die sich vom reinen Gegenwartsbezug und dem Auskosten der
Wirklichkeit abwendet, um sich auf Mögliches der Zukunft zu konzentrie-
ren. Der Strebende lebt in der Gegenwart, handelt und denkt in ihr, aber er

unterwirft dieses sein gegenwärtiges Hier-Sein einem möglichen Dort- und Später-einmal-Sein. Er sieht das Mögliche als Ziel und begibt sich auf den Weg, es zu erreichen. Die Möglichkeiten, die sich ihm bieten, sind der Werteskala des Erreichenwollens unterworfen. Was dazu dient, ihn auf dem Weg weiterzubringen, den er sich vorgenommen hat, zu dem wird sich entschieden. Die Freiheit des Entschlusses ist ihm nach wie vor gegeben, aber nur im Rahmen dessen, was seinem Streben zuträglich ist. Das Streben schafft Bewertungsmaßstäbe, die über die Entscheidung zwischen den zukünftigen Möglichkeiten hinaus auch im Nachhinein die Vergangenheit unter den Wertrubriken „förderlich", „hinderlich" oder „umsonst" taxieren lassen.

11.2.1.3   Der vorsorgende und sich vorbereitende Zukunftsentwurf

Dem Planen stellt Bollnow die Vorsorge gegenüber, die etwas anderes sei, weil sie nicht frei in die Zukunft hinaus greife, sondern die von außen kommenden, grundsätzlich unberechenbaren Zufälle durch geeignete Vorkehrungen aufzufangen versuche. Sie sei also gegenüber dem Planen ein grundsätzlich defensives Verhalten (Bollnow 1977, S. 223). Defensiv, aber ebenfalls aktiv, wird in der Vorsorge Vorbereitung getroffen, dem Unwägbaren und Nicht-Vorherzusehenden, aber auch dem sicher sich Wiederholenden zu wehren. Die Vorsorge stellt sich auf die möglichen Widrigkeiten und die gefährdenden Möglichkeiten ein, indem sie in der Gegenwart Anstrengungen unternimmt, gegen das Unbeeinflußbare durch das Schaffen von Sicherheiten und Rücklagen gewappnet zu sein. Sich-vorbereiten als eine Form der Vorsorge kann aber auch die erweiternden Möglichkeiten der Zukunft im Auge haben. Dann soll es nicht dazu dienen, Widrigkeiten durchstehen zu können, sondern von möglichen Chancen bereit gefunden zu werden — d.h. sich den Forderungen aber auch den Förderungen durch die Zukunft gewachsen zu zeigen. Im Gegensatz zum Planen, dessen Welt sich abschließt und den Zufall auszuschalten versucht, sind Vorsorge und Vorbereitung Möglichkeiten, mit dem Zufall umzugehen. Ihr Vorteil ist, daß sie keine Entscheidung antizipieren und die Möglichkeiten grundsätzlich nicht beschränken. Ihr Nachteil — sie nehmen keinen direkten Einfluß auf die Zukunft und können sie deshalb nicht mit „Sicherheit" vorausbestimmen, wie es dem Plan in gewissem Ausmaß gelingen kann.

11.2.2   Die erwartenden Zukunftsentwürfe

11.2.2.1   Das Hoffen

Bei Minkowski hatte die reine Erwartung der Zukunft den Menschen gefährdet, zum Spielball von dessen Mächten zu werden. Nun ist auch das Hoffen kein aktiver Zukunftsentwurf in dem Sinne, daß es eingreift wie Planen und Vorsorgen, denn es lebt in der Erwartung. Aktiv ist es nur im

Entwerfen eines Bildes von einer Zukunft, die Besseres verheißt, als die Gegenwart es bietet. So baut sich denn auch für Minkowski die Zukunft auf „positiven Phänomenen (...)", wie es die Hoffnung ist, auf (Minkowski 1955, S. 606). Ähnlich sieht Revers die Hoffnung „Entweder wendet sich die Erwartung transvitaler Bedürfnisse ins Leere, dann wird die Zeit als Leere (als Gegenwart ohne Zukunft) zum Erlebnishorizont der Langeweile, oder es gelingt, die Koinzidenz von Vergangenheit und Zukunft in der Gegenwart durch die Antizipation der Zukunft in der Hoffnung" (Revers 1966, S. 176). Ja, er postuliert in Analogie zum Urvertrauen des Kindes eine Ur-Hoffnung, von der er feststellt: „In der von der Liebe erweckten Ur-Hoffnung wendet sich das Kind in seine Zukunft und übernimmt sein individuelles Dasein als persönliches Werden. Die Verweigerung des Werdens hingegen ist begründet im Ur-Mißtrauen", das eine Rückwendung ins vorgeburtliche Dasein an der Schwelle des persönlichen Daseins zur Folge hat" (S. 179, 180).

Revers geht dem Wesen der Hoffnung nach, indem er die Zeitlichkeit des Fühlens einer phänomenologischen Betrachtung unterzieht. In ihm werde die „alle psychischen Vorgänge durchwaltende Subjektivität (...) am deutlichsten (...)", es kennzeichne „die Gegenwart des Subjekts in der Situation des Wahrnehmens" (S. 183). Nun enthalte die „Subjektivität darüber hinaus in ihrem Wahrnehmen die unausrottbare Anwesenheit ihres Gewordenseins: die lebensgeschichtliche Erfahrung". Jedoch verlange die wahrnehmende Orientierung, die hinausgehe über die sinnliche Beeindruckbarkeit, noch ein weiteres, um „über die Subjektivität des Befindens" hinauszukommen „in die Situation seiner Umweltbezogenheit". Die spontane Tendenz des Subjektes, „die situationale Betroffenheit zur situationalen Orientierung im Wahrnehmen zu überschreiten, d.h. zu so etwas wie einer Welt möglicher Objekte zu kommen, ist die Erwartung (...)" (Revers 1966, S. 184). So findet er schließlich als „das humane Kriterium der im Fühlen gegenwärtigen Subjektivität das Haben der Vergangenheit und das Haben der Zukunft des fühlenden Subjekts. Die Erwartung des Hoffens eröffnet über die Zukunft der Bedürfniserfüllung hinaus die Zukunft des Werdens" (S. 184). In ähnlichem Sinn charakterisiert Bollnow Hoffnung, „die über alle Planung und Vorsorge hinaus das vertrauensvolle Verhältnis zur unvorhersehbar offenen Zukunft bezeichnet" (Bollnow 1977, S. 225).

Zusammengefaßt läßt sich nun vorläufig aussagen: Hoffnung ist vertrauensvolle Erwartung der zukünftigen Geschehnisse. D.h. in der Hoffnung liegt nur die eine Gewißheit, daß die Zukunft durch das Mögliche bestimmt wird, so daß die gegenwärtige Situation sich im positiven Sinn verändern kann, aber nicht muß. Sie behält auch in scheinbar verzweifelter Situation, also bei vermeintlicher Zukunftslosigkeit noch das überraschend andere Mögliche des Kommenden im Auge. Somit anerkennt Hoffnung auf radikale Weise das Offene der Zukunft, während sowohl ihre Gegensätze, die Verzweiflung und die Resignation, als auch die Einstellungen der Erfolgsgewißheit und der Siegessicherheit die Zukunft bereits für entschieden halten.

Offenheit meint in ganz unspezifischer Weise alles — d.h. auch die Verbesserung der Situation — ist möglich, weil Entscheidung nicht endgültig festgelegt ist, sondern sich immer von neuem die Möglichkeit zur Wende stellt.

Bei Bergson heißt es: „Die Hoffnung ist deshalb so wohltuend, weil die Zukunft, über die wir nach Belieben verfügen, uns gleichzeitig in vielfältigen, gleich lockenden und gleich möglichen Formen erscheint. Selbst wenn sich die erwünschteste unter ihnen verwirklicht, muß doch auf die anderen verzichtet werden, und wir werden viel verloren haben. Der Gedanke an die Zukunft, voll von unendlich vielen Möglichkeiten, ist fruchtbarer als die Zukunft selbst, und darum findet man die Hoffnung reizvoller als den Besitz, den Traum reizvoller als die Wirklichkeit" (Bergson, zit. nach Minkowski 1971, S. 99).

Die Hoffnung finden wir vor allem deshalb reizvoll, weil sie uns die Zukunft weit eröffnet, meint Minkowski abschließend und wendet sich noch in Vorwegnahme von kritischen Einwänden dagegen, deswegen als Optimist bezeichnet zu werden. Bei der phänomenologischen Bestimmung der Hoffnung handle es sich nicht um eine Wertung oder einen Aufruf, bestimmte Einstellungen anzunehmen, sondern um den nüchternen Aufweis, was Hoffnung ihrem Wesen nach ist (Minkowski 1971, S. 99).

Aber damit ist noch nicht alles über das Wesen der Hoffnung ausgesagt, denn kann jede Zukunft, die sich als offen erweist, zum Kristallisationspunkt von Hoffnung werden? Bei der Bestimmung der Gegenwart, ausgehend vom Präsens des Gesprochenen, hatte sich gezeigt, daß der Einzelne im Grunde in vielen verschiedenen Gegenwarten lebt. Wie steht es in dieser Hinsicht mit der Zukunft?

Beim Patienten H. F. keimt Hoffnung auf eine Änderung seiner beruflichen und häuslichen Situation, als sich zum ersten Mal die Möglichkeit des Umzugs in eine andere Stadt (Std. 117) und zusätzlich die Chance, dort eine attraktive Stelle anzunehmen, anbietet (Std. 122). An anderer Stelle hofft er, daß sich in der Ehe etwas ändert, daß er sich mit seiner Frau besser aussprechen und in ihr eine aufgeschlossene Partnerin finden wird. Er selbst meint, über die Voraussetzungen zu verfügen, ihre Beziehung in diesem Sinne zu verändern und dadurch seine eigene Liebesfähigkeit besser verwirklichen zu können (Std. 76, 81 ff.). Es ist seine persönliche Zukunft, und es sind seine Möglichkeiten, die er unverwirklicht als Mangel empfindet und deren Erfüllung er in der Hoffnung vertrauensvoll erwartet.

Damit läßt sich das Wesen von Hoffnung nun zuletzt folgendermaßen erfassen: Hoffnung ist die vertrauensvolle Erwartung der zukünftigen Geschehnisse als Erfüllung eigener Möglichkeiten des Entwurfs (Wyss, pers. Gesprächsnotiz).

11.2.2.2 Die Furcht und die Verzweiflung

Die Furcht zählt nach Heidegger zu den „Seinsmöglichkeiten des Bedrohlichen" (Heidegger 1984, S. 142 ff.). Er unterscheidet sie als „Furcht vor *etwas,* vor einer bestimmten umweltlichen oder mitweltlichen *Gegebenheit* von der Angst, deren ontologisches Wesen gerade dadurch gekennzeichnet ist, daß sie Angst vor dem *Nichts* ist (nach Binswanger 1953, S. 637). Diese strikte Trennung der beiden Phänomene ist nicht unwidersprochen geblieben, und für den Bereich der Psychotherapie hat Condrau gezeigt, „daß der Begriff ‚Furcht‘ als eine durch nachweisbare Gefährdung bedingte Befindlichkeit verwirrend sei" (Condrau 1985, S. 267, 268).

Aber Heidegger weist — ungeachtet der umstrittenen begrifflichen Differenzierung — auf, daß Furcht nicht nur „ein Erwarten eines ankommenden Bedrohlichen" sein kann; denn „Erwarten eines ankommenden Bedrohlichen braucht nicht schon Furcht zu sein und ist es so wenig, daß ihm gerade der spezifische Stimmungscharakter der Furcht fehlt". Er schreibt weiter: „Dieser liegt darin, daß das Gewärtigen der Furcht das Bedrohliche auf das faktisch besorgende Seinkönnen *zurückkommen* läßt. (...) Daß das fürchtende Gewärtigen ‚sich‘ fürchtet, das heißt, daß das Fürchten vor ... je ein Fürchten *um* ... ist, darin liegt der Stimmungs- und *Affekt*charakter der Furcht" (1984, S. 341). Mit anderen Worten: Furcht ist nicht schon das reine geschehenlassende Erwarten eines zukünftigen Bedrohlichen, sondern die Vorwegnahme der Möglichkeit, durch dieses in seiner Existenz vernichtet oder zumindest schwer beeinträchtigt zu werden. Wie Heidegger in „Sein und Zeit" festgehalten hatte, ist ja die Furcht vor ... stets eine Furcht um ... — bezogen auf die Kategorie der Möglichkeit eben Furcht um das eigene Dasein aus der Möglichkeit des Nicht-mehr-Seins oder Nicht-mehr-so-Seins heraus. Damit nimmt Furcht das Ende der Zukunft voraus oder zumindest die Unausweichlichkeit einer bestimmten eingeengten, in vielem verschlossenen Zukunft.

Die Furcht ist eine Form banger Erwartung, die der Zuversicht in das Offene der Zukunft, mit der Erfüllung der individuellen Möglichkeiten, welche die Hoffnung ausmacht, den Zweifel daran gegenüberstellt. Die Möglichkeit einer verschlossenen Zukunft raubt dem, der sich fürchtet, die Ruhe.

Der Verzweifelte hat dagegen die Unsicherheit, die die Furcht bestimmt, bereits verloren. Wird in dieser das Offene, Andere der Zukunft noch als Möglichkeit erwogen, so besteht für den Verzweifelten die Gewißheit, daß die Zukunft für ihn keine Möglichkeit mehr bereithält, die Neues und Offenes, also den Ausweg aus der hoffnungslos erscheinenden Situation versprechen könnte. Er zweifelt nicht mehr, wie es dem Fürchtenden noch möglich ist. Zweifeln heißt ja, sich nicht entscheiden können oder wollen. Der Zweifelnde ist sich nicht sicher. Er läßt Möglichkeiten als Alternativen offen. In die Zukunft schreitet er nur zögernd, weil dies bedeutet, daß er wählen, werten und entscheiden muß. Er will sich nicht festlegen, oft auch dann nicht, wenn die Zeit der Entscheidung längst vorbei ist und ohnehin keine Möglichkeit mehr besteht, den Weg noch einmal zu wiederholen und anders zu beschreiten. Den im Zweifel Befangenen wird das Offene zum Problem und der Reichtum der Möglichkeiten zum Schrecken — somit ist ihm die Zukunft von ihrem Wesen her vergällt. Ihre Offenheit lockt ihn nicht, weil sie ihm Entscheidungen und das heißt den Verlust der Alternativen aufbürdet. Die Furcht erwartet zwar die Bedrohung der eigenen Existenz voller Bange, aber sie ist sich des Endes nicht sicher. Trotz allem

hält sie sich den Zweifel über das zu erwartende Geschick offen. In der
Furcht ist der „letzte Funken Hoffnung nicht verglüht".

Der Verzweifelte dagegen ist sich seiner Zukunftslosigkeit sicher. Dieser
Zusammenhang von Zukunftslosigkeit und Verzweiflung zeigt deutlich,
daß gelebte Zukunft nicht nur die Zeit sein kann, die noch bevorsteht oder
auf einen zukommt. Die Sprache kennt die Redewendung: dieser und jener
habe seine Zukunft noch vor sich, oder er habe sie bereits hinter sich. In
anderen Wendungen heißt es, eine Unternehmung oder ein Gedanke habe
„keine Zukunft".

So kann der Verzweifelte durchaus gewiß sein, daß die Zeit weitergeht
und er noch Zeit vor sich hat, aber die eigentliche Zukunft — und hier
enthüllt sich die entscheidende Bedeutung der Kategorie des Möglichen und
der Möglichkeiten für die Bestimmung der Zukunft des Einzelnen — seine
persönliche Zukunft ist ihm verschlossen (s. auch Hoffnung und persönliche
Zukunft, S. 141); denn die Eigentlichkeit der existenziellen Zukunft liegt in
der Offenheit für den einzelnen Menschen, der den Weg in sie hinein über
die wertende und wählende Entscheidung beschreitet.

Von beiden Punkten her kann sich Zukunftslosigkeit als Verzweiflung
auftun: Sie kann dem Menschen verschlossen sein, oder er zeigt sich nicht
fähig, den Weg in sie hinein zu beschreiten.

Die Verzweiflung als Verlust des Zweifels

Der eigentliche zeitliche Widerpart der Verzweiflung ist die Einstellung der
Erfolgsgewißheit bzw. der Siegessicherheit. Ihr gemeinsamer Boden ist das
„sichere Wissen um ..." — ihre Widersprüchlichkeit liegt im vermeintlichen
Besitz der Zukunft bei dieser Haltung, im völligen Verlust der Zukunft bei
jener. Über den Zweifel, genährt von der Unsicherheit, die eine Tendenz zur
Hoffnung einschließt, ist der Verzweifelte hinaus. Das zu Erwartende
enthält keinen Faktor der Unsicherheit mehr — sei es, weil der Verzweifelte
keine persönliche Zukunft mehr erwartet, sei es, weil er die Vernichtung
bereits im voraus sicher weiß.

Die Verzweiflung als Gewißheit der Leere

Die 43 Jahre alte Patientin J. J. ist jugendlich gekleidet und geschminkt. Sie bewegt sich
auch wie ein junges Mädchen tänzelnd, schwebend und spricht scheinbar ganz unbefan-
gen, ohne sich in dem, was sie sagt und wie sie es sagt, einen Zwang aufzuerlegen. Ihre Art,
mit dem Anderen umzugehen, hat etwas Kokettes, Werbendes an sich, ohne aber aufdring-
lich oder platt zu wirken. Schon die ersten Sätze zeigen, daß ihr Verhalten und Erleben weit
auseinanderklaffen.

Sie kommt, weil sie unter Schlafstörungen und Kopfschmerzen leidet. Schlimmer ist,
daß sie sich ständig überfordert fühlt. Am liebsten würde sie das Haus nicht mehr
verlassen, und aus gesellschaftlichen Aktivitäten hat sie sich schon seit längerem zurück-
gezogen. Das Leben sei ihr zum Überdruß geworden, sie sehe keinen Sinn mehr darin, auf
der Welt zu sein, und habe schon öfters mit dem Gedanken gespielt, aus dem Leben zu
scheiden. Dazu sei sie aber zu feige.

Dieser Zustand besteht seit ca. 2 1/2 Jahren und hat zuerst eine medikamentöse Behandlung durch den Nervenarzt erfordert. Daran schloß sich eine „Kur in einer psychosomatischen Klinik” an, die den Zustand erheblich bessern konnte, deren Erfolg sich aber nicht als stabil erwies. Wenige Monate nach der Entlassung war sie in das alte Elend zurückgefallen.

Ihr Unglück hatte vor 4 Jahren begonnen. Der Arbeitsplatz war mit Datensichtgeräten ausgerüstet worden. Sie, bis dahin Sekretärin des Abteilungsleiters, sollte ebenfalls auf die Bildschirmarbeit vorbereitet werden. Aber die augenärztliche Untersuchung erbrachte, daß sie wegen eines sonst unbedeutsamen Augenfehlers nicht für die Arbeit am Monitor geeignet war. Man versetzte sie auf eine Stelle, die in keiner Weise der vorherigen entsprach. Im Zorn über diese Zurückstufung entschloß sie sich, eine nicht sehr notwendige, aber vom Gynäkologen empfohlene Unterleibsoperation (Hysterektomie) durchführen zu lassen, damit man sie im Amt einige Zeit vermisse. Kurz nach der Operation stellten sich heftige Schmerzen ein, die von den Schwestern und vom Arzt nicht weiter beachtet wurden. Erst nach einigen Tagen, als sich die Zeichen einer vehementen Infektion nicht mehr übersehen ließen, handelte man, war jedoch zu Relaparotomien und intensivmedizinischen Maßnahmen gezwungen. Die Wunde verheilte nur unter vielen Komplikationen, und ihr Allgemeinzustand gab wochenlang zur Sorge Anlaß.

Als sie schließlich das Krankenhaus doch wieder verlassen konnte, sah ihr Bauch (nach ihren Worten) „wie ein Schlachtfeld” aus. Hinzu kamen Beschwerden beim Wasserlassen, heftige Schmerzen, die den Geschlechtsverkehr unmöglich machten. Mit dem Freund, einem Arzt, der ihr den Eingriff hatte ausreden wollen, weil er ihn überflüssig fand, ergaben sich heftige Auseinandersetzungen, die zum Bruch führten. Sie verwies ihn ihrer Wohnung. Um diesen Zeitpunkt häuften sich die depressiven Beschwerden.

Die ganze Not der Patientin kann aber nur verstehen, wer ihre Wertungen und ihre Einstellung vor der Versetzung und der Operation kennt. Sie hatte, wie sie später während der Gesprächstherapie für sich entdeckte, von einem Leben „à la Hollywood” (ihr eigener Ausdruck) geträumt und es im Rahmen ihrer Möglichkeiten verwirklicht gehabt. Jugendlichkeit hatte ihr alles bedeutet, und für sie hieß das: körperliche Attraktivität, modische Kleidung, „über die Stränge schlagen”, unkonventionelles Benehmen, Meiden tieferer Bindungen zugunsten vieler Verliebtheiten. Um die Zukunft hatte sie sich weiter keine Sorgen gemacht, denn dank ihrer frischen aufgeschlossenen Art schienen ihr alle Möglichkeiten, die ihr wichtig waren, offenzustehen. Innerhalb eines knappen Jahres fand all dies ein Ende.

Die zufriedenstellende berufliche Entwicklung war abgebrochen, nachdem sie ihren alten Arbeitsplatz hatte räumen müssen. Sich selbst empfand sie ruiniert, weil ihre körperliche Attraktivität zerstört war. Sie schämt sich z.B. ins Freibad zu gehen, weil auch der Badeanzug die Vorwölbungen und Einziehungen der Bauchdecke nicht verbergen konnte. Dazu kam, daß sie plötzlich ihr Alter entdeckte und, wie sie sagte, sich der „Unbestechlichkeit des Spiegels” nicht länger verschließen konnte.

Alles, was ihr etwas bedeutet hatte, war ihr genommen worden. Offensichtlich hatte die Patientin sich von da an „vom Leben nichts mehr erwartet”. Sie hatte nicht in Furcht gelebt, etwas Bedrohliches und möglicherweise Vernichtendes würde auf sie zukommen, — unerwartet und völlig überraschend hatte es sich schon ereignet gehabt, bevor sie sich überhaupt darauf hätte einstellen können. Im Grunde existierte sie nun wie „die Überlebende einer Katastrophe”. Sie stand vor den Trümmern ihres Lebensentwurfs. Die Zukunft war leer für sie, denn die Möglichkeiten, die sich anboten, waren nicht „ihre” Möglichkeiten. Damit war sie auch der Voraussetzung für Hoffnung beraubt, — die auf sie zukommende Zeit war nicht „ihre” Zukunft. Die Verzweiflung dieser Patientin gründete in der Gewißheit — hier als reines Fehlen des Zweifels, nicht als eigener Wert —, der Gewißheit von der Leere der Zukunft.

Die extremsten Beispiele für die Verzweiflung bietet das Krankheitsbild der endogenen Depression. Mit wahnhafter Gewißheit besteht der Patient darauf, genau zu wissen, welch schreckliches Schicksal ihm oder seinen Angehörigen droht, z.B. weil er wähnt, Schuld auf sich geladen zu haben. Eindrucksvolle Beispiele finden sich bei Leonhard, der diese Patienten unter dem Diagnosetyp „gehetzte Depression" schildert (Leonhard 1986, S. 35—37). Von einem Patienten berichtet er: „Er lief händerringend umher, verzerrte das Gesicht, schrie, er werde verhaftet, seine Verwandten müßten mit ihm sterben. Dann rief er einförmig, sich ständig wiederholend: ‚Das ist ja gar nicht wieder gutzumachen.' (...) Er hörte, wie man Martern für ihn vorbereitete, hörte wie ein Mitkranker unter der Decke mit den Werkzeugen hantierte, hörte auch, wie jemand sagte: ‚Heute nacht sollen ihm die Hoden abgedreht werden.' In suizidaler Absicht stürzte er sich vom Tisch herunter." Von einer anderen Patientin heißt es: „(...) sie jammere laut, sie werde verbrannt und zerstückelt."

Das extremste Beispiel wahnhaft depressiver Patienten weist auf eine Form der Verzweiflung hin, die auch beim Gesunden zu beobachten ist: die Verzweiflung aus der Gewißheit des Untergangs.

Wie oben schon ausgeführt wurde, ist diese Form der Verzweiflung über den Zweifel hinaus, weil für sie das zu Erwartende keinen Faktor der Unsicherheit mehr enthält. Ihre Zukunft entbehrt der Zukünftigkeit, weil sich die Vernichtung ihrer Überzeugung nach mit Notwendigkeit einstellen wird.

Die Verzweiflung als „Ersticken im Zweifel"

Der Verzweifelte war im oben Ausgeführten über den Zweifel hinaus, weil für ihn aus der Möglichkeit des Schrecklichen dessen Gewißheit geworden war. Eine gänzlich andere Form der Verzweiflung zeigt sich paradigmatisch in folgender Krankengeschichte:

Der Patient J. W. (32 Jahre alt) steht in der Ausbildung zu einem künstlerischen Beruf. Die Abschlußarbeit ist in einigen Monaten fällig. Weil er sich nicht in der Lage fühlt, konzentriert daran zu arbeiten, sucht er den Nervenarzt auf, der ihn mit der Diagnose Zwangsneurose an den Psychotherapeuten überweist. Er berichtet hier, daß er schon seit Jahren unter einer schweren Zwangssymptomatik leidet, die von Zwangsgedanken und -vorstellungen über Kontrollzwänge bis hin zu ständigem Grübeln reicht. Oft kann er nicht richtig arbeiten, manchmal auch nicht richtig schlafen, weil er immer wieder durchdenken muß, ob er auch am vergangenen Tag die richtigen Entscheidungen getroffen habe. Jeden Entschluß würde er am liebsten wieder rückgängig machen, auch wenn er sich gar nicht als falsch oder schädlich herausstellte. Er kann nichts entscheiden, was er nicht nach kurzer Zeit wieder schwer bereut. Das macht ihm jeden Einkauf zur Qual, denn schon im Geschäft schwankt er manchmal stundenlang zwischen den verschiedenen Angeboten, und wenn er dann zugreift, grübelt er noch tagelang darüber nach, ob es nicht doch besser gewesen wäre, wenn er den anderen Artikel gekauft hätte. Am liebsten möchte er nochmals in das Geschäft gehen, aber andererseits weiß er, daß er sich dadurch lächerlich machen würde. Die gleichen Zweifel zermürben ihn wegen der Psychotherapie. Immer wieder muß er „bis zur Erschöpfung" durchdenken, ob sein Entschluß richtig war.

Wäre er damals nicht zum Hausarzt gegangen, der ihn so voreilig zum Nervenarzt
geschickt hatte, und hätte er diesem nicht so genau von seinen verschiedenen „Mechanis-
men" erzählt, dann wäre alles anders gekommen. Die Voruntersuchung durch eine
Kollegin sei auch nicht zweifelsfrei verlaufen, denn sie habe Dinge angesprochen, die
eigentlich erst in eine Therapie gehörten, so meine er, und der Einstieg in die endgültige
Therapie sei letztlich nicht durch eine Entscheidung seinerseits zustandegekommen,
sondern weil er versehentlich gemeint hatte, auch das sei ein Vorgespräch. Und zuletzt war
der Therapeut ihm so autoritär erschienen, daß er sich gar nicht mehr getraute, zu
widersprechen. Er klagt: „Immer wieder möchte ich zu den Weichen zurück, immer zweifle
ich, ob ich mich richtig entschieden habe. Und was jetzt alles bevorsteht; ich weiß nicht, wie
ich das schaffen soll." Schon wenn er aufwacht, schießt ihm der Gedanke durch den Kopf,
es wäre wohl besser, „nicht mehr da zu sein". Das Nachdenken und Grübeln, ob er sich
richtig entschieden habe, geht nun schon seit Jahren. Die Verzweiflung habe ihn erst in
letzter Zeit ergriffen, denn würde der Abschluß des Studiums nicht bedeuten, daß er noch
größere Ungewißheiten auf sich nehmen müßte? Und dabei überfordere ihn schon der
jetzige Zustand völlig, weil er ihm keine ruhige Minute am Tag gönne.

Schon von Freud war der Zusammenhang von Zwang und Zweifel herausgehoben worden, der sich in dieser Krankengeschichte so klar zeigt (z.B.
Freud 1909, S. 97 ff.). Bei diesem Patienten nun ist die Okkupation durch
den Zweifel in die Verzweiflung umgeschlagen. Die Möglichkeiten, die sich
ihm darbieten, sind ihm mangels der Fähigkeit oder des Willens zum
Entschluß zur Last geworden, unter der er zusammenbricht. Er möchte die
Zeit aufhalten, möchte nichts vergangen, nichts „ungelebt" werden lassen
und scheitert notwendig. Seine Verzweiflung besteht im Überhandnehmen
des Zweifels. Seiner Unsicherheit liegt nicht die bange Erwartung zugrunde, die bedrohliche Möglichkeit könne vielleicht Wirklichkeit werden, sondern daß überhaupt eine Möglichkeit Wirklichkeit werden muß, läßt ihn
verzweifeln. Das Hoffnungslose der Zukunft besteht für den am Zweifel
Verzweifelnden darin, daß ihm jede Möglichkeit gleich wert oder unwert ist
und keine für ihn den Ausweg aus der Gegenwart in das Offene der Zukunft
bereithält.

Eigentlich ist diese Form der Verzweiflung zutiefst paradox, denn
gerade die Möglichkeiten, sonst die Vermittler zum Möglichen als dem
Wesen der Zukunft, richten sich zwischen dem am Zweifel Verzweifelnden
und dem Offenen wie ein Wall auf und versperren ihm den Weg dorthin (vgl.
dazu auch von Gebsattel 1954, S. 1 ff.). Der Patient drückt es in drastischen
Worten aus: ein undurchdringlicher Ballen Unrat verlege ihm den Weg zu
dem kleinen roten Lämpchen, das die erträumte Zukunft symbolisiert. So
bleibt er notgedrungen der Gegenwart und Vergangenheit verhaftet (s. auch
Straus 1928, S. 648 ff.). Die Möglichkeiten erscheinen ihm nicht als Weg,
sondern als bedrohliche, ja ekelerregende Barriere.

*Die resignative Verzweiflung: die Verschlossenheit der Zukunft durch die
Ausweglosigkeit der Gegenwart*

Eine weitere Form der Verzweiflung zeigt folgende Krankengeschichte:

Die Patienten H. M. ist 51 Jahre alt. Sie hat bereits ernsthafte Suizidversuche hinter sich.
Daran anschließend war sie in stationärer psychotherapeutischer Behandlung gewesen.
Sie wirkt unruhig, wie getrieben, bewegt sich ruckhaft und erweckt den Eindruck von

146

Bitterkeit, welche die Enttäuschungen des Lebens nicht einfach so hinnimmt. Innere Auflehnung spricht aus ihr.

Es gehe ihr schlecht. Sie könne vor allem nicht mehr schlafen. Zu nichts verspüre sie Lust. Das Leben ist ihr eine Last geworden. Deswegen könne sie auch nicht für sich garantieren. Ständig plage sie der Gedanke, es wäre besser, tot zu sein.

Kurz zusammengefaßt enthüllt sich im Laufe einer ca. 42 Stunden umfassenden Gesprächstherapie folgende Biographie: Der Vater war Alkoholiker gewesen, der schrie und tobte, wenn er betrunken war. Nüchtern war er eher schüchtern und zurückhhaltend, ja ein angenehmer Mann. Aber man wußte nie, wenn er wegging, wie und wann er nach Hause kam. Dann lagen die Mutter und die 3 Kinder bis spät in die Nacht wach, voller Furcht, was sich wieder abspielen würde, wenn er die Wohnung betrat.

Nach 2 unter tragischen und demütigenden Umständen gescheiterten Jugendfreundschaften lernte sie ihren späteren Mann kennen. Mit der Hochzeitsnacht begann si die zuvor problemlose Intimbeziehung zu ihrem Mann mehr als unangenehm und abstoßend zu erleben. Aber die ersten Ehejahre waren ausgefüllt mit Arbeit für die Kinder und die berufliche Karriere des Ehemannes. Ein Unfall brachte ein chronisches Armleiden mit sich. In einem Krankenhaus geschah es, daß sie einen anderen Mann kennenlernte, und mit einem Mal waren die Beschwerden für Jahre verschwunden. Man beschloß, zusammen ein neues Leben anzufangen. Als ihr Mann sie bat zu bleiben, blieb sie bei ihm. Die Beziehung zum Freund überstand den Wortbruch nicht unbeschadet. Er fordert von da an mehr von ihr, als er zu geben bereit war. In dieser Situation lernte sie einen weiteren Mann kennen, mit dem sie eine

Beziehung anzuknüpfen begann. Paradoxerweise begann sie nun, extrem eifersüchtig über die Ehe des zuletzt gewonnenen Freundes zu wachen. Ihre Armschmerzen hatten nach dem gescheiterten Neuanfang wieder eingesetzt. Ein operativer Eingriff war geplant. Plötzlich begann sich ihr die ganze Lebensgeschichte bildhaft zu zeigen, sobald sie nur die Augen schloß. Die Schmerzen verschwanden, aber tiefe Verzweiflung stellte sich ein. Die Vergangenheit schien ihr sinnlos, die Gegenwart auswegslos. Als sie in diesem Zustand versuchte, den zweiten Freund anzurufen, und er sich nicht meldete, erwachte wieder die Eifersucht auf dessen Ehefrau. Im Affekt nahm sie eine größere Dosis Schmerzmittel ein. Nach der Entlassung aus intensivmedizinischer Behandlung, versuchte sie ein zweites Mal, sich das Leben zu nehmen. [1]

In der sich daran anschließenden ambulanten Gesprächspsychotherapie wird ihr Leben als Vergangenheit, Gegenwart und Zukunft thematisiert. Mit der Vergangenheit kann sie „ihren Frieden schließen", wie sie sagt. Aber die Gegenwart hält sie fest. Sie kann den notwendigen Entschluß nicht fassen. Sie weiß, daß die bestehende Situation keine Zukunft hat, denn an die Möglichkeit wiedererwachender Zuneigung zu ihrem Mann kann sie nicht glauben. Aber sie kann die Trennung nicht vollziehen. „Wenn doch mein Mann sagen würde: ‚Geh!' — ich von mir aus kann diesen Schritt nicht tun." Jahrelang hatten sich die Eheleute wie in einem Aufbäumen gegen die Ausweglosigkeit der Situation „bis auf's Blut" gepeinigt. Nach dem Scheitern der Versuche, sich Entlastung zu verschaffen, ist die Patientin in einen Zustand zwischen verzweifelter Resignation und Auflehnung verfallen. Diese Form der Verzweiflung ist ebenso wie die anderen, bereits geschilderten, von Zukunftslosigkeit geprägt. Wie in der vorher wiedergegebenen Fallskizze, ist auch hier das Offene des Möglichen für die Patientin wahrnehmbar, aber ihr Zukunftsentwurf scheitert, weil sich ihr das vermittelnde Element (die Möglichkeiten) verweigert. Sie sieht sich gefangen in einer unerträglichen Gegenwart, die nun schon seit Beginn der Ehe dauert. Ihre

---

[1] Für die Überlassung der Krankengeschichte danke ich Herrn Priv. Doz. Dr. H. Csef

Gefühle schwanken zwischen Auflehnung und Resignation, wie die eines Eingekerkerten, der den Lichtstrahl der Freiheit sieht, sich aber durch unüberwindliche Mauern von ihr getrennt weiß.

Die Ausweglosigkeit aus der Gegenwart ist in diesem Fall ganz anders beschaffen, als die in der Verzweiflung aus dem unüberwindlichen Zweifel heraus. Dort hatten sich Möglichkeiten angeboten. Dem Patienten hatte jedoch die Fähigkeit zu Wahl und Entscheidung gemangelt. Daran war dieser Zukunftsentwurf gescheitert.

Interessanterweise bietet sich von dieser zeitlichen Betrachtung (vgl. auch von Uslar 1973) der Verzweiflung her die Möglichkeit einer diagnostischen Einteilung der Depressionen. Hatten doch die Beschwerden der Patienten auffällig mit der jeweiligen Form des Zukunftsverlustes übereingestimmt: dem ängstlich depressiven, gehetzten Patienten hatte sich die Zukunft als Gewißheit der Vernichtung erschlossen, die gehemmt Depressive, die sich einer leeren Zukunft gegenübersah, berichtet: „Damals, als alles im akuten Stadium war, war ich nur leer — eine wahnsinnige innere Leere. Da bin ich mit dem Kopf gegen die Wand gerannt, bis mir das Blut runtergelaufen ist." Der im Zweifel „erstickte" Patient war von innerer Rat- und Rastlosigkeit erfüllt, vermochte er sich doch nicht auf eine der Möglichkeiten festzulegen. Die in der Ausweglosigkeit der Gegenwart Gefangene schwankte zwischen brüsker Auflehnung und resignativer Apathie. Pauleikhoffs Forschungsansatz, der „Endogene Psychose als Zeitstörungen" versteht (Pauleikhoff 1986), könnte sich in dieser klinischen Differenzierung bestätigen. Vorerst handelt es sich bei den oben skizzierten Ausführungen jedoch lediglich um Aspekte, die mittels einer breitangelegten Untersuchung abgesichert werden müßten.

11.2.2.3   Die Sehnsucht und der Wunsch

Das *Sehnen* und die *Sehnsucht* gehören primär dem erwartenden Zukunftsentwurf an. Sehnsucht ist Verlangen nach etwas aus dem Gefühl der Unerfülltheit heraus. So gibt es die Sehnsucht, die nur eines will: fort — weil sie überall anders die Erfüllung eher zu finden vermeint, als dort, wo sie ist. „Dort, wo du nicht bist, ist das Glück", heißt es in Schuberts Lied „Der Wanderer", Op. 4 N°. 1 (nach dem Gedicht von Schmidt von Lübeck). Das Ziel dieser Sehnsucht ist das reine Andere, nicht ein bestimmtes. Von *allem,* was anders ist, verspricht es sich Erfüllung, während ihr die Gegenwart und das Hier-Sein nicht geben können, wonach sie verlangt.

Meist hat einer, der sich sehnt, aber ein bestimmtes Ziel vor Augen. Er weiß sich von einem (noch-) nicht Verfügbaren okkupiert und will am liebsten dort sein, wo es sich befindet. Nicht im „Hier" und „Jetzt" will er verbleiben, sondern er verspricht sich, im „Dort" und „Dann" aufgehen zu können. Daß er es (noch) nicht kann, ist ihm schmerzlich bewußt. So entstammt das Gefühl der Sehnsucht der Unerfülltheit des „Nicht-hier-sein-Wollens" und nicht „Dort-sein-Könnens". Dem sich nach der Zukunft Sehnenden mangelt die Übereinstimmung von Wollen und Sein: das Dann kann er nicht leben, weil es noch nicht ist, und das Jetzt will er nicht leben, weil es ihm nichts bedeutet. Zugleich kann er sich aber nicht, wie der Phantast, völlig in der Vorwegnahme der zukünftigen Möglichkeiten verlieren. Dazu ist er sich der Gebundenheit an das Jetzt zu bewußt. Leicht versäumt der Sehnsüchtige die Gegenwart zugunsten des Zukünftigen. Ja er versäumt womöglich, die nötigen Schritte zu unternehmen, um sich auf das Ziel zuzubewegen.

Andererseits ist die Sehnsucht eine starke Triebfeder, wenn es gilt, aus der reinen Erwartung herauszutreten und sich aktiv strebend in die Zukunft zu entwerfen. Kennzeichnend für das sehnsuchtsvolle Streben auf etwas hin ist, daß der Weg, der zurückgelegt werden muß, ihm nichts gilt. Dem, der sich sehnt, ist ja alles, was sich zwischen das Ziel seiner Sehnsucht und ihn selbst stellt, nur trennende Distanz, die es zu überwinden gilt. Nur durch das Erreichen dieses Zieles meint er, seine schmerzlich quälende Erwartung stillen zu können. Er erwartet, daß es das „Dort" und „Dann" mit dem „Hier" und „Jetzt" der gelebten Gegenwart zur Deckung bringen wird. Die Hoffnung, so war oben festgehalten worden, ist reine Erwartung, erfüllt von der Zuversicht, daß persönliche Zukunft offen steht. Die Sehnsucht mag sich mit der reinen Erwartung nicht zu begnügen. Sie verspricht sich etwas — und wenn es nur die Erlösung vom unerträglichen Hier und Jetzt sein sollte. Sie liefert sich dem Möglichen der Zukunft — besser gesagt einer oder einigen Möglichkeiten aus — auf Kosten der Gegenwart, die sie vorwiegend als Mangel erlebt.

Auch der *Wunsch* ist nicht schon an sich Aktivität, obwohl er die Zukunft vorwegnimmt. Er arbeitet nicht an ihr, sondern will etwas von ihr. Er verspricht nicht die Erfüllung, wie das Sehnen, sondern nur eine „Vervollständigung". Ihm fehlt am „Hier und Jetzt" nicht gerade das, was es ihm erträglich machen könnte, sondern nur ein mehr oder weniger bedeutsamer Teil: eben das „Wünschenswerte". So vermag denn der Wünschende voll in seiner Zeit zu leben, denn das Schmerzliche, das den Sehnsüchtigen quält, fehlt ihm.

Verspricht sich der Sehnsüchtige vom Ziel, das ihn ergriffen hat, so daß er sein Fehlen als Mangel verspürt, die entscheidende Erfüllung, so begehrt der, welcher wünscht, das Ziel selbst, ohne sich von ihm völlig okkupieren zu lassen. *Dieses* fehlt ihm, nicht etwas an oder in sich, was er durch das „Ziel" auszufüllen hofft. Wünschen heißt, die Gegenwart erfüllen, aber in die Zukunft hineingreifen können, bestimmte Möglichkeiten begehren, sich ihnen aber nicht ausliefern. Der Wunsch ist also ein verlangendes und forderndes Erwarten, während die Hoffnung sich genügsam geduldet und die Sehnsucht sich etwas verspricht. Alle drei Formen des Zukunftsentwurfes eint, daß sie dem Mangelerleben entstammen, das sie in je verschiedener Weise auszufüllen trachten (vgl. z.B. Wyss 1976, S. 319 ff.).

11.2.3 Die phantasierte Vorwegnahme der Zukunft

Neben dem aktiven und dem erwartenden Zukunftsentwurf hatte sich als
dritte und zwischen beiden stehende Möglichkeit die phantasierte Vorwegnahme der Zukunft gezeigt. Die Möglichkeiten, welche die Zukunft bereithalten könnte, werden darin weder erwartet noch aktiv planend, strebend
oder vorbereitend realisiert, sondern durch das Phantasieleben in einer
fiktiven Welt „verwirklicht". Es sind die Zukunftsträume, denen sich auch
der Patient H. F. eines Tages wieder hinzugeben beginnt (Std. 59), denen
sich andere Patienten und Patientinnen fast völlig ausgeliefert haben
(s. S. 53 ff.). In der phantasierten Vorwegnahme der Zukunft zeigt sich die
Doppelgesichtigkeit der Sehnsucht als Triebfeder. Das nicht Hier-sein-
Wollen, aber nicht Dort-sein-Können, vermag zum realen Beschreiten des
Weges auf das okkupierende Ziel hin anzuspornen, es kann sich aber auch,
der mühsamen Überwindung der Distanz unwillig, das Ersehnte einfach
herbei„träumen". Da es darüber leicht die reale Verwirklichung der Ziele
unnötig erscheinen läßt, dräut von ihm her die Gefahr, „das Unmögliche
zwar zu begehren", sich aber mit seinem phantasierten Surrogat zufrieden-
zugeben. Goethe hat das mit großer Ironie im Faust II dargestellt. Mephisto
gaukelt dem blinden Faust die Erfüllung seiner Sehnsüchte vor, bis dieser,
das verhängnisvolle „Verweile doch, Du bist so schön!" ausruft und seufzt:
„Im Vorgefühl von solchem hohen Glück genieß ich jetzt den höchsten
Augenblick."

Kann man das Lebensgefühl des für die Gegenwart blinden sehnsüchtigen Tagträumers prägnanter in Worte fassen, auch wenn die Situationen
nicht identisch sind? Herausgenommen aus der Not der Verwirklichung
läßt der reine Phantast Entwicklung, Reifen und Werden seiner Person
leicht ins Hintertreffen geraten, begnügt er sich doch mit dem „Vorgefühl
von solchem hohen Glück" (vgl. z.B. die Falldarstellung von Fischle-Carl
1980).

Andererseits ist dem Menschen im phantasierenden Vorwegnehmen der
Zukunft eine Möglichkeit gegönnt, sein Sehnen vorübergehend zu stillen.
Nicht jede Sehnsucht hat schließlich Bestand, und nicht jeder Wunsch
dauert. D.h. nicht alles Mögliche muß und kann verwirklicht werden. Ja,
durch das phantasierende Vorwegnehmen können sich neue, bisher nicht
beachtete Möglichkeiten der Zukunft — aber auch der Gegenwart —
ergeben; es kann sich am sehnsuchtsvoll Erstrebten eine Seite zeigen, die es
schal oder bedenklich werden läßt. So vermag die phantasierte Vorwegnahme, die Zukunft mit ihren Möglichkeiten und Konsequenzen „durchzuspie-
len" — eine nicht zu unterschätzende Funktion für das Abwägen von Entscheidungen und für „Psychotherapie als Gang durch die Möglichkeiten".
Auf das Mögliche bezogen, kann die phantasierte Vorwegnahme die Zukunft offenhalten, weil sie nicht konkrete Entscheidungen trifft, sondern
diese aufschiebt oder gar aufhebt. Ihr ist es allein gegeben, kurzzeitig die
paradoxen Elemente Werden und Offenhalten aller Möglichkeiten zu ver-
einen. Darin liegt ihre Kraft und ihre Verlockung.

11.3 Die Kategorien der Zukunft: das Notwendige, das Wahrscheinliche, das Mögliche und die Möglichkeiten

Im Vorhergehenden war immer wieder der Charakter des Offenen betont worden, der das Wesen der Zukunft ausmacht. Das kann natürlich nicht heißen, daß das Notwendige geleugnet werden soll. Das sich gemäß Ursache und Wirkung linear entwickelnde Naturgesetzliche, das in einem bestimmten Größenbereich der physikalisch-chemischen Wirklichkeit eindeutige Aussagen erlaubt, hat es dem forschenden, analysierenden und darauf aufbauend planenden Menschen ermöglicht, so manches zukünftige Geschehen vorhersagbar zu machen (vgl. z.B. Gadamer 1967, S. 161 ff.). Daneben kann er durch Anwendung der entdeckten Gesetzlichkeiten die Zukunft in seinem Sinn wirksam beeinflussen. Gesetzliches ergibt sich ja notwendig, wenn alle störenden Einflüsse beseitigt sind. Möglichkeiten im eigentlichen Sinn gibt es hier nicht mehr, nur Notwendigkeiten.

Von einer gewissen Komplexität des Geschehens an, außerdem jenseits bestimmter Größenordnungen im Mikro- und Makrobereich, gelten diese linearen und eindeutigen Gesetzlichkeiten nicht mehr. In diesem Bereich werden Folgen nur mehr mit einer gewissen Wahrscheinlichkeit voraussagbar und planbar. Ein mehr oder weniger großer Faktor der Unsicherheit spielt herein. Es gibt mehrere Möglichkeiten, die aber nicht alle gleichwertig berücksichtigt werden müssen, denn es läßt sich mit einer gewissen prozentualen Wahrscheinlichkeit voraussagen, was sich ereignen wird (vgl. dazu Hübner 1978, v.a. S. 34—40).

Die eigentliche anthropologische Kategorie der Zukunft ist aber das Offene, gefaßt im Begriff des Möglichen. Wyss hat in „Beziehung und Gestalt" die vielfachen Aspekte des Möglichen aufgezeigt und phänomenologisch untersucht. Seine Ergebnisse können hier nur in Stichworten wiedergegeben werden: Er bestimmt das Mögliche z.B. als Alternative, als das Erreich- und Machbare, als zufällig sich Ereignendes. Bezogen auf den Lebensweg ist es das „Offene", Nicht-Festgelegte; den Zweifel betreffend, das Schwanken zwischen Entscheidungen. In Phantasie und Traum läßt es sich im Nicht-gebunden-Sein an die Gesetze der Logik erkennen, somit als Widerpart des Notwendigen. Im Zusammenhang von Möglichem und subjektivem Befinden zeigt es sich als das momentan Unbestimmbare und Unklare sowohl am Anderen als auch an sich selbst. Die unerschöpfliche Vielfalt des Individuums ist ebenso ein Mögliches wie der Zufall in der Geschichte oder die Unbegrenztheit der Potenz der Lebensprozesse (Wyss 1973, S. 7—39). Das Mögliche bestimmt sich als das Unbegrenzte, Diffuse, das Unvorherseh- und -sagbare, das, was kommen mag, aber nicht muß, welches sich dem bestimmten Zugriff entzieht, aber als Horizont des Wirklichen immer schon da ist.

In den Möglichkeiten sieht Wyss die Vermittler „zwischen dem diffus Möglichen und seiner spezifischen Verwirklichung" (1973, S. 34). In der Kranken- und Behandlungsgeschichte des Patienten H. F. sind sie in vielfacher Weise aufzufinden. Zunächst grob unterschieden als Möglichkeiten des Außen und des Innen. Jene waren z.B. mit den neuen beruflichen

Perspektiven in einer anderen Abteilung innerhalb des eigenen Betriebes (Std. 135) oder der völlig unerwarteten Chance des Neu- oder Wiederanfangs in der begehrten Textilbranche (Std. 122) aufgetaucht. Eine neue Wohnung, eventuell ein Haus, hatte sich angeboten (Std. 136), die sexuelle Beziehung zu einer Bekannten war in den Bereich realisierbarer Gelegenheit gerückt gewesen (Std. 24).

An inneren Möglichkeiten konnte er während der Therapie die Liebesfähigkeit seiner Tochter gegenüber (Std. 100, 156), die Verantwortlichkeit gegenüber Frau und Kind entdecken und realisieren (Std. 75). Er hatte nicht gedacht, daß er entschieden auftreten könnte, aber es gelang ihm schließlich nicht nur im Zwiegespräch mit dem Chef und dem neuen Arbeitgeber (Std. 165), sondern auch im Mitarbeiterkreis (Std. 125). Vieles, was zuvor nicht gelebt worden, sondern nur latent vorhanden gewesen war, ließ sich während der Therapie realisieren.

Aber das Problem ist, daß es zwar im Nachhinein leicht fällt, anhand des Verwirklichten festzustellen, was dem engeren Bereich der realisierbaren Möglichkeiten eines Menschen angehört hatte, es aber unmöglich ist, diese schon vom Jetzt aus sicher zu erkennen. So stellt sich am Anfang und noch entschiedener während jeder Therapie immer wieder die Frage, über welche Möglichkeiten dieser individuelle Patient verfügen könnte, um seine Einstellung zu wandeln, seine Situation zu ändern und wichtige Bereiche seines Lebens anders und oft neu zu gestalten. Wyss definiert denn, wie schon mehrfach erwähnt, Psychotherapie als „Gang durch die Möglichkeiten" eines Menschen, womit er meint, daß es dem Kranken „gegönnt" werden müsse, sich einmal frei entwerfen zu können, ohne gleich während des Stadiums des Träumens und Phantasierens auf den „harten Boden der Realität zurückgeholt" zu werden. Alle verfügbaren Möglichkeiten müssen einmal geistig und emotional abgeschritten werden dürfen, um diejenigen zu finden, deren Verwirklichung durch die Eröffnung der Zukunft seinem Leben wieder Sinn und Inhalt geben können. Dieser „Gang" umfaßt die *Möglichkeiten,* die einmal Zukunft *gewesen waren,* die aktuell *sind* und sich vielleicht einmal *auftun werden.* Er bedient sich all der „Medien" der Möglichkeiten, die dem Menschen zur Verfügung stehen: seiner rationalen Überlegung, seiner Fähigkeit zum Träumen und Phantasieren, zur kreativen Entfaltung im künstlerischen Leistungsentwurf und besonders der Reflexion seiner Beziehungswünsche und -wirklichkeit. War in einer „Bedeutungslehre" der Gegenpol zur Instinkttheorie gefunden worden, so kann nun der Trieblehre (vgl. z.B. die kritische Zusammenfassung von Pongratz 1967, S. 66, 69 f., 218) die Theorie von den individuellen Möglichkeiten gegenübergestellt werden — beide Konzepte wiederum als Aspekte menschlicher Wirklichkeit gesehen, nicht als die menschliche Existenz „erschöpfende" Erklärungsmodelle.

12 Die lebensgeschichtlichen Kategorien im psychotherapeutischen Prozeß als gelebter Biographie

Schon in den einleitenden und grundlegenden Bemerkungen zum Psychotherapieprotokoll des Patienten H. F. war festgestellt worden: Psychotherapie ist selbst eine Episode der Lebensgeschichte des Patienten; der psychotherapeutische Prozeß ebenfalls gelebte Biographie. So sollen denn im folgenden diejenigen Strukturen und Elemente der Lebensgeschichte anhand von Therapiesequenzen herausgearbeitet werden, die für die psychotherapeutische Situation typisch sind bzw. sich an ihr besonders klar und markant aufweisen lassen. Hierzu bietet sich die biographisch-analytische Psychotherapie geradezu an, weil sie

a) sich aktuell ereignet, also diese Episode der Lebensgeschichte nicht anamnestisch oder katamnestich erhoben werden muß,
b) anteilnehmend vom Therapeuten miterlebt wird, und dieser so zum mithandelnden und mitleidenden Partner des Lebensgeschehens wird (s. Wyss 1982 I).

So gliedern sich die folgenden Darlegungen ganz nach den wesentlichen Charakteristika der Biographie, die den lebensgeschichtlichen psychotherapeutischen Prozeß ausmachen. Die biographischen Kategorien als ihr inneres Gerüst können sich dabei in ihrer Bedeutung für die Psychotherapie in der Praxis offenbaren.

12.1 Das strukturelle Phänomen der Ermöglichung lebensgeschichtlichen Wandels: der „biographische Moment"

Das Behandlungsprotokoll zeigt, daß es immer wieder Situationen während der vielen Stunden des Gesprächs gab, in welchen ein neuer Gesichtspunkt auftauchte und eine andere Sicht des Lebens ermöglichte. Wie schon mehrfach erwähnt, regte vor allem der Ausdruck „Das Leben erleben" (Std. 57) den Patienten zur eingehenden Reflexion über seinen Lebensentwurf an. Im folgenden Therapieausschnitt zeigt sich dieses Phänomen noch deutlicher:

Lange Zeit quälte sich das Gespräch mit dem Patienten H. W. im unverbindlichen Erzählen gegenwärtiger und vergangener Lebensereignisse dahin. Der 30jährige Mann, von dem schon oben die Rede gewesen war (s. S. 95), der seit über 10 Jahren unter schwersten

Angstzuständen, diversen „nervösen" Beschwerden, essentiellem Hochdruck und einer chronischen Blaseninfektion litt, eröffnete jede Therapiestunde mit einer schier endlosen und ermüdenden Schilderung neu aufgetretener Ängste und Beschwerden. Die Selbstbeobachtung geriet ihm immer ausgefeilter, während das Gespräch über mögliche lebensgeschichtliche Zusammenhänge hartnäckig oberflächlich blieb. Trat einmal seine Beziehung zum Therapeuten ins Blickfeld, so überwog die Dankbarkeit. Denn daß jemand sich so geduldig und einfühlsam seiner Person widme, habe er nicht zu hoffen gewagt. Sogar seine Frau sehe schon seit längerem über seine Krankheit hinweg und beachte seine Klagen nicht mehr.

Alle meine Deutungen und Konfrontationen prallten an dem lückenlos in sich geschlossenen Weltbild ab, dessen vorherrschendes Merkmal seine fraglose Liebe zu Eltern, Kindern und Ehefrau war. Von Herzen gutmütig, keinem übelwollend und ohne jeden Anspruch an das Leben, wollte sich der Patient gesehen wissen. Für ihn erhob sich kein Zweifel darüber, daß er in den Augen seiner Mitmenschen klar, eindeutig und unproblematisch sei. Um so unverständlicher war ihm, daß gerade ihn diese Krankheit gepackt hielt, die Angst, die ihn seit nunmehr 10 Jahren zermürbte, ihn aus dem Schlaf hochschrecken ließ und ihm alles vergällte.

Als der Patient sich wieder einmal in seiner Symptomschilderung verloren hatte und sich wegen seines Mißgeschicks so recht bedauerte, warf ich ein, daß der Ursprung der Angst nicht zuletzt in der Art liege, wie er mit sich und seinem Leben verfahre. Die Krankheit sei eigentlich er selbst. Auch dieser Einwand traf anscheinend auf taube Ohren, denn den Rest der Stunde verbrachte der Patient damit, sich in Reminiszenzen an eine glücklichere Kindheit und Jugend zu ergehen.

Gleich zu Beginn der nächsten Stunde aber fragte der Patient, wie das gemeint gewesen sei - er selber sei seine Krankheit? Dieser Satz habe ihn während des ganzen Wochenendes nicht mehr losgelassen, ja er habe sich nachgerade den Kopf darüber zerbrochen, wie seine Krankheit und er selbst in Zusammenhang stehen könnten.

Mit dieser Stunde begann eine neue Episode der Therapie. Erstmals konnte sich der Patient frei zu dem stellen, was in ihm an Bildern und Erinnerungen aufklarte. In gewisser Weise entdeckte er sich neu, indem er sein Leben und seine Art dem eigenen kritischen Blick aussetzte. Da fand sich eine Trägheit, über die er sich schämte, damit verbunden die Neigung, alle Entscheidungen auf die Ehefrau abzuwälzen, ob es nun den beruflichen Werdegang, die Eheschließung, den Wunsch nach Kindern und deren Erziehung betraf. Verlegen besann er sich auf die vielen Gelegenheiten, bei denen er Entscheidungen so lange hintangehalten hatte, bis sich Probleme von selbst, oft gegen seinen Wunsch und seine unausgesprochene Absicht gelöst hatten. Zu seiner Freude entdeckte er sich dagegen auch als feinfühligen Vater und stellte zu seiner Überraschung fest, daß er im Beruf und auf handwerklichem Gebiet wesentlich mehr vermochte, als er gedacht hatte.

Einmal während dieser Wochen vertiefter Introspektive seufzte er am Ende der Therapiestunde: es falle ihm schwer, von der Couch aufzustehen. Sobald er sich nämlich hinlege, komme es ihm so vor, als tauche er in eine andere Welt hinein. Mit dem Aufstehen sei der Alltag wieder da, der ihn fordere und ihm abverlange, sich ihm zu fügen. Das Nachdenken freilich sei mit dem Gang nach Hause nicht abgeschlossen. Den ganzen Tag über falle ihm Neues über sich ein, und so manche unerwartete Erinnerung über sich werde in ihm wach. Im Zuge dieses Besinnungsprozesses fand sich der Patient zwar rätselhafter und problematischer, aber auch farbiger und interessanter. *Er war von der Wiedergabe der Wirklichkeit zum Entwurf seiner Möglichkeiten vorgedrungen.*

Es soll jetzt versucht werden, das Wesen dieser Behandlungsepisode, speziell den Umschwung des Gesprächscharakters zu erhellen. Nicht die Frage, warum es zu dieser Veränderung gekommen war, soll diskutiert werden, sondern welche Elemente den veränderten Dialog ausmachten und wodurch sich der Moment der Veränderung des Gesprächscharakters selbst auszeichnete.

12.1.1 Psychotherapie als „lebensgeschichtliches Ereignis"

Zu Beginn der Behandlung hatte der Patient ausführlich über das geredet, was ihm früher und andernorts zugestoßen war, bzw. über das, was sich zwischen den Therapiestunden aktuell ereignet hatte. Im Rahmen des ihm Möglichen hatte er nicht vermieden, zur Situation der Behandlung selbst Stellung zu nehmen oder das zu thematisieren, was ihn bewegte. Er hatte also „Hier und Jetzt" sowie „Dort und Damals" seiner Biographie in das Gespräch einfließen lassen. Letztlich geschah vom Inhalt des Gesprächs her nach dem Einwurf, daß er selbst seine Krankheit sei, nichts anderes.

Das Thema oder die Themen der Selbstbesinnung veränderten sich eigentlich während der beiden Behandlungsepisoden nicht wesentlich. Dabei stimmten aber Therapeut und Patient in ihrem Empfinden überein, daß sich diese Zeit deutlich von den Wochen zuvor unterschied, denn so wie der Patient zu einem veränderten Urteil über Teile seiner Biographie gelangte, so fand er auch zu seinem Verhalten während der bisherigen Behandlung eine neue Einstellung. Einmal bemerkte er, daß ihm von Stunde zu Stunde klarer werde, wie wenig er zuvor bereit gewesen war, sich auf die Behandlung einzulassen. Erst jetzt wolle er seine Ängste vorbehaltlos ergründen. Gewollt habe er zuvor zwar auch, aber, wie er nun sehe, doch mit erheblichen inneren Einschränkungen.

Welches neue Moment war mithin aufgetaucht, daß beide, Patient und Therapeut, die Situation des therapeutischen Gesprächs so sehr verändert empfanden?

Das Hauptgewicht lag sicher auf der Veränderung der Bedeutung, die der Patient der Behandlung von dieser Zeit an beimaß. War die Psychotherapie zuvor ein Ereignis des Tages unter anderen gewesen, einer von seinen diversen Arztbesuchen, so gewann sie plötzlich einen besonderen Rang. Die psychotherapeutische Behandlung war zu einem lebensgeschichtlichen Ereignis geworden. Die Stunden der Gespräche waren nicht mehr nur wie Inseln in sein Leben hineingestreut, sondern hatten untereinander Verbindung gewonnen durch die Besinnung auf sich selbst auch außerhalb der Gespräche. Der Patient reagierte plötzlich aus sich heraus mit tief empfundenen und vielfältigen Stimmungen wie Trauer, Freude, Erleichterung, Angst, auch Ärger usw. Er konnte Zugang zu vergangenen Ereignissen und Bildern finden und frühere Erlebnisse wieder aufleben lassen. Mit meinem Einwurf „Sie selbst sind Ihre Krankheit" wurde die therapeutische Besinnung biographisches „Hier und Jetzt". Mit dem geschilderten Moment war etwas Neues aufgetaucht, das die Möglichkeit zu verändertem Lebensverständnis vorbereitet hatte. Erst danach gewann die Therapie den Bedeutungscharakter des Lebensgeschichtlichen (vgl. auch oben S. 83).

Der entscheidende Augenblick, der den Beginn des Wandels vorbereitet hatte, soll im folgenden „biographischer Moment" genannt werden. Dieser Ausdruck enthält die beiden Elemente, die sich zum Zeitpunkt des Bedeutungswandels miteinander verknüpften: das Lebensgeschichtliche (Biographische) und der Charakter der Bewegung (Moment aus dem lateinischen „movere"). Zunächst sollen die beiden Elemente des Gesamtphänomens des

„biographischen Moments" geeint bleiben und ähnliche oder gleichartige Erscheinungen außerhalb der Grenzen der Psychotherapie gesucht werden.

12.1.2 „Biographischer" und „historischer Moment"

„Biographische Momente" als Ermöglichung des Wandels der Werte und Bewertungen bestimmen den ganzen Lebensweg. Jeder noch so banale Augenblick kann dazu werden, wenn er den Beginn eines Neuen und Wesentlichen für das Leben vorbereitet: ein Blick, eine Geste, ein Geruch, tausendmal wahrgenommen, ohne Besonderes zu wecken, gewinnt mit einem Male an Bedeutung und zwingt geradezu hinein in das Nachdenken über Erwartetes und Erhofftes, die Rückbesinnung auf den Augenblick des Geschehens oder die Erinnerung an Vergangenes, längst dem Vergessen Überantwortetes.

Für Marcel Proust war es der Geschmack einer Madeleine, der ihm „Auf der Suche nach der verlorenen Zeit" mit einem Male die Tür zu einer ganzen Welt der Erinnerungen aufstieß. Dort heißt es: „Gleich darauf führte ich, bedrückt durch den trüben Tag und die Aussicht auf einen traurigen folgenden, einen Löffel Tee mit dem aufgeweichten kleinen Stück Madeleine darin an die Lippen. In der Sekunde nun, als dieser mit Kuchengeschmack gemischte Schluck Tee meinen Gaumen berührte, zuckte ich zusammen und war wie gebannt durch etwas Ungewöhnliches, das sich in mir vollzog. Ein unerhörtes Glücksgefühl, das ganz für sich allein bestand und dessen Grund mir unbekannt blieb, hatte mich durchströmt. (...) Und dann mit einem Male war die Erinnerung da. Der Geschmack war der jener Madeleine, die mir am Sonntagmorgen in Combray (...) meine Tante Leonie anbot, nachdem sie sie in ihren Schwarzen oder Lindenblütentee getaucht hatte. Der Anblick jener Madeleine hatte mir nichts gesagt, bevor ich davon gekostet hatte" (Proust 1976, S. 63 ff.). Der Biß in die Madeleine war für Proust zum „biographischen Moment" geworden, denn er zeitigte als Folge das Auftauchen vergessener Bilder und Erinnerungen. Im letzten Band seines Romanwerks, der den Titel „Die wiedergefunde Zeit" trägt, schreibt er solchen Augenblicken die Beendigung eines lange währenden Entwicklungsstillstandes zu (Proust 1976, S. 4016). (Zur psychologischen Interpretation von Prousts „Auf der Suche nach der verlorenen Zeit" s. z.B. Bollnow 1956, S. 200 ff.; Kohut 1981, S. 159 f.)

Ein erstes Merkmal des „biographischen Moments" sei damit festgehalten: ob ein Augenblick lebensgeschichtliche Bedeutung erlangen wird, bestimmt sich erst vom folgenden her. Er wird vorbereitet durch die Verdichtung des diffus Möglichen zur konkreten Möglichkeit (Wyss 1973, S. 33 ff.). Nur aus der Rückbesinnung auf das bereits Vergangene wird erkennbar, ob die Möglichkeit lebensgeschichtlicher Bedeutsamkeit Wirklichkeit werden konnte.

Unter dem gleichen Gesichtspunkt kann auch die Geschichte der Völker und Staaten verstanden werden. Berlinger führt dies am Beispiel des „geschichtlichen Augenblicks" aus. Dieser ist für ihn das Ereignis, das den

Menschen von Grund auf bestimmt und ein für allemal den „geschichtlichen Horizont eingrenzt" (Berlinger 1958, S. 21 ff.). Hüttenberger schreibt über den „historischen Augenblick": „Der Augenblick ist (...) keine formal meßbare Zeiteinheit, sondern die Zäsur bei plötzlich auftretenden historischen Konstellationen. (...) Ein historischer Augenblick hat (...) selbst keinen Inhalt: man weiß nachher erst, daß die Konstellation sich verändert hat oder gegebenenfalls auch nicht veränderbar ist. (...) Ein historischer Augenblick entsteht dann, wenn verschieden identifizierte historische Prozesse zusammenstoßen und wenn sich aus einem solchen Zusammentreffen eine neue Konstallation herausbildet, die in einen neuen Prozeß umschlägt. (...) Der Augenblick ist kein Ereignis, denn er ist ‚leeres Feld', während das Ereignis ein kompliziertes Gebilde materieller Relation darstellt. Ereignisse umgeben jedoch gleichsam den Augenblick" (Hüttenberger 1984, S. 232 ff.). Er kommt darüber hinaus ebenfalls zu dem Ergebnis, daß auch der „historische Augenblick" erst im Nachhinein, nämlich durch den Historiker als solcher argumentativ erwiesen werde (S. 233). Der Umschlag des Geschehens tauche jedoch im Bewußtsein der Beteiligten auf (S. 232).

Berufen wir uns bei der Interpretation des Geschehens eines „biographischen Moments" im Leben des Einzelnen nun wieder auf das Protokoll der Behandlung und Prousts berühmte Szene mit dem Biß in die Madeleine, so kann festgehalten werden, daß zum Zeitpunkt der Fügung von Möglichkeiten eine Gestimmtheit auftritt, die aus dem reinen Geschehensstrom des Vorher und Nachher als kurzfristig erhöhte Aufmerksamkeitsspanne herausragt und das zuvor Homogene des Empfindens im unmerklichen Dahingleiten der Zeit wie ein leiser Schreck durchbricht (vgl. dazu Zacher 1987).

12.1.3 Die Zeitstruktur des „biographischen Moments"

Wie läßt sich nun die Zeitstruktur dieses lebensgeschichtlichen Phänomens erhellen?

Mit dem Moment der Unterbrechung der Homogenität zeitlichen Existierens „zeitigt" sich die Einzelexistenz, indem sie sich gleichsam wider die fortschreitende Zeit erhebt und in einer Zäsur eigene Zeitlichkeit ins Leben einbringt. Es ist der Moment des Entstehens von Bewegung, besser Bewegtheit, welche heterogene Zeitlichkeit begründet. Sie wird Bewegung, indem sie aus der homogenen Zeit ausbricht und als „eigene" Zeit hervortritt. Bei Proust z.B. heißt es über die Natur dieser Art von „Empfindungen", welche „den entscheidenden Anstoß in Richtung auf ein neues Dasein" geben können, daß sie der Tage bedürften, „an denen man sich außerhalb des alltäglich dahinströmenden Lebens befindet" (Proust 1976, S. 4016).

Im „biographischen Moment" entsteht Bewegung durch Innehalten in der Monotonie des „Dahingleitens", eingebettet in der Zeit der Anderen und der Vielen. Richtiger ist es zu sagen, daß mit dem „biographischen Moment" die Bewegung aus homogener Zeitlichkeit bereits herausgetreten *ist,* denn erst im Nachhinein gibt er sich als der, der er war, dem Bewußtsein zu erkennen. Dem entspricht ein Gedanke Ricoeurs, der feststellt, daß „(...) die Wahrheit eines Moments in der Wahrheit des folgenden enthalten ist" (Ricoeur 1974, S. 214, ähnlich auch S. 207). Lebensbewegung ist also nicht mit dem Vergehen in der Zeit gleichzusetzen, sondern ersteht aus dem Bruch mit der dahingleitenden Zeit des „umgebenden Werdens" (Minkowski nach Weiß 1984, S. 212). Eigentlich ist diese Bewegung ein rhythmischer Wechsel von „mit" und „gegen" zur vorgefundenen „Zeit des Umgebenden". Diese Darstellung mündet letztlich wieder in die Gedanken zur persönlichen Gegenwart und eigenen Zukunft ein, wie sie oben aus dem Präsens des Gesprochenen und aus der Wesensstruktur von Hoffnung und Verzweiflung abgeleitet worden waren (s. S. 139 und S. 141).

Der Begriff der „Zeiten des Umgebenden" soll an dieser Stelle nicht weiter aufgegliedert werden. Nur soviel sei gesagt, daß er nicht für die physikalisch-objektive Zeit steht, sondern für die Zeit oder Zeiten alles dessen, was von Wyss der Struktur des Raumes subsummiert wird (Wyss 1976, S. 50 ff., 236 ff.). Die Pole der dem „biographischen Moment" zugrundeliegenden zeitlichen Existenz lassen sich nicht in der Ordnung von subjektiv und objektiv finden, sondern eher in den Sphären von Ich und Nicht-Ich.

Zur näheren Bestimmung des „biographischen Moments" sei an dieser Stelle vorläufig zusammengefaßt: Bewegung entsteht, sobald ich mich im Innehalten, im Verlangsamen oder Schnellerwerden meiner eigenen Zeitigungsweise gegenüber einem der mich umgebenden „Ströme der Zeit" aufbäume. Der Stillstand dagegen, von dem Proust klagt, er habe ihn jahrelang an seiner Entwicklung gehindert, bedeutet nicht ein absolutes Stillstehen, sondern ein sich „uneigentlicher Zeitströmung" Übereignen. Dann nämlich, wenn nur noch das im „uneigentlichen Geschehensstrom" mitfließende Naheliegende, Nächstmögliche, das, was sich als Möglichkeit schon je geboten hatte, ergriffen wird, wenn nichts mehr diese passive, eingebettete Bewegung aufstört, bleibt eigentliche Lebensbewegung aus. Das Neue wird dann nie mehr ein Anderes sein können, als das immer schon anwesende Alte, das sich dem bequemen Zugriff feilbietet (vgl. dazu den Begriff des „Man" bei Heidegger 1984, S. 126 ff.).

Menschliche Existenz ist im Rhythmus von Innehalten und Vorwegeilen gegenüber dem Verfließen der umgebenden Zeiten immer wieder in die Entscheidung gefordert. In diesen Momenten „verdichtet" sich das Mögliche zur Möglichkeit des Wählens, ob die Situation bei uneigentlichem Geschehen belassen wird oder sich der Mensch seiner Erlebnisfähigkeit besinnen will. Nun kann folgende Aussage getroffen werden: Ein „biographischer Moment" ist dann eingetreten, wenn die Kluft zwischen Geschehnis und Erlebnis (vgl. Straus 1978; und S. 78 f.) aufblitzt als Möglichkeit der Wahl.

Trotz vieler Ähnlichkeiten unterscheidet sich der „biographische Moment" vom „Kairos" der griechischen Antike. Dieser wird von Hartmann im Gegensatz zum „Chronos" folgendermaßen bestimmt: „Den günstigen, vielfach begünstigten und angezeigten, den rechten, gerechten, den als glücklich erkannten und beherzt ergriffenen *Augenblick* nannten die Griechen den Kairos. (...) *Chronos*, das ist die über den Menschen verhängte, ihm aufgezwungene, ihm zugemessene Zeit. Sie ist mehr Dauer. *Kairos*, das ist die von ihm ergriffene Zeit. (...) Es ist kein Zufall, daß Goethe den Kairos in das Gespräch des Mephistopheles mit dem Schüler dort einflicht, wo es um die Darstellung der Medizin geht: ‚doch wer den Augenblick ergreift, der ist der rechte Mann'" (Hartmann, F. 1985, S. 33).

Der Kairos ist der günstige Moment, in dem sich die äußeren Gegebenheiten so fügen, daß sie sich dem Zugriff des wach darauf Wartenden geradezu anbieten. Dagegen hatte sich bei der phänomenologischen Analyse des „biographischen Moments" gezeigt, daß er seine Wahrheit erst dem nachfolgenden Augenblick preisgibt. Dieser Auffassung liegt ein anderes Menschenbild zugrunde: Der Mensch wird hier als „homo patiens" aufgefaßt, der zwar auch in Wahl und Entscheidung gestellt ist, aber nicht wie dort durch die Tat zum vollkommenen Meister seines Geschicks werden kann. Der „biographische Moment" bleibt offen, er ist ein Wagnis, nicht eine günstige Gelegenheit, die wie selbstverständlich den glücklichen Ausgang nach sich zieht. Der „biographische Moment" ermöglicht Bewegung, weil sich in ihm neue Möglichkeiten der kommunikativen Entfaltung eröffnet hatten. Wie oben dargestellt, hat Wyss die einzelnen Schritte jedes kommunikativen Prozesses ihrem wesensmäßigen Gehalt nach als Erkunden, Entdecken, Erschließen, Sich-Auseinandersetzen, Binden-Lösen und Bewältigen beschrieben (Wyss 1976, S. 75 ff.). Der „biographische Moment" als kleinste Einheit des lebensgeschichtlichen Wandlungsprozesses, nicht nur während einer Psychotherapie, wirkt in dieser Abfolge immer dort, wo die Introspektion von einem Modus zum anderen fortschreitet und damit Bewältigung ein Stück näher bringt. Der eine oder andere „biographische Moment" mag sich einmal im Nachhinein als „Kairos" herausstellen, aber darin liegt nicht sein Wesen.

12.2 Die zeitliche Struktur des lebensgeschichtlichen Wandels in der Psychotherapie

Im „biographischen Moment" hatte sich die die Modi der Kommunikation verknüpfende lebensgeschichtliche Struktur zu erkennen gegeben. Wie schon mehrfach erwähnt wurde, konnte in der Therapie von Herrn H. F. der Einwurf, das Leben wolle erlebt sein, den Patienten zu vertiefter biographischer Introspektion führen. Nun zeigt der gesamte Verlauf der Therapie im Nachhinein betrachtet, daß öfters einmal kurze Interventionen des Therapeuten eine Reaktion nach sich zogen, die ein anderes Urteil oder eine andere Einstellung veranlaßten. Insgesamt bewirkte die Behandlung eine *Wende in der Lebensgeschichte:* der zu Beginn unreif wirkende, noch ganz auf die Welt und Werte der Eltern fixierte Patient (s. Std. 2, 3, 5) wandte sich im Zuge der Therapie immer mehr seiner Frau und seiner Tochter zu. Über deren Empfindungen hatte er sich zuvor nie Gedanken gemacht. Ja, er hatte sogar die Atmosphäre zwischen ihm und seiner Frau bzw. „dem Kind" (erst nach 1/2 Jahr sprach er von „meiner Tochter", noch später nannte er ihren Vornamen) völlig falsch eingeschätzt (s. das Protokoll des Vorgesprächs und die Stunden 3 und 10, beginnende Auseinandersetzung mit der Thematik in

Std. 19, 22, 29; Wandlung der Beziehung mit Übernahme von Sorge und Verantwortung für Frau und Tochter z.B. in Std. 77, 82, 83, 118, 121, 124). Auch in der Beziehung zu Vater und Mutter veränderte sich die Einstellung des Patienten wesentlich. Somit kam es während der Therapie im Bereich des familiären Lebensraumes zu einer bedeutsamen Revision seiner Urteile und Haltungen.

Aber besonders augenfällig entwickelte sich der Patient im Bereich von Leistung und Beruf weiter. Bis zum Ausbruch der Erkrankung konnte er mit seinem Aufstieg in der Firma sehr zufrieden sein. Er hatte mehr erreicht, als von seiner Schulbildung her zu erwarten gewesen war. Aber mit dem Einsetzen der Ängste (bzw. bereits vorher) begann diese Aufwärtsbewegung abzubrechen, und als er zum Vorgespräch kam, fühlte er sich beruflich in der Sackgasse (s. Std. 10, 17). Während der Behandlung, die u.a. zu einer intensiven Auseinandersetzung mit dem Leistungsdenken führte — er sah kritisch an sich, daß er z.B. vorwiegend der Anerkennung wegen beruflich weiterkommen wollte (z.B. Std. 43) — konnte er zunächst seine Stellung im Betrieb festigen (Std. 77, 88, 99, 125) und schließlich eine völlig neue berufliche Perspektive verwirklichen (Std. 157 ff.). An einigen weiteren Themen ließe sich ebenso klar aufzeigen, wie es im vertrauensvollen Gespräch mit dem Therapeuten zu einem lebensgeschichtlichen Wandel kam, der sich meist in einer Öffnung der Wertewelt des Patienten ankündigte. Daß sich im Vollzug dieses Wandels zwei Krankheitsbilder auflösten: das exhibitionistische Verhalten und die Angstkrankheit, sei in diesem Zusammenhang als augenfälliges Miteinander konstatiert; es gibt zu folgender vorsichtig formulierter Hypothese Anlaß: lebensgeschichtliche Veränderung im Gefolge eines Einstellungswandels kann Erkrankungen des emotionalen Bereichs günstig beeinflussen. Weil jedoch diese Untersuchung sich nicht mit dem „ob und wie" der Wirkung von Psychotherapie befaßt, wird der Hypothese hier nicht weiter nachgegangen. Sie sei nur im Sinne Diltheys (s. S. 1) als Schlußfolgerung der Untersuchung dieses Therapieverlaufs festgehalten.

Das eigentliche hypothesenfreie phänomenologische Ergebnis lautet: während der Behandlung des Patienten H. F. haben sich seine Urteile über sich und die Menschen in seinem näheren und ferneren Umkreis erheblich geändert. Im Zusammenhang damit kam es zu einem lebensgeschichtlichen Wandel, der der Stagnation seiner Entwicklung in entscheidenden Sphären seiner Existenz ein Ende setzte. Zumindest im beruflichen und familiären Bereich eröffneten sich für ihn neue Perspektiven.

Anthropologisch-integrative Psychotherapie als „Gang durch die Möglichkeiten" intendiert Veränderung als Erweiterung der kommunikativen Entfaltung (Wyss 1982 II, v.a. S. 464 ff.). Der Behandlungsverlauf des Patienten H. F. zeigt, daß sich dieses Therapieziel in wesentlichen Strukturen seiner Existenz verwirklichen ließ (Raum: Beziehung zu Eltern und Ehepartner; Zeit: Entwicklung von Verantwortlichkeit und Reflexionsfähigkeit; Leistung: Schritt aus der beruflichen „Sackgasse"). Bringt also (verallgemeinernd) Psychotherapie „lebensgeschichtliche Veränderung" mit sich, so interessiert nun deren zeitliche Struktur.

160

12.2.1 Die „allmähliche lebensgeschichtliche Veränderung"

Der Therapieverlauf von Herrn H. F. spiegelt eine allmähliche Veränderung wider. An den aufgeführten Therapiesequenzen läßt sich immer wieder klar aufzeigen, wie so mancher Schritt in der Reflexion im Nachhinein zum „biographischen Moment" einer kleinen Veränderung des Lebens wurde.

Besonders deutlich läßt sich die allmähliche Veränderung als Entwicklung vom Erkunden zum Bewältigen (s. S. 28) eines Lebensthemas an der Wohnsituation, einem gewissen äußeren Gradmesser der inneren Unabhängigkeit von den Eltern, verfolgen: Im Vorgespräch hatte er en passant erzählt, daß er geheiratet habe, weil im Mietshaus, in dem auch die Eltern wohnten, eine Wohnung — günstigerweise im gleichen Stockwerk — freigeworden war. Er hatte also die Tatsache des Nahe-beieinander-Wohnens durchaus im Auge, ohne sie jedoch für sich oder seine Ehefrau zu problematisieren. Der Aufenthalt in der verhaltenstherapeutischen Klinik brachte eine Analyse vieler Aspekte seiner damals aktuellen Situation mit sich und ließ mit der Feststellung der dortigen Therapeuten, er sei „unreif" und habe sich nicht genügend von den Eltern gelöst, die Wohnsituation in das Blickfeld treten. Immerhin lebte er mit 30 Jahren noch in sehr enger Gemeinschaft mit den Eltern (erstes *Erkunden*). Bereits in der dritten Behandlungsstunde erwähnte der Patient wie entschuldigend, daß er etwas übereilt geheiratet hatte, um mit seiner Frau in die Wohnung einziehen zu können: das „habe ich halt mit mir machen lassen". Die Mutter habe darauf bestanden. Es ist, als habe er zu diesem Zeitpunkt für sich *entdeckt,* daß diese Situation nicht der Probleme entbehre. In den folgenden Stunden geht diese Frage jedoch wieder unter, so als ob sie sich gar nicht gestellt hätte. Kommt der wohnungsbedingte enge Kontakt zu den Eltern ins Gespräch, so behandelt er ihn als Selbstverständlichkeit (Std. 13). Später beginnt der Patient, sich sehr intensiv mit den Beziehungen zur Mutter und zum Vater zu beschäftigen (z.B. Std. 23, 26, 32, 33, 35), ohne jedoch den Wunschtraum seiner Frau, ein eigenes Häuschen, für sich aufzugreifen (Std. 26). Um die 40. Stunde wird ihm seine Ausrichtung auf die Mutter hin deutlicher. Er habe doch immer nach ihren Stimmungen gelebt. Langsam beginnt er, das Verhalten der Mutter mit anderen Augen zu sehen, und bespricht Entscheidungen von nun an mit der Ehefrau (Std. 49). Ihm fällt zwar in der Folge die zunehmende Distanz zu den Eltern auf (Std. 62), aber er muß sich erst die Situation der Eheschließung vergegenwärtigen (Std. 71), muß nach der Arbeit aus Versehen in die Wohnung der Eltern laufen (Std. 76) und schließlich noch von der Ehefrau erfahren, daß ihre sexuellen Hemmungen wohl nicht zuletzt auf die Nähe seiner Mutter und deren Verfügungsgewalt über den Wohnungsschlüssel zu tun habe (Std. 80), ehe er die möglicherweise günstige Wirkung eines Umzugs vorsichtig zu erschließen beginnt (Std. 118). Finanzielle Bedenken stehen für ihn zunächst im Vordergrund; dann auch berufliche (Std. 121). Aber trotzdem setzt er sich mit dieser Frage auseinander und schaut gemeinsam mit seiner Frau Wohnungen an (Std. 135, 136), schwankt allerdings, ob man nicht doch lieber renovieren und „zu Hause" bleiben solle (Std. 134). In der 138. Stunde beginnt wieder die

Reflexion über die Mutterbeziehung einzusetzen. Er erinnert sich an viele enttäuschende Erlebnisse mit ihr, „verkündet" jedoch einen Gesprächstermin später, er habe sich definitiv gegen den Umzug entschieden und nennt als Grund Bequemlichkeit, die die Nähe der Eltern mit sich bringe. Erst als ihn daraufhin die Angst wieder mit aller Macht einholt, beginnt er erneut zu entdecken, daß es ihm persönlich irgendwie um die Nähe zu den Eltern gegangen sei, als er sich entschlossen hatte, die Wohnung nicht zu wechseln. Seine Mutterbindung sei mächtiger, als er gedacht hatte (Std. 140).

Zwölf Gespräche später zeigt er sich von einem Film tief beeindruckt und erschließt für sich, daß er „noch das letzte Restchen Nabelschnur durchtrennen" müsse. Er sei in die wichtigsten Entscheidungen „hineingetappt" gewesen. Er wolle sich jetzt bemühen, vorwärts zu schauen: „Es gibt keinen Weg zurück", stellt er fest (Std. 152). Danach setzt er sich mit der Wohnsituation in der Kindheit auseinander (Auseinandersetzen), wobei er sich weit zurückerinnern kann. Allerdings fühlt er sich darin gehemmt durch das Gefühl, daß er nicht so von den Eltern reden dürfte, „das müßte im Dunkeln bleiben" (Std. 153). Frühe leibhaft emotionale und sexuell-triebhafte Konflikte werden erkennbar. Entsprechende Deutungen als konfliktgeladenes Beziehungsgeschehen gegenüber den Eltern weist er nicht zurück. Die plötzlich sich bietende Gelegenheit (Kairos) des Orts- und Berufswechsels nimmt er entschlossen wahr (Binden), obwohl dies

die Trennung vom Elternhaus und, wie er betont, von der Therapie bedeutet (Lösen). Damit bringt er die allmähliche Veränderung seiner Lebenssituation zu einem Ende (Std. 160 ff.).

Die differenzierte Ausarbeitung dieses speziellen lebensgeschichtlichen Wandels läßt als Wesen der „allmählichen lebensgeschichtlichen Veränderung" folgende Struktur aufzeigen: Die Entscheidung verläuft idealtypisch vom Erkunden zum Bewältigen — aber ihr Gang ist in der therapeutischen Realität gekennzeichnet von immer wechselndem „Fortschreiten" und „Zurückgehen" — von Momenten des Verharrens und Überspringens einzelner Modi. Es sei an die Quintessenz der Lebenslaufforschung Charlotte Bühlers erinnert, die im aktiven Vordringen in die Welt, „erst tentativ und provisorisch, dann definitiv und spezifisch bis zur Herstellung bestimmter Ergebnisse" Methode und Ablauf des Lebens gesehen hatte (Bühler, Ch. 1959, S. 170).

Für den Behandlungsverlauf der Thematik des Wohnens trifft ihre idealtypische Charakterisierung zu. Jedoch schreitet dieses

Werden immer unter dem zeitlichen Signum des „biographischen Moments" voran: seine Entwicklungslinie und deren Unterteilung lassen sich erst im Nachhinein bestimmen. Es läßt sich also nicht schon während des Geschehens sagen, was tentativ, was definitiv ist. Die „allmähliche lebensgeschichtliche Veränderung" verläuft in dieser Therapie nicht geradlinig, sondern als tastende, sich immer wieder von einer höheren gerade erreichten auf eine niedrigere Stufe der Kommunikation begebende, manchmal scheinbar wieder vor das Erkunden in die fraglose Selbstverständlichkeit zurückfallende Reflexions- und Werdebewegung. Erst die innere und äußere Bewältigung bringt die entsprechende Thematik zum

162

Abschluß. Eine neue Situation ist gegeben, ein neuer Lebens- und Wirkungskreis erschlossen. Ein Schritt auf dem Lebensweg (vgl. hierzu Zutt 1963, S. 352—357) wurde getan.

Ähnlich wie beim Patienten H. W. (s. S. 68 f.) war der Versuch von Herrn H. F., die Werdebewegung wieder rückgängig zu machen, von einem schweren Rückfall in die Ängste gefolgt. Ein Phänomen, das sich auch an folgender Krankengeschichte beispielhaft aufzeigen läßt:

Die Patientin A. F. (43 Jahre alt) war wegen Schwindelattacken, allgemeiner körperlicher Schwäche, zunehmender Antriebslosigkeit und anderen depressiven Symptomen bereits mehrere Wochen stationär psychiatrisch behandelt worden. Dort hatte man ihr empfohlen, sich einer ambulanten oder stationären Psychotherapie zu unterziehen, da man das Krankheitsgeschehen durch innere Konflikte bedingt ansah. Der Aufenthalt in einer psychosomatischen Klinik ließ sie als Grundproblem ihrer aktuellen Situation die Beziehung zum Ehemann erkennen. Seit Jahren hatte sie sich in der Ehe beengt und unterdrückt gefühlt, was sie um so mehr belastete, war sie doch ihrem Mann in vielerlei Hinsicht überlegen (Intellekt, Kreativität etc.). Ihr Klinikaufenthalt brachte ihren Mann an den Rand der psychischen Dekompensation, ohne daß er in die Behandlung mitaufgenommen werden wollte. Er drohte mit Selbstmord, weil er sie verdächtigte, sie könnte ihn verlassen (s. zu diesem Phänomen Hessler u. Lamprecht 1986). Obwohl sie seiner Bitte nachgab und den stationären Aufenthalt vorzeitig abbrach, hatte sich doch für längere Zeit das familiäre Gleichgewicht zu ihren Gunsten verschoben. Sie setzte sich durch und nahm sich nie gekannte — ohnehin sehr kleine — Freiheiten heraus. Aber die nach jahrelangen erfolglosen Therapieversuchen innerhalb weniger Wochen erreichte Symptomfreiheit währte zu Hause nicht länger als ein gutes Jahr. Langsam hatte sie wieder begonnen, „zurückzustecken", wie sie sagte, und sich das Gewonnene Schritt für Schritt wegnehmen lassen. Nach und nach stellten sich die alten Beschwerden wieder ein, weshalb sie sich erneut um ambulante Psychotherapie bemühte.

12.2.1.1 Der „Rückfall" hinter die Entscheidung

Diese (und viele ähnliche) Verläufe legen es nahe anzunehmen, daß die „allmähliche lebensgeschichtliche Veränderung" nicht rückwärts beschritten werden kann, ohne daß nicht die Symptomatik in der vorherigen oder in anderer Form wieder auftauchen würde. Bis zum Binden und Lösen scheint sich der Rückschritt („-fall") sehr schnell wieder einstellen zu können. Dieser letzte Modus vor dem Bewältigen — eigentlich die Entscheidung, von der oben immer wieder die Rede war — bringt eine gewisse Endgültigkeit mit sich, weil er meist auch äußere Veränderungen setzt. Die überwundene Lebenssituation ist, falls sie danach den Patienten wieder „einholen" sollte, von da an nur noch *eine* Möglichkeit, die verwirklicht wird, nicht mehr die *einzige,* als die sie vom Patienten zuvor meist gesehen worden war. Ein literarisches Beispiel für die „allmähliche lebensgeschichtliche Änderung" von innerer und äußerer Situation, deren Auswirkung auf das körperliche und seelische Befinden sowie das Zurückfallen hinter den bereits erblickten neuen Lebenshorizont, findet sich in Gontscharows „Oblomow". Oblomow, der sich der Zukunft verweigert, versinkt vom Zeitpunkt des revidierten Entschlusses an immer mehr in Apathie, bis er schließlich „verlöscht".

Für die Zunahme der Hoffnungslosigkeit in einem solchen Fall, mag folgende Krankengeschichte stehen:

Herr S. H. kommt im Alter von 53 Jahren erstmals zum Vorgespräch, mehr oder weniger, weil ihn seine Frau geschickt hat. Er müsse sich ändern, denn seine Art sei die Ursache der ständigen ehelichen Querelen. Er schildert sich denn auch gefühlsarm, eigenbrödlerisch, letztlich desinteressiert an Frau und Kindern. Er sei ja auch in einer abgeschiedenen Welt, einer einsam gelegenen Papierfabrik, die von seinem Vater geleitet wurde, aufgewachsen. Die Ehe der Eltern war denkbar schlecht, denn die Mutter hielt dem Vater ständig vor, daß er sie aus einem städtischen großbürgerlichen Milieu herausgerissen hatte. Während seiner Schul- und Hochschulzeit pflegte er wenig Kontakte. Sexuell sei er ein „Spätzünder" gewesen. Als er Mitte zwanzig bei einem Faschingsball ein junges Mädchen kennenlernte, zu dem sich eine sehr erfüllende Intimbeziehung entwickelte, hinderte ihn der Einspruch der Eltern, sich mehr an sie zu binden. Einige Jahre später lernte er seine Frau kennen. Die Beziehung währte sehr lange, bis es zu ersten sexuellen Annäherungsversuchen durch ihn kam. Sie führten zwar zum Geschlechtsverkehr, wurden aber von seiner Frau letztlich nur unter Gegenwehr hingenommen. Trotzdem heiratete man. Drei Töchter und ein Sohn wurden geboren, jedoch brachten auch die Kinder keine Annäherung unter den Partnern zustande. Täglich gab es Streit. Oft spielten sich laute Szenen zu Hause ab. Eine Tochter entwickelte eine Anorexie, die andere ein schweres depressives Syndrom. Der Sohn mußte auf den Rat eines Lehrers hin wegen Schulschwierigkeiten und Bewegungsstörungen, für die kein organischer Anhalt gefunden werden konnte, dem Kinderpsychiater vorgestellt werden. Die Eskalation der ehelichen Differenzen führte dazu, daß die Ehefrau sich für mehrere Wochen in ihrer Heimatstadt in stationäre psychiatrisch-psychotherapeutische Behandlung begab. Man trennte sich, wobei zwei Töchter und der Sohn zur Mutter zogen. Im Rahmen der Scheidungsauseinandersetzungen mietete sich seine Frau einmal für mehrere Tage in einem Gasthof ein, um am alten Wohnort die Trennung zu regeln. Nach einem der Gespräche kam es, durch sie initiiert, zu einem sexuellen Verkehr, dem ersten in all den Jahren der Ehe, bei dem sie sich ihm hingab, ohne sich zu wehren. Man hob die Trennung wieder auf. Schon am Tag der Rückkehr seiner Frau kam es wieder zu heftigen Streitereien. Die Situation zu Hause war von da an so unerträglich, daß die beiden Töchter, die noch bei den Eltern wohnten, kurzfristig auszogen. Die Störungen des Sohnes verschlimmerten sich. Der Patient kam mit der Frage nach psychotherapeutischer Behandlung, nachdem sich in den Nächten zuvor wiederholt folgende Szene zugetragen hatte: Mitten in der Nacht sei seine Frau in sein Schlafzimmer gestürzt und habe ihn im Schlaf gewürgt, schreiend, daß sie ihn umbringen wolle. Als der Stärkere habe er sie abwehren können und sie mit Faustschlägen und Fußtritten „traktiert", bis sie sich wieder in ihr Zimmer zurückzog. Ihn störte neben der Unerträglichkeit dieser Situation, daß sich darunter ein seit der Jugend vorhandener Waschzwang verschlimmerte und ihm hinderlich zu werden begann.

Es sei nochmals zusammengefaßt: Die „allmähliche lebensgeschichtliche Veränderung" besteht in einem geistigen und emotionalen Entwicklungsprozeß, der idealtypisch gemäß den Modi der Kommunikation vom Erkunden der zuvor selbstverständlichen Situation bis zum Binden oder Lösen im Entschluß verläuft. In der Lebenswirklichkeit der psychotherapeutischen Behandlung kommt es immer wieder zu Fortschritten und zum Zurückfallen auf der „Stufenleiter der Modi", zum Verharren auf einer Sprosse oder zum „Überspringen" eines Niveaus. Der Entschluß im Binden oder Lösen setzt dem „Gang durch die Möglichkeiten" ein Ende, weil er Fakten schafft, d.h. Mögliches in Wirkliches überführt und somit andere Möglichkeiten zunichte macht. Von diesem Modus ab ist die Veränderung irreversibel. Der „alte Zustand" kann zwar im „Rückfall" hinter die Entscheidung wieder hergestellt werden, aber nicht mehr unter der Illusion, er sei die *einzige* zu verwirklichende Möglichkeit dieser Existenz.

In der psychoanalytischen Theorie entspricht der „allmählichen lebensgeschichtlichen Veränderung" in etwa der Begriff des „Durcharbeitens", bei dem es sich aber nicht um die Benennung eines Phänomens, sondern um einen Ausdruck innerhalb eines theoretischen Konzepts handelt (s. Freud 1914b).

12.2.2 Der „plötzliche lebensgeschichtliche Wandel" in der Psychotherapie

Die Patientin K. A. ist bei der Erstuntersuchung 34 Jahre alt. Ihrer äußeren Erscheinung schenkt sie wohl nur wenig Beachtung, denn alles an ihr sieht vernachlässigt aus, ob Frisur, Körperpflege oder der Zustand des grauen Pullovers und des schwarzen Rocks. Das Gesicht wirkt aufgequollen pastös. Sie leidet unter erheblichem Übergewicht. Lächelt sie bei der Begrüßung noch kurz, so blickt sie schon nach den ersten Sätzen tief verzweifelt und fängt an, leise vor sich hinzuweinen. Sie wisse nicht mehr, was mit ihr los sei. Immer habe ihr das Arbeiten Spaß gemacht, bis vor einem Jahr all ihre Freude und aller Lebensmut dahinschwanden. Seitdem müsse sie sich zu allem aufraffen, was ihr zuvor leicht von der Hand gegangen war.

Sie ist verheiratet und hat 3 Kinder. Der Mann arbeitet als Techniker und man verstehe sich in jeder Hinsicht, auch sexuell, sehr gut. Gemeinsam wurde unter großen Anstrengungen ein Haus gebaut, das zwar immer noch nicht ganz fertig ist, in dem man aber trotzdem seit Jahren unter etwas provisorischen Umständen wohne. Mit dem Umzug ins eigene Haus war nichtsdestoweniger eine große Erleichterung verbunden, denn es ist behindertengerecht gebaut, und der ältere Sohn (15 Jahre alt) leidet unter einer Tetraspastik. Die Schwierigkeiten mit ihm hatte sie über die Jahre hin ohne Probleme gemeistert und, nachdem die schwerste Zeit vorbei gewesen war, hatte sie noch ein Mädchen (7) und einen Jungen (5) geboren. Die Depression könne sie sich nur durch die heftigen Auseinandersetzungen mit der Behinderteneinrichtung erklären, wo man sie ständig kritisiere.

Neben einer medikamentösen Therapie, die sie ablehnte, wurde der schwer depressiven Patientin, deren Beschwerdeschilderung den Verdacht auf eine „endogene Depression" nahelegte, eine begleitende Gesprächspsychotherapie angeboten. In nur 6 Therapiesitzungen ergaben sich bei der Patientin doch immer wieder Anzeichen für aktuelle und zurückliegende Konflikte. Sie wehrte jedoch alle lebensgeschichtlichen Deutungen ab. Vor allem, daß sie das ihrer Schilderung nach kleinlich-penible, fast zwanghafte und autoritäre Verhalten ihres Mannes stören könne, wollte sich nicht annehmen, obwohl sie sich selbst primärpersönlich durchgehend phantasievoll, vital, sprachlich und musisch ausgesprochen begabt darstellte. Immer deutlicher kristallisierte sich für mich in den Gesprächen ihre Art, Konflikten und Auseinandersetzungen aus dem Weg zu gehen, heraus. Ihr mißfiel einiges, was ihr Mann plante und bestimmte. Aber sie widersprach nicht, sondern unterdrückte den Widerspruch, nahm alles scheinbar gefügig hin, um dann die Zeit und die Vergeßlichkeit des Ehemannes wirken zu lassen, so daß manchmal doch zustandekam, was sie vorgehabt hatte. Dies Verhalten fiel ihr schwer, aber sie hielt es für den einzigen Weg, obwohl es nicht oft zum Erfolg führte. Seit der Kindheit versuchte sie, den Willen der anderen konfliktfrei zu unterlaufen. In einem Therapiegespräch vermittelte ich ihr diesen meinen Eindruck. In die nächste Stunde kam die Patientin und berichtete folgendes: In der Nacht, die auf den letzten Behandlungstermin gefolgt war, schreckte sie aus einem Traum auf und kam plötzlich nicht mehr von dem Gedanken los, sie müsse zum Gewehrschrank ihres Mannes gehen und sich erschießen. Darüber war sie so entsetzt, daß sie ihren Mann weckte, um mit ihm zu sprechen. Er wolle nicht geweckt werden und schon gar nicht mitten in der Nacht mir ihr reden, fuhr er sie barsch an. Sie war völlig verzweifelt, ließ ihn aber weiterschlafen.

Diese Nacht brachte die Wende mit sich: Wende in der Erkrankung und in der Lebensgeschichte, denn mit einem Mal wußte sie, daß sie so nicht weiterleben wollte. Trotz größter Schwierigkeiten leitete sie nach mehreren erfolglosen Versuchen, mit dem Ehemann ins Gespräch zu kommen, die Scheidung ein. Auch die Beziehung zu den Eltern, vor allem zum befehlsgewohnten Vater, kühlte ab. Erhebliche finanzielle Probleme hinderten sie nicht daran, sich eine eigene Wohnung zu suchen, zu renovieren und einzurichten. Weil sie mit den Kindern nur wenig Raum beanspruchte, konnte sie an Studentinnen mit kleinen Kindern untervermieten, auf deren Babies sie aufpaßte. Nie wirkte sie während dieser Zeit manisch, jedoch sehr entschieden. Um die Versorgung des behinderten Kindes und die Erziehung und Ausbildung der Tochter und des jüngeren Sohnes kümmerte sie sich nach wie vor sehr intensiv, aber etwas weniger perfekt. Im Gegensatz zu ihrem Ehemann brachte sie die Scheidung ohne größere Schwierigkeiten hinter sich.

Insgesamt waren etwa 12 Gespräche mit der Patientin erfolgt, die letzten im Abstand von 3—4 Wochen. Es wurden vorwiegend biographische Themen aus der Kindheit und aktuelle Probleme besprochen.

1 1/2 Jahre nach dem Ende der Kurztherapie wurde ein eingehendes katamnestisches Gespräch geführt. Die Patientin hatte ihr Äußeres deutlich verändert. Sie war schlanker geworden, sportlich und sauber gekleidet, und wirkte sehr gepflegt. Die einzige Frage, die sie stellte, war, ob sie nicht etwas zu egoistisch geworden sei. Sie habe ihr Leben völlig „umgekrempelt", denn sie lebe jetzt so, wie sie es für richtig halte. Sie könne wesentlich besser genießen und tiefer empfinden. Zu ihrer Schwester, die sie über Jahre gemieden hatte, bestehe jetzt wieder Kontakt, während die Beziehung zu den Eltern nach wie vor distanziert sei.

Ihrer Überzeugung nach hatte die Therapie den Wandel bedingt. Durch die Gespräche sei sie darauf aufmerksam gemacht worden, daß bei ihr „Einiges im Argen" gelegen habe.

Während der Psychotherapie war es also zu einem „plötzlichen lebensgeschichtlichen Wandel" gekommen. Er brachte eine grundlegende Veränderung der Werte und Einstellungen mit sich, die zuvor wohl latent vorhanden gewesen waren, sich jedoch gegen die übernommene und aufgezwungene Orientierung nicht hatten durchsetzen können.

12.2.2.1   Abgrenzung des „plötzlichen lebensgeschichtlichen Wandels" vom „Flash-Phänomen" Balints

Der „plötzliche lebensgeschichtliche Wandel" weist große Ähnlichkeiten mit dem von Michael Balint beschriebenen Phänomen des „Flash" (s. z.B. Wesiack 1986, S. 230) auf. Norell, ein Mitarbeiter von Enid und Michael Balint schreibt über die Entdeckung des „Flash-Phänomens": „Gelegentlich hatte eine Intervention des Arztes eine ganz erhebliche Wirkung — es kam zu einem sogenannten ‚großen Durchbruch' (...)" (Balint u. Norell 1975, S. 28). Er charakterisiert diese Erscheinung als „blitzartige Erhellung der Situation" (S. 29). Loch bemerkt dazu: „Wird das im Flash erfahrene Reaktionsmuster einschließlich der ihm zugehörigen Gefühle nun in geeigneter Weise, in einer der Situation entsprechenden Weise formuliert, dann konstituieren sich für Patient und Arzt neue Einstellungen und Erwartungen. Es wird so eine neue Realität für das Erleben des Patienten geschaffen, was bedeutet, daß er die alten pathogenen Verhaltensmuster aufzugeben vermag" (S. 9). Wesiack vergleicht das „Flash-Phänomen" mit den Aha-Erlebnissen Karl Bühlers und spricht weiter von blitzartigen Erkenntnissen, die dem Patienten die Chance der Neuorientierung geben (Wesiack 1986, S. 230).

Bei einer gewissen Ähnlichkeit des in der Behandlung der Patientin K. A. beobachteten Phänomens und des „Flash" lassen doch die theoretischen

Ausführungen dazu erhebliche Unterschiede auftauchen. Der „plötzliche lebensgeschichtliche Wandel" ist kein Erkenntnisphänomen, sondern eine biographische Erscheinung, die sich während einer Psychotherapie ereignen kann und als solche die Summe einer geistigen und emotionalen Veränderung. Ein Erkenntnisakt mag ihm zugeordnet sein (Einsicht: „So kann es nicht weitergehen"), aber primär ist er eine Möglichkeit der Zeitlichkeit menschlicher Existenz, die sowohl Dauer als auch Veränderung einbegreift. Das Wesen des „plötzlichen lebensgeschichtlichen Wandels" liegt in der Entschlossenheit zur Veränderung, die in einem im Nachhinein relativ gut abzugrenzenden Zeitraum ihren Anfang nahm. Bei ihm handelt es sich ja letzten Endes um einen konsequent verwirklichten „biographischen Moment", also um eine nur im Nachhinein konstatierbare Erscheinung. Im Futur oder im Präsens kann von ihm nur in der Möglichkeitsform gesprochen werden: z.B. „es könnte ein plötzlicher Wandel eintreten", oder „es könnte sich im Moment um einen solchen Punkt handeln". Mit Bestimmtheit läßt sich nur sagen: „Dies hatte einen ‚plötzlichen lebensgeschichtlichen Wandel' zur Folge." Es handelt sich also bei diesem Begriff um die theoriefreie Beschreibung eines Phänomens der Geschichtlichkeit des Menschen.

Aus dem oben Zitierten geht hervor, daß im Begriff des „Flash" die reine Erscheinung der überraschenden erhellenden Erkenntis hinter dem Theoriengebäude einer bestimmten tiefenpsychologischen Lehre verschwindet. Das eigentlich nur a posteriori als solches erkennbare biographische Phänomen wird zu einem zeitlich neutralen Erklärungskonstrukt umgedeutet, Mißverstehen und kontroverse Auslegung sind die Folge.

Der von Balint u. Norell beschriebene „große Durchbruch" in der „blitzartigen Erhellung der Situation" (Balint u. Norell 1975, S. 28, 29), der beim Patienten „ganz erhebliche Wirkung zeitigen konnte (S. 28), besteht nach seinem reinen phänomenologischen Gehalt in einer plötzlichen Erweiterung des Horizonts wahrnehmbarer Möglichkeiten, also letztlich in einer Eröffnung der Zukunft und das heißt auch von Hoffnung. Dem Patienten zeigen sich wieder Wege, seine innere oder äußere Situation zu verändern.

12.2.2.2 Die zeitliche Struktur des „plötzlichen lebensgeschichtlichen Wandels"

Besonders eindrucksvoll stellt sich in der Therapie der Patientin K. A. die feinere zeitliche Struktur dessen dar, was ich den „plötzlichen lebensgeschichtlichen Wandel" genannt habe. Offenkundig durchläuft die Patientin nicht in einem allmählichen Entwicklungs- und Werdeprozeß die Modi der Kommunikation vom Erkunden bis zur Entscheidung, sondern hat in einer schweren emotionalen Krise den gesamten Lösungsprozeß quasi im Sprung vollzogen. Die introspektive Auseinandersetzung geht dem Binden oder Lösen nicht voraus, sondern folgt in den wenigen Gesprächen, die auf den „Moment" des dramatischen Wandels folgten.

Im Unterschied zur „allmählichen Veränderung", bei der Schritt für

Schritt einer Erkenntnis und einem inneren Wandel die Veränderung der Situation folgt (oder auch ausbleibt), manchmal zögernd, ja scheiternd, zurückfallend oder beharrend, ist der Entschluß beim Phänomen des „plötzlichen lebensgeschichtlichen Wandels" mit einem Mal gefallen. Dies dürfte bei Frau K. A. die Nacht der schrecklichen Suizidphantasien und -impulse gewesen sein. Sie schilderte im Nachhinein, wie verzweifelt sie in diesen Stunden gewesen war, weil sie wußte, daß sie so wie bisher nicht mehr weiterleben konnte, sich andererseits jedoch keine bestimmte neue Zukunftsperspektive aufgetan hatte. Das „alte Leben" war zerstört bevor noch das „neue" sich durch konkrete Möglichkeiten vermittelt hätte darbieten können. Der Fortgang des Ereignisses zeigt aber, daß die Patientin in diesem Moment nicht mit dem „Nichts" und der „Leere der Zukunft" konfrontiert war. Vielmehr war das Mögliche derselben in seiner unbegrenzten, strukturlosen und damit der Orientierung und des Halts entbehrenden Offenheit in die Gegenwart hereingebrochen, ohne daß sich Möglichkeiten als strukturierende Vermittler und Leitlinien der Orientierung hätten ausmachen lassen. Historische Situationen, die sich mit dieser individuellen biographischen weitgehend decken, hat Michelet im Blick. Er legt die zeitliche Struktur eines bestimmten geschichtlich „umwälzenden" Moments wie z.B. der französischen Revolution wie folgt dar: „An jenem Tag war alles möglich (...). Die Zukunft wurde gegenwärtig (...). Das heißt, mehr Zeit, ein Blick der Ewigkeit" (zit. nach Lévi-Strauss 1967, S. 130). Demandt hat eine Reihe solcher weltgeschichtlicher Momente in der bereits erwähnten Monographie „Ungeschehene Geschichte" (Demandt 1984) zum Ausgangspunkt für seine Untersuchungen gemacht. Gegenüber der strukturlosen Offenheit solcher historischer Augenblicke, in welchen das Mögliche unvermittelt in die Gegenwart hereinbricht, entzündet sich besonders leicht die Frage: „Was wäre geschehen, wenn?"

12.2.2.3 Der „plötzliche lebensgeschichtliche Wandel" und der „Neubeginn" im Sinne Balints

Michael Balint hat das Konzept des „Neubeginns" formuliert, um „eine recht beachtliche Anzahl (...) klinischer Erfahrungen (...) zu beschreiben" (Balint 1970, S. 160). Mit „Neubeginn" meint er „eine Änderung im Verhalten, exakter im Libidohaushalt des Patienten" (Balint 1966, S. 193). Als Beispiel dient ihm die berühmte Darstellung des ersten Purzelbaums einer seiner Patientinnen: Ihr Hauptproblem war gewesen, daß sie nichts zuende bringen konnte. In einer Stunde deutete Balint: „Es sei für sie sehr wichtig, immer den Kopf oben und die Füße fest auf dem Erdboden zu behalten. Darauf erwähnte sie, daß sie es seit frühester Kindheit nie fertiggebracht habe, einen Purzelbaum zu schlagen, obwohl sie es oft versucht hatte und ganz verzweifelt war, wenn es nicht ging. Ich warf ein: ‚Na, und jetzt?' — worauf sie von der Couch aufstand und zu ihrer eigenen größten Überraschung ohne weiteres auf dem Teppich einen tadellosen

168

Purzelbaum schlug. Dies erwies sich als ein wahrer Durchbruch. Es folgten
Veränderungen in ihrem gefühlsmäßigen, sozialen und beruflichen Leben
in Richtung auf größere Freiheit und Elastizität. Sie erreichte es, zu einer
schwierigen Prüfung zugelassen zu werden, bestand sie, verlobte sich bald
darauf und heiratete" (Balint 1970, S. 157). Seine Analyse dieses Phänomens läßt ihn Erklärungen, es handle sich um eine Form der „Wiederholung", verwerfen. „Man kann doch nur etwas wiederholen, was man wenigstens einmal vorher getan hat, und man kann wohl auch nur zu etwas
regredieren, das wenigstens einmal vorher bestanden hat. (...) Trotz dieses
Widerspruchs möchte ich aber doch den Begriff Regression benutzen, um
das Auftauchen primitiver Verhaltens- und Erlebensformen als Reaktion
auf die analytische Behandlung zu kennzeichnen, nachdem reifere Verhal-
tensformen bereits fest etabliert waren" (S. 158).

Schließlich hält er fest: „Der Neubeginn bedeutet a) die Rückkehr zu
etwas ‚Primitivem', zu einem Punkt vor Beginn der Fehlentwicklung, und
das könnte man als eine Regression beschreiben; b) gleichzeitig aber kommt
es zur Entdeckung eines neuen, besseren Weges und das bedeutet doch eine
Progression" (S. 161).

Helmut Thomae hat in einer Zusammenfassung gezeigt, wie die Theorie
des „Neubeginns" mit dem Konzept der „Grundstörung" verknüpft ist
(Thomae 1984, S. 520 ff.). Balint hatte die „Grundstörung" im Gegensatz zu
etwas „Aufgestautem", „für das man eine Abfuhr suchen muß", in einem
„Defekt in der psychischen Struktur eine(r) Art Mangel, der behoben
werden muß", gesehen (Balint 1970, S. 32). Für Thomae handelt es sich beim
„Neubeginn" um einen therapeutischen, bei der „Grundstörung" um einen
erklärenden Begriff. Für wie wichtig er gerade den erstgenannten Ausdruck
auch erachtet, wehrt er sich doch gegen Balints Erklärungsmodelle. Seine
umfassende Bedeutung erhalte der Begriff des „Neubeginns", „wenn man
ihn als ein Geschehen im Hier und Jetzt begreift, das der Analytiker
ermöglicht" (Thomae, Helmut 1984, S. 530).

Der Neubeginn sei ein Prozeß, der „an viele seelische Akte, die Probehandlungen und ihre endliche Realisierung gebunden ist, für die in der
Therapie die bestmöglichen Bedingungen herzustellen sind" (Helmut Thomae 1984, S. 530). Aus der plötzlichen Veränderung ist im Widerspruch zu
Balints Beobachtung ein längerdauernder Prozeß geworden.

Die originalen Ausführungen Balints zeigen, daß er einer unmißver-
ständlichen Beschreibung des Phänomens Erklärungen folgen läßt, die sich
auf hypothetische unbewußte Vorgänge stützen („Änderung im Verhalten"
(eindeutig), „exakter im Libidohaushalt" (hypothetisch), s. S. 168). Die Erscheinung, die er beschreibt, weist einige Ähnlichkeiten mit dem „plötzlichen lebensgeschichtlichen Wandel" der Patientin K. A. auf. Dessen Wesen
hatten wir in einer momenthaften Lösung von der „alten Wertewelt" und
einem noch nicht erfolgten „Binden" an konkrete neue Möglichkeiten
gesehen. Hier wird die Kluft zwischen einer rein phänomenologischen
Bestimmung und einer theoriegebundenen Erklärung besonders deutlich:
Der Widerspruch Thomaes ergibt sich aus der Unschärfe von Balints
Ausführungen. Diese gründet darin, daß er ein historisch-biographisches

und das heißt rein zeitliches Phänomen (Veränderung, Neubeginn) nicht als ein solches beläßt, sondern mit räumlichen Metaphern („Änderung im Libidohaushalt", „Rückkehr zu etwas Primitivem", „zu einem Punkt" ich ergänze „im Raum des Unbewußten") erklärt. Einmal in räumliche Kategorien gefaßt, ist das Phänomen seiner zeitlichen Wesenhaftigkeit beraubt. Balint sieht nun sogar das Wesen des Phänomens nicht mehr in seiner zeitlichen Bestimmung, denn er schreibt „exakter im Libidohaushalt", sondern in seiner räumlichen. Von dieser Raummetapher geht nun Thomae aus und interpretiert das zuvor unmißverständlich beschriebene Phänomen der plötzlichen Veränderung als Prozeß, der an viele seelische Akte, Probehandlungen etc. gebunden ist, also dauert. Aus einer überraschenden Veränderung ist somit, wie schon gesagt, ein längerdauernder Prozeß geworden. Die zuvor wesentliche zeitliche Bestimmung (das Plötzliche) ist verloren gegangen, weil nicht mehr das Phänomen, sondern die räumliche Interpretation, letztlich die „Kunstwelt" der Hypothese zum Ausgangspunkt des wissenschaftlichen Fragens geworden ist. Unvermitteltheit und Plötzlichkeit aber sind in einer nur räumlichen Kategorien verpflichteten Theorie des Seelischen unvorstellbar, weil dort erst Distanzen überwunden werden müssen, bis sich eine neue Konfiguration ergeben hat. Plötzlichkeit kann nicht sein, weil sie in diese räumlich bestimmte Zeit nicht paßt. Am Ende von Thomaes Ausführungen wurde aus dem Phänomen des „Neubeginns" ja das genaue Gegenteil dessen, was in der Therapiestunde Balints geschehen war. Hier zeigt sich besonders deutlich, in welches methodische Dilemma eine Theorie der Seele gerät, die sich (sicher ohne sich diese Verwandtschaft einzugestehen) streng an Griesingers Satz hält: „Der erste Schritt zum Verständnis der Symptome ist ihre Lokalisation" (zit. nach Pauleikhoff 1986, S. 3). Für die Tiefenpsychologie sei hinzugefügt, „ihre Lokalisation im Unbewußten"; während doch „Das Tor zum Verständnis der (seelischen, A.Z.) Phänomene (...) ihre zeitliche Struktur" bildet, wie Pauleikhoff an den „Endogenen Psychosen" aufzeigt (S. 3; s. auch von Uslar 1969; Revers 1985).

Auf die zeitliche Analyse des „Neubeginns" weist Thomae jedoch hin, wenn er im Zusammenhang mit einer Erläuterung des „Durcharbeitens" schreibt: „Die Entdeckung neuer Möglichkeiten ist aber ein Prozeß im Hier und Jetzt" (Thomae, Helmut 1984, S. 537). Nun zeigen sich Parallelen und Unterschiede zum „plötzlichen lebensgeschichtlichen Wandel" in der Psychotherapie der Patientin K. A. Auch bei dem von Balint beobachteten „Neubeginn" war es zu einer plötzlichen Zerstörung „alter Werte" gekommen, hatten sich jedoch anscheinend im selben Augenblick neue Möglichkeiten konstelliert. Die Zukunft eröffnete sich, ohne daß sich eine Krise eingestellt hätte (oder ist sie nur nicht beschrieben?). Bei Frau K. A. dagegen eröffnete sich mit dem Zerbrechen der „alten Wertwelt" das unbegrenzte Mögliche der Zukunft unvermittelt. Die Zeit bis zur Konkretisierung von Möglichkeiten wies den Charakter der schweren biographischen Krise auf.

Zusammenfassend läßt sich festhalten: Der „plötzliche lebensgeschichtliche Wandel" in der Psychotherapie sieht sich in der Entscheidung von „Binden und Lösen", bevor Erschließen oder Auseinandersetzen erfolgt

170

wären. Vergangenheit und Gegenwart wird nicht „durchgearbeitet" wie bei der allmählichen Veränderung. Vielmehr bricht die Zukunft krisenhaft in die Gegenwart herein. Im biographischen Konnex entspricht dieser Wandel dem „einschneidenden Erlebnis": Ein neuer Bedeutungszusammenhang wird innerhalb einer kurzen Zeitspanne unvermittelt gestiftet. Folgt bei der „allmählichen Veränderung" die Entscheidung oft erst auf die Krise, so im „plötzlichen lebensgeschichtlichen Wandel" die Krise auf die Entscheidung. Die Konsequenz der neugeschaffenen Situation und ihre Möglichkeiten können erst nachträglich erschlossen werden.

Eine etwas weniger dramatisch verlaufende Art des Wandels in der Psychotherapie, die auch mit einem Mal „alte Werte" auslöscht und den Beginn quasi aus dem „Nichts" (d.h. dem noch nicht konkreten Offenen der Zukunft) heraus fordert, wird von Wallerstein unter der Überschrift „Turning Points in Treatments" abgehandelt (Wallerstein 1986, S. 540 ff.). Unter den Beispielen, die er aufführt, finden sich sowohl Wandlungen zum Besseren als auch zum Schlechteren. Der krisenhafte Einbruch des Möglichen der Zukunft schließt eben auch die Wendung zur Möglichkeit der Verschlechterung mit ein. Wallerstein schreibt dazu: „A particular bias that seems to run through the clinical case literature of psychoanalysis and psychotherapy is the highlighting of the concept of the dramatic ‚turning point' in treatment, though it is not usually explicitly referred to as such. However many articles built around clinical case reports, whether they are trying to make a contribution to theory or to clinical practice, share a common format. The problem at issue is first presented, usually within the context of its historical unfolding. Then the illustrative case material is entered upon, in which a particular patient and a particular treatment course are presented up until some point of difficulty or impasse. At that point, some interaction or sequence of interactions is detailed (over whatever time span, but often brief), during which new clarifications emerge that both set the clinical course back on target and illuminate the theoretical conceptualization that the author is advancing. The overall effect is often to leave the reader with the impression of a pending treatment stalemate that got resolved an turned around at some turning point of understanding and clarification, which then served to make the overall theoretical point of the article."

Unter den „Fourty-Two Lives in Treatment", die er wissenschaftlich auswertete, fand er 7 Behandlungsverläufe, die diesem Konzept eingeordnet werden konnten. Bei 4 Patienten besserte sich das Befinden, in 3 Fällen kam es zu Abwärtsentwicklungen. Nur eine von den 7 Veränderungen begann dramatisch (Wallerstein 1986, S. 540). Die Lektüre von Wallersteins sehr ausführlichem Bericht läßt als einzige anthropologische Konstante, die alle 7 Fallbeschreibungen aufweisen, die Zerstörung der Orientierung der Vergangenheit und den Einbruch des Offenen der Zukunft vermittels neuer Möglichkeiten erkennen (s. Wallerstein 1986, S. 540—550).

12.2.2.4 Das gemeinsame Merkmal: der Charakter der Krise

Die zuletzt beschriebenen und untersuchten Phänomene der „allmählichen
lebensgeschichtlichen Veränderung" und des „plötzlichen lebensgeschichtlichen Wandels" wiesen als gemeinsames Merkmal den Charakter der Krise
auf. Zu deren Phänomenologie stellt Jaspers fest: „Im Gange der Entwicklung heißt Krise der Augenblick, in dem das Ganze einem Umschlag
unterliegt, aus dem der Mensch als Verwandelter hervorgeht, sei es mit
neuem Ursprung eines Entschlusses, sei es im Verfallensein. Die Lebensgeschichte geht nicht zeitlich ihren gleichmäßigen Gang, sondern gliedert ihre
Zeit qualitativ, treibt die Entwicklung des Erlebens auf die Spitze, an der
entschieden werden muß. Nur im Sträuben gegen die Entwicklung kann der
Mensch den vergeblichen Versuch machen, sich auf der Spitze der Entscheidung zu halten, ohne zu entscheiden. Dann wird über ihn entschieden durch
den faktischen Fortgang des Lebens. Die Krisis hat ihre Zeit. Man kann sie
nicht vorwegnehmen und sie nicht überspringen. Sie muß, wie alles im
Leben, reif werden. Sie braucht nicht als Katastrophe akut zu erscheinen,
sondern kann im stillen Gange, äußerlich unauffällig, sich für immer
entscheidend vollziehen" (Jaspers 1973, S. 586).

Der ähnlich lautende Krisenbegriff Viktor von Weizsäckers ist eng mit
seinem Krankheitsverständnis verknüpft, denn Krankheit ist für ihn Krise.
Als Knotenpunkt im Lebenslauf stehen Krankheiten „an Wendepunkten
biographischer Krisen" oder sind in die „schleichende Krise eines ganzen
Lebens eingeflochten" (von Weizsäcker 1946b, S. 87). Die Krankheitsge-
schichte weist folgende zeitliche Struktur auf: „eine Situation ist gegeben,
eine Tendenz kommt auf, eine Spannung steigt an, eine Krise spitzt sich zu,
ein Einbruch in die Krankheit erfolgt, und mit ihr, nach ihr ist die Entscheidung da; eine neue Situation ist geschaffen und kommt zu einer Ruhe (...).
Das ganze ist eine historische Einheit" (von Weizsäcker 1947b, S. 145).

Der Krankheit eignet nach seiner Überzeugung das allgemeine Wesen
der Krise: das Attribut des Pathischen obsiegt über das des Ontischen. „(...)
das in der Krise befindliche Wesen ist aktuell nichts und potentiell alles"
(von Weizsäcker 1973, S. 269).

Krise, so zeigte sich in den Behandlungsberichten wie in diesen Zitaten,
nennen wir die Aktualität des Unentschiedenseins von Binden und Lösen.
In ihr treffen persönliche Gegenwart (s. S. 131) und Zukunft unversöhnlich
aufeinander. Eine persönliche Gegenwart muß Vergangenheit werden oder
ist es bereits geworden. Das Mögliche der Zukunft liegt offen: aber dieses
Mögliche zeigt bedrohliche und möglicherweise vernichtende Züge, weil ihr
Gelingen unbestimmt ist und die Existenz der Vernichtung anheimfallen
kann. Im Moment der Krise will die Zukunft riskiert sein, ohne eine
Garantie für das Gelingen zu bieten. Zugleich ist die Gegenwart als solche
im Grunde schon vorbei, denn nicht die Entscheidung ob Dauer oder
Veränderung steht zur Debatte, sondern nur, welche Veränderung, welche
Möglichkeit der Zukunft ergriffen werden soll. In der Krise steht der „Weg
zurück" nicht mehr offen und der „Weg nach vorne" ist noch nicht beschritten. Krise ist ein Stillstand. Der Verwandlung, von welcher Jaspers sagt,

daß sie aus dem Ursprung eines Entschlusses hervorging, hatte sich die riskante Zukunft bereits angeboten, als das Vergangene noch der Gegenwart des jetzt Verwandelten angehört hatte. Der in der Krise Befindliche war vor die Wahl gestellt gewesen, als er noch im jetzt Vergangenen verharrt hatte.

War die Verwandlung krisenhaft hereingebrochen, der Mensch ihr also verfallen, so hatte er das Gerade-noch-Jetzt bereits der Vergangenheit überantworten müssen, ohne daß er sich an die eine oder andere Möglichkeit der Zukunft hätte binden können. Im kritischen Verfallensein an die Verwandlung existiert der Mensch nur als Gegenwärtiger. Als Verbindung und Verknüpfung von Nicht-Mehr und Noch-Nicht ist die Gegenwart jedoch getilgt. Sie ist zusammenhanglos hineingestellt zwischen Vergangenheit und Zukunft, denn das gewohnte Alte und das nichtvertraute Neue weisen keine verbindenden Gemeinsamkeiten auf. Der Krise eignet somit eine paradoxe Struktur: Sie ist zugleich Stillstand und doch wesentlicher Bestandteil von Entwicklung und Werden.

12.3 Die elementare Kategorie des lebensgeschichtlichen Wandels: das Werden

Die gesamte Untersuchung und zuletzt die Analyse der Phänomenologie der „allmählichen" und der „plötzlichen lebensgeschichtlichen Veränderung" war nicht ohne den Begriff des „Werdens" ausgekommen, mit dem sich letztlich die zentrale Kategorie von Psychotherapie als gelebter Lebensgeschichte (und dann der Biographie überhaupt) enthüllt. So schreibt schon Herder: „Der Mensch ist gleichsam nie ganz, seine Existenz ist Werden" (zit. nach Thomae, Hans 1955, S. 124). Wollen wir dieses Werden aber einer diskursiven Betrachtung unterziehen, so ergeben sich große Probleme, auf die vor allem Minkowski hingewiesen hat. Er fragt: „Was ist also die Zeit? Sie ist, um mit Bergson zu sprechen, diese ‚fließende Masse', dieser wogende Ozean, geheimnisvoll, erhaben, mächtig, den ich in mir und um mich sehe, überall, in einem Wort, wenn ich über die Zeit nachdenke. Sie ist das *Werden."* Jedoch lasse sich nur sehr unvollkommen etwas über diese Grundeigenschaft der Zeit aussagen, weil „das Werden nicht ausgedrückt werden will, weil es in seiner geheimnisvollen Erhabenheit keine einzige Insel auftauchen läßt (...) um ein Urteil oder eine Definition darüber zu versuchen. (...) Es kennt weder Subjekte noch Objekte, hat weder verschiedene Teile noch eine Richtung, weder Anfang noch Ende. Es ist universal und unpersönlich, was es dem Chaos anheimstellt. Und trotzdem ist es ganz nahe bei uns, so nahe, daß es den Grund unseres Lebens bildet. Wir würden beinahe sagen, es sei synonym zum Leben, im weitesten Sinne des Wortes. (...) wenn wir dem Werden unbedingt irgendein konkretes Phänomen gegenüberstellen müßten, so würden wir nicht zuerst an (...) Veränderungen in der Zeit, sondern an Veränderung *mit* der Zeit oder in *Beziehung* zur Zeit (denken)." Aber Minkowski hebt schließlich hervor, „daß wir nie in Bezug auf das Werden die nötige *Distanz* zu erreichen imstande sind, um aus ihm ein Objekt unserer Erkenntnis zu machen. Es ist uns *zu nahe*. Es *erkennen*, analysieren, uns vorstellen zu wollen, ist vollkommen verfehlt, da es uns in jedem Augenblick ganz gegeben ist und wir es leben und haben können. (...) Das Werden schließt durch seine Natur selbst jedes Urteil, jedes Attribut, jedes Subjekt oder Objekt aus. Dem Sinn verpflichtet, erweist sich das Denken als unfähig, das Werden zu erfassen." Minkowski betont also ganz im Sinne Bergsons den irrationalen und sich jedem diskursiv gewonnenen Urteil widersetzenden Charakter des Werdens (Minkowski 1971, S. 26—29).

Nicht über das Wesen des Werdens an sich, jedoch über seine zeitliche Struktur denkt Viktor von Weizsäcker nach und kommt schließlich zum Ergebnis: „Werden aber ist die Wesensbestimmung, in der etwas weder ist, noch etwas nicht ist, sondern ein Sein gerade eben verliert und zugleich ein Sein gerade eben bekommt" (von Weizsäcker 1946a, S. 12). Die Ähnlichkeit mit der Struktur der Krise (s. S. 172) kann als Argument für die latente Krisenhaftigkeit des Werdens stehen.

Über Minkowski und von Weizsäcker hinaus folgt Revers Herder nach, wenn er vom „Werdecharakter unseres Wirklichseins" (Revers 1972, S. 204) spricht und auch die Persönlichkeit über das Werden definiert: „Der Mensch ist werdende Person — und als existierende im Werden verwirklichte Person ist die Person Persönlichkeit" (S. 234). Werden ist jedoch kein immerzu begehrter oder gesicherter Besitz. Vielmehr will „die stetige Vorläufigkeit des Werdens" (s. Wyss u. Zacher 1983, S. 145) erduldet sein und ist „der Mensch (...) in seiner Fähigkeit des Wählens gefährdet durch die Tendenz des Werdens, mit dem Werden fertig zu werden und zu einem Abschluß im Sein zu gelangen" (Revers 1972, S. 228). Offensichtlich geht es Revers nicht um die Bestimmung des Werdens an sich, wie etwa Minkowski, sondern um lebensgeschichtliches Werden, das aus dem Geschehen der Biographie Geschichtlichkeit der Person gestaltet.

Beide Gesichtspunkte menschlichen Werdens hat von Gebsattel in seiner Studie: „Die Störungen des Werdens und des Zeiterlebens im Rahmen psychiatrischer Erkrankungen" (von Gebsattel 1954, S. 128 ff.) untersucht. Die philosophischen Grundlagen findet er bei Scheler und Pascal. Für diesen ist nach von Gebsattel Werden „Handlung, streckenweise suspendierte Handlung, streckenweise innere Tat", für jenen „ein Vorgang, ein Geschehen" (von Gebsattel 1954, S. 130). Schelers Werdensbegriff legt von Gebsattel dem Verständnis der Psychosen, Pascals Betrachtung dem der Neurosen zugrunde; „jede Konfliktneurose hat eine Auseinandersetzung der Persönlichkeit mit ihrem Werden zur Voraussetzung und ist Ausdruck einer Werdensstörung durch angehaltene Entscheidung zwischen zwei Konflikttendenzen" (S. 131), lautet seine erste These.

Im weiteren Fortlauf seiner Untersuchung wendet sich von Gebsattel dem Werden in der Melancholie zu. Er verweist auf die entscheidenden Anstöße durch Minkowski und E. Straus sowie die kritische empirische Arbeit von Kloos (1938), die sich gegen Straus' Ansicht stellt. Dieser hatte in seiner Untersuchung zum „Zeiterlebnis in der endogenen Depression und in der psychopathischen Verstimmung" der endogenen Depression eine Stö-

174

rung des Zeiterlebens zugrundegelegt, von der er glaubte, sie könnte auch differentialdiagnostische Bedeutung gewinnen (Straus 1928).

Aber, wie von Gebsattel (1954) betont, nicht das Erleben im Sinne von Beachten sei im Grunde von Straus gemeint gewesen, sondern das pathische Leben von Zeit. Er wählt denn auch anstelle des Ausdrucks „Zeiterlebnis" den Begriff „temps vécu" von Minkowski — also die „gelebte Zeit". Das normale Lebensgeschehen sei vergleichbar einem von Augenblick zu Augenblick neu sich erzeugenden Strome, welcher seine Kraft allen Funktionen des wachen Seelenlebens zur Verfügung stellt und sie mit seiner Dynamik speist. „Dauernd sind wir getragen von diesem Strome des Lebensgeschehens, sein Weiterfließen bewirkt, daß wir in unseren Funktionen nicht nur funktionieren, sondern leben und werden. Dieser Geschehensstrom fließt tiefer als alles, was wir ‚Drang' nennen oder auf höherer Stufe ‚Instinktgeschehen', oder auf noch höherer ‚Trieb' und schließlich ‚Antrieb, Streben, Denktätigkeit und Wille'. Es sind die Anlagepotenzen des Individuums, welche auf dem Wege dieses Lebensgeschehens durch die Funktionen des wachen Seelenlebens hindurch sukzessive zur Entfaltung gelangen, wodurch das basale Geschehen den Sinn des Werdens erhält" (von Gebsattel 1954, S. 136—138). Diese Betrachtungen, die in Zutts Arbeiten über den „tragenden" im Unterschied zum „erscheinenden Leib" (Zutt 1963, S. 829 ff.) ihren Niederschlag gefunden haben, lassen nach von Gebsattel zur Frage der Grundstörung in der endogenen Depression Stellung nehmen: „Die Erkrankung verhindert das Entstehen der Lebensbewegung von Augenblick zu Augenblick oder wenn sie sie auch nicht ganz verhindert, so verlangsamt sie doch ihren Ablauf" (von Gebsattel 1954, S. 138). Er findet aber dieses elementare Fortschreiten nicht nur in der Melancholie gestört, sondern, wie Straus (1928, S. 650 ff.) auch in der Zwangskrankheit, und er spricht in Analogie zur „stockenden inneren Zeit" (S. 652) von der „innerzeitlichen Werdenshemmung" (von Gebsattel 1954, S. 144).

Jaspers (1973) hat von Gebsattels Ausführungen einer grundlegenden Kritik unterzogen, weil

1) „Totalität und Ursprung des Menschseins (...) nicht Gegenstand einer forschenden Erkenntnis werden" können,
2) die „theoretisch erschlossene Grundstörung (...) unbestimmt in ihrer Bedeutung schillernd" ist,
3) ein „empirischer Beweis für die bestimmte Art der Werdensstörung" nicht erbracht werden kann und
4) das „verstehende Ableiten der Erscheinungen aus der Grundstörung (...) durch eine Vielfachheit, die bis zur Beliebigkeit geht, fragwürdig" ist (Jaspers 1973, S. 455—457).

Jenseits dieser schwerwiegenden Einwände haben die Arbeiten der anthropologisch orientierten Autoren aber die Bedeutung des Werdens in seinen zwei elementaren Modifikationen aufgewiesen: als alles menschliche Lebensgeschehen tragende Funktion des in der Zeit existierenden Leibes (basale Lebensbewegung, vitales Werden) und als das „existierende Werden" der Person im Sinne von „Entwicklung, Differenzierung, Steigerung, oder überhaupt dialektischer Bewegung" (Wyss 1980, S. 610), das aus Lebensgeschehen Lebensgeschichte macht. Inwieweit die erste Form, von Gebsattels „basale Lebensbewegung" oder Zutts „tragendes Getragensein" wirklich einen Erkenntnisgewinn für das Verständnis der endogenen Psychosen erbringen kann, sei in diesem Zusammenhang dahingestellt. Jaspers kritische Einwände sind nie schlüssig widerlegt worden. Denn ohnehin ist dies Werden, das durch Zutt und von Gebsattel ähnlich einer vis vitalis in die Welt des Organismischen hineingelegt wird, für das Unterfangen dieser Arbeit von geringem Interesse.

Das „existentielle Werden" jedoch hat sich als entscheidende Kategorie der Biographie entpuppt, ohne deren Modifikation wie Entwicklung, Differenzierung, Reifung, Fortschreiten, Steigerung und deren jeweiligem Gegenteil eine lebensgeschichtliche Betrachtung nicht möglich ist. Für das „personale" oder existentielle Werden finden sich nun bei den bereits erwähnten Autoren wichtige Gesichtspunkte: So hob Revers die Notwendigkeit hervor, die stetige Vorläufigkeit des Werdens zu erdulden, sprach er von der Tendenz, mit dem Werden zum Abschluß und d.h. zum Stillstand zu kommen. Alle diese Tendenzen sind unzweifelhaft in der Behandlungsgeschichte des Patienten H. F. und in vielen von den anderen Therapieberichten vorhanden. Bei von Gebsattel war der Gedanke von Wichtigkeit, daß der ungestörte Zukunftsentwurf im Werden auf Wachstum und Erweiterung angelegt ist, während bei so manchem Kranken anscheinend das Lebensgefühl des Schwindens der Lebenszeit vorherrsche. Daraus „kann der Eindruck entstehen, als verkleinere sich die dem Einzelnen zugemessene Zeitstrecke durch jeden Akt, durch jedes Tun, durch sein ganzes Verhalten affektiver, motorischer, volitiver Art, eine Tatsache, für die Balzac in der Peau de Chagrin ein grandioses Symbol geschaffen hat" (von Gebsattel 1954, S. 5).

Wird Viktor von Weizsäckers Definition mit herangezogen, für den Werden bedeutet, daß in ihm weder etwas ist noch etwas nicht ist, sondern ein Sein gerade eben verliert und zugleich ein Sein gerade eben bekommt (s. S. 174), so muß dem hinzugefügt sein: welches zugleich ein *neues* Sein eben bekommt. Lebensgeschichtliches Werden, davon hatten die Therapiesequenzen immer wieder gehandelt, ist nicht nur Veränderung durch das Hinzukommen von irgendeinem Sein, sondern wertet. Neues Sein schafft Werden, welches die Zukunft der Erfüllung eigener Möglichkeiten eröffnet.

„Was sich im Bleiben verschließt,
schon ist's das Erstarrte" (Rilke)

12.4 Der „Stillstand des Werdens"

Zugleich mit dieser Definition geben sich mögliche Störungen des biographischen Werdens zu erkennen, welche gleichlautend sowohl diesen theoretischen Überlegungen als auch den Krankengeschichten und dem Behandlungsprotokoll entnommen werden können. Kurz gefaßt sind es: das *Behar-*

ren, die *Wiederholung* und die *rückschreitende Entwicklung.*

Momente des Beharrens weisen die Lebensgeschichte des Patienten H. F. sowie der Therapieverlauf in mannigfacher Form auf: das Eheleben stagnierte seit der Geburt der Tochter, die Beziehung zu den Eltern gehabt hat mit dem Älterwerden keine Wandlung und Öffnung nach außen erfahren, im Grunde unterscheidet sie sich nicht von der Beziehung, die er schon als Kind zu den Eltern hatte; beruflich bahnt sich ein Weg in die Sackgasse an; schließlich wohl als das bedeutsamste Beharren: seine persönliche Entwicklung bis zum Beginn der Psychotherapie schien nicht den Möglichkeiten der Reifung seiner Persönlichkeit entsprochen zu haben. Reifung in der Psychotherapie heißt in diesem Fall: Ergreifen „der eigenen Möglichkeiten. Denn im *Fragen* nach dem Geheimnis *meines* Daseins, im eigentlichen Sein zum Seinsgrunde als meinem, frage ich immer tiefer in die *Möglichkeiten meines* Seins hinein, öffnet sich dem fragenden Blick immer mehr mein Sein*können*" (Binswanger 1953, S. 479, 480).

Neben der Form der „Stockung" der Lebensbewegung im Beharren hatte Herr F. in den Jahren seiner beruflichen Karriere Veränderungen erlebt, die er durchaus als Entwicklung sehen konnte, war er doch finanziell und sozial aufgestiegen. Jedoch stellte sich ihm im Laufe der lebensgeschichtlichen Besinnung mehrmals die Frage, ob sich nicht bestimmte Elemente seines Werdegangs mehrmals wiederholt hatten. Vor allem das Ausscheiden aus den jeweiligen Firmen (z.B. Std. 10) hatte sich immer gleich gestaltet. Ihm kam der Gedanke, er sei im Grunde jedesmal davongelaufen (Std. 22), wenn die Situation an Verbindlichkeit gewann. Er habe sich mit der Kündigung und der Suche nach einer neuen Stelle einer notwendigen Klärung seiner Beziehungen zum Chef und den Kollegen entzogen, indem er ging (z.B. Std. 145). Auch in der Therapie selbst lassen sich Wiederholungen erkennen, die dem Ganzen manchmal einen geradezu zyklischen Charakter geben und den Eindruck erwecken, als habe die Bewegung nur wieder zum Ausgangspunkt zurückgeführt (s. die Thematik der Arbeitswelt, deren Bearbeitung einen großen Teil der ersten Gespräche einnimmt, dann untergeht, später in fast der gleichen Form wieder auftaucht, manchmal so, als hätten die vorherigen Gespräche nicht stattgefunden).

Noch deutlicher prägt sich diese Form des „Stillstands" in der folgenden, von der Problematik her in vielem ähnlichen Krankengeschichte aus:

Herr F. K. (38 Jahre alt) wird wegen eines „nervösen Erschöpfungszustandes" vom behandelnden Internisten überwiesen. Kaum daß er sich gesetzt hat, beginnt der Patient zu sprechen, ohne daß es einer Frage bedurft hätte. Er bekleidet an seiner Arbeitsstelle den Posten des Einkäufers und Dispositionsmanagers. Bis vor kurzem war er mit dieser Aufgabe sehr gut zurechtgekommen, aber vor ca. 6 Monaten hatte die Geschäftsleitung gewechselt und den ganzen Betrieb auf höhere und vor allem schnellere Umsatzraten umgestellt. Er müsse jetzt unter höchstem Druck arbeiten und das führe bei ihm dazu, daß er nicht mehr schlafen könne, unter Ängsten die Arbeitsstelle aufsuche, unter Appetitmangel und Durchfällen leide und deswegen auch schon erheblich abgenommen habe. Andererseits könne er nicht wie die anderen „fünfe gerade sein lassen". Auch sei er nicht dazu fähig, sich der überzogenen Ansprüche der Geschäftsleitung zu erwehren. Ähnlich war es ihm schon zweimal ergangen. So hatte er in einem Verlag gearbeitet und wegen der allgemeinen Zufriedenheit mit seinen Leistungen eine Abteilungsleiterstelle angeboten bekommen. Er hätte lieber abgelehnt, aber seine Frau wollte, daß er annahm. Zunächst

kam er gut mit diesem Posten zurecht, sanierte einige Projekte und erhielt immer die
besten Zeugnisse. Als ein weiteres Projekt geplant wurde, übergab man es ihm und es
gelang ihm, es innerhalb recht kurzer Zeit zu einem „Renner" zu machen. Die Arbeit dafür
nahm bald seine ganze Zeit in Anspruch und „wuchs ihm schließlich über den Kopf". Trotz
völliger Überlastung konnte er nicht entschieden genug Mitarbeiter anfordern. Als sich die
gleichen Symptome einstellten wie jetzt, kündigte er. Fast mit ein wenig Genugtuung in
der Stimme berichtet er, danach hätten drei Fachkräfte kaum ausgereicht, das Projekt
weiterzuführen.

Am nächsten Arbeitsplatz war es ihm letztlich genauso ergangen. Wieder hatte er sich
durch Fleiß, Pflichtbewußtsein und Genauigkeit ausgezeichnet. Wieder war ihm, ohne daß
er sich dagegen hätte wehren können, eine Tätigkeit übertragen worden, die er eigentlich
nicht wollte. Wieder wuchs ihm die Belastung „über den Kopf", fühlte er sich dem
Arbeitsanfall nicht gewachsen und schied aus der Firma aus.

Weiter soll die Krankengeschichte nicht wiedergegeben werden, weil in
diesem Zusammenhang das Augenmerk nur auf den formalen Aspekt der
sich wiederholenden lebensgeschichtlichen Situation gerichtet ist. Eine
scheinbare Entwicklung mit zwei „Neuanfängen" wird jeweils wieder auf
den Ausgangspunkt zurückgeworfen. Die Beispiele können illustrieren, wie
sich eine „Werdenshemmung", besser gesagt ein Ausweichen vor geforder-
ter Entwicklung, hinter scheinbar wechselvoller Wiederholung „versteckt".

Daß Werden auch nicht vonstatten geht, wenn es zu einem Rückschritt
in der Entwicklung kommt, steht außer Frage. Die Kranken- und Therapie-
geschichte von Herrn H. W. (s. S. 68 f.) gibt ein beredtes Zeugnis dafür ab,
ebenso die der „Rückfälle" von anderen Patienten, die sich aus einer
„allmählichen lebensgeschichtlichen Änderung" wieder der Fraglosigkeit
ihrer „alten" Existensweise hingegeben hatten.

Weder Beharren noch Wiederholung oder Rückentwicklung können
jedoch von sich aus als pathogen angeschuldigt werden. Jede Biographie
weist Phasen der „Bewegung" und Phasen des „Stillstands" auf. Werden
kann nicht nur im Ergreifen eines immerzu Neuen gesehen werden, das
haben Charlotte Bühlers Studien zum Lebenslauf erwiesen (Ch. Bühler
1933). Das menschliche Leben bezieht seine Dynamik vielmehr aus der
Dialektik von Bewegung und Stillstand, von Hinwendung zum Neuen und
episodenhaftem Festhalten am Gewohnten, vom Annehmen einer Aufgabe
und deren beharrlicher Erfüllung.

So läßt sich zuletzt lebensgeschichtliches Werden wie folgt definieren:
Lebensgeschichtliches Werden ist seinem Wesen nach der dialektische
Prozeß von Bewegung und Innehalten. In der Lebensbewegung wird ein
Sein gerade eben verloren und ein neues Sein bekommen. Im Innehalten
wird es beharrlich erfüllt. Biographisches Werden hin zur Entwicklung von
personaler Reife ist aber nicht Annahme und Erfüllung *irgendeines* Neuen,
sondern eines spezifischen, das dem Werdenden die Zukunft in seiner ihm
möglichen Weite zu eröffnen vermag.

13 Biographie als Ergebnis intersubjektiven Geschehens

Das Interesse dieser Untersuchung hatte nicht vordringlich der „fertigen Lebensgeschichte" gegolten, sondern den Erscheinungsweisen, unter welchen sich Lebensgeschichtliches in der Psychotherapie ausprägt. Dessen formale Strukturen waren im Sinne einer deskriptiven, wiewohl einer eidetischen Phänomenologie aus der Schilderung der Lebensgeschichte eines Patienten und aus seiner Behandlung entwickelt worden. Nicht auf die Inhalte von Erinnerungen, Besinnung auf die Gegenwart und Entwurf in die Zukunft war das Hauptaugenmerk gerichtet gewesen, sondern auf deren formale kategoriale Struktur.

Nun war am Anfang der Arbeit von der Lebensgeschichte und ihrer besonderen Stellung im intersubjektiven Umgang die Sprache gewesen. Als das Besondere an der Biographie war aufgewiesen worden, daß sie dem Anderen die „zeitliche Physiognomie" zu erhellen vermag, daß sie Vertrauen fordert, aber auch stiftet. Erzählte Lebensgeschichte ist damit von vornherein auf das Gegenüber des Erzählers ausgerichtet und wird somit von diesem maßgeblich mitbestimmt. In diesem Sinne spricht sich z.B. Schelling (1985) für ein dialektisches Verständnis von „Lebensgeschichte" aus. Das Wesen des Verstehens biographischer Bedeutungszusammenhänge sieht er nicht in einem objektiven Sinn, sondern in „kommunikativer Erfahrung" (vgl. Weiß 1986, S. 191). Auch Wyss hebt hervor, „daß der kranke Mensch, im Gewahr-Werden seiner Geschichtlichkeit, die über die Veränderbarkeit des Biologischen und über die Irrationalität seines Lebensablaufs hinausgeht, geschichtlich erst in der dialogischen Sinngebung seines Lebens im Gespräch mit dem Arzt wird. In dieser Sinngebung ereignet sich die geschichtliche Existenz des Menschlichen: im Dialog" (Wyss 1984, S. 111).

So kommt denn auch Weiß in seiner subtilen Untersuchung „Der Andere in der Übertragung" (1986) abschließend zu dem Ergebnis, „daß die in der Übertragung erschlossene Sinnerfahrung zwar an die reale Vergangenheit heranreicht, jedoch niemals mit dieser identisch ist. Vielmehr werden im Spiel der Wörter immer wieder neue ‚Geschichten' kreiert, deren Wert vor allem darin liegt, daß sie Beziehungen stiften zwischen dem Ich und dem Anderen, zwischen der Vergangenheit, der Gegenwart und der Zukunft" (Weiß 1986, S. 204).

Über die vergangene Lebensgeschichte hinausgehend werden auch die

Besinnung auf die Gegenwart und der Entwurf in die Zukunft von der
„Relativität" gekennzeichnet, die in der Begegnung (vgl. Buber 1951;
Buytendijk 1950; von Baeyer 1956) mit dem jeweiligen Anderen ihren
Ursprung hat. Dialog, das heißt nicht nur Zwiegespräch, sondern vorüber-
gehende Konstituierung einer gemeinsamen Welt. Sinn, Bedeutung und
Wert, die „Tiefe" des Erinnerns, Plan, Hoffnung, Verzweiflung etc., Nur-
Gelebtes und Erlebtes, faktisch Gewordenes und „ungelebtes Leben" — all
die Kategorien des Biographischen prägen sich inhaltlich je nach Maßgabe
des Gefüges dieser gemeinsamen Welt aus. So ist es zu verstehen, wenn
Schelling vom Therapeuten fordert, er müsse die eigene Subjektivität in den
Verstehensprozeß einbeziehen (zit. nach Weiß 1986, S. 191), bleibt ihm doch
andernfalls die eigentliche, sprich intersubjektive „Wahrheit" der erzählten
Lebensgeschichte — sein Anteil an der Biographie des Anderen verborgen.

Auf diesen Aspekt sei, wie schon erwähnt, nur hingewiesen. Auch wenn
er die hier herausgearbeiteten Kategorien an sich nicht betrifft, weil sie als
die formalen Elemente des Biographischen ein Gemeinsames aller „lebensgeschichtlichen Welten" ausmachen, so ist doch ihr jeweiliger Inhalt z.B. als
konkrete Erinnerung oder konkreter Plan etc. Ausdruck dieser je einmaligen intersubjektiven Beziehung. „Psychotherapie als Gang durch die
Möglichkeiten" bestimmt sich denn zuletzt als das Abschreiten des Horizonts, der sich einer spezifischen Therapeut-Patient-Beziehung eröffnet —
als ein Mehr und zugleich ein Weniger bezogen auf die Möglichkeiten jedes
Einzelnen von beiden.

14 Zusammenfassung und Schluß

Vorliegende Untersuchung hatte sich die Aufgabe gestellt, entscheidende Kategorien der Lebensgeschichte als die dem Biographischen zugrundeliegenden Strukturen in Krankengeschichten und Behandlungsprotokollen aufzuweisen. Sie will damit einen Beitrag zur psychotherapeutischen Biographik (der Theorie der Lebensgeschichte in der Psychotherapie) leisten. Methodisch liegt ihr der Diltheysche Ansatz einer „beschreibenden und zergliedernden Psychologie" zugrunde, die versucht, die Phänomene des Biographischen hypothesenfrei zu erfassen, um erst in einem zweiten Schritt zu möglichen hypothetischen Aussagen zu gelangen. Darüber hinaus stellt sich diese Arbeit in die Tradition der „statischen Phänomenologie", die Jaspers seiner „Allgemeinen Psychopathologie" zugrundegelegt hatte, und teilt mit ihr die prinzipiell empirische Verfahrensweise. Sie geht von der Aussage des Patienten aus und prüft sich immer wieder an der Wirklichkeit von dessen Erleben und Verhalten. Schließlich versteht sie sich in der Nachfolge und Weiterführung der anthropologischen Schule in der Psychiatrie (z.B. Binswanger, von Gebsattel, Straus, Zutt) und im direkten Bezug auf die anthropologisch-integrative Psychotherapie (Wyss).

Am Anfang der Untersuchung ließ sich aufzeigen, daß die Erzählung der Lebensgeschichte besondere Bedeutung im intersubjektiven Umgang genießt, indem sie dem äußerlich erscheinenden Bild des Anderen, seiner leibhaften Gestalt sein Gewordensein, gleichsam die „zeitliche Physiognomie" hinzufügt. Die Kenntnis der Lebensgeschichte erwies sich als unverzichtbares Element für die Vertrauensbildung, weil erst sie den Anderen als „Dauer" „sichtbar" macht.

Der eminenten Bedeutung der Biographie im zwischenmenschlichen Bereich entspricht, daß nach Ansicht namhafter Historiker der Beginn der Historiographie, ja das Einsetzen von Geschichte und Geschichtlichkeit des Menschen überhaupt, durch die Niederschrift von Lebensgeschichten markiert wird. Als Genre zwischen Geschichtswissenschaft und schöngeistiger Literatur genoß die Biographie, sei es als Selbst- oder Fremddarstellung, zu allen Zeiten großes Interesse. Augustinus' „Bekenntnisse" können als deren erster Höhepunkt angesehen werden. Tausend Jahre mußten danach verstreichen, bis mit dem ausgehenden Mittelalter und der beginnenden Renaissance die Kunst dieser literarisch-wissenschaftlichen Gattung ihre frühere Höhe wieder erreichte.

Die Beschäftigung des Einzelnen mit seinem Werden und Gewordensein bzw. die Nachzeichnung seiner Entwicklung durch den Fremdbiographen findet auch in unserem Jahrhundert große Resonanz. Allerdings hat sich der Stil der biographischen Darstellung durch die Wirkungen der Psychoanalyse Freuds erheblich gewandelt. Zuvor verpönte (Sexualität) bzw. vernachlässigte (z.B. Kindheit) Bereiche und Phasen der Lebensgeschichte fanden seitdem verstärkte Beachtung. Nicht verwirklichte Möglichkeiten werden heute vom Biographen ausphantasiert, und manchmal wird der Lebenslauf assoziativ und nicht nur rein chronologisch wiedergegeben.

Dem stets wachen Interesse für Biographien steht ein relativ geringes Interesse an Biographik gegenüber. Hier ist vor allem Dilthey zu nennen, der als einer der wenigen „Biographen" auch Kategorien der Lebensgeschichtsschreibung aufgestellt hat. Auf ihn und die biographische Tradition der Psychiatrie griff Jaspers zurück, der ebenfalls spezielle Kategorien der Biographie erarbeitete. Diese müßten einer umfassenden psychiatrischen Krankengeschichte (und darüber hinaus jeder Wiedergabe einer Lebensgeschichte) zugrundegelegt werden.

Hatte Jaspers die qualitative Gewichtung für das Wesensmerkmal des Lebensgeschichtlichen erklärt, so behandelt die Life-event-Forschung Biographisches unter quantitativen Gesichtspunkten. Sie hat (ausgehend vom Streßkonzept Selyes) unter immer differenzierteren Vorstellungen versucht, Zusammenhänge zwischen „Lebensereignissen" (später untergliedert in „hassels" und „uplifts") und Krankheiten herauszufinden. Bisher konnten trotz enormer wissenschaftlicher Anstrengungen nur unspezifische allgemeine Aussagen getroffen werden.

Einen ganz anderen Weg ging die Biographik der sogenannten „Heidelberger Schule" (von Krehl, Siebeck, von Weizsäcker). Angestoßen durch Freuds Werk hatte vor allem von Weizsäcker versucht, dem biographischen Ansatz auch in der inneren Medizin Geltung zu verschaffen. Viele anregende Gedanken, z.B. daß „ungelebtes Leben" bedeutsamer wirke als faktische Vergangenheit, gehen auf ihn zurück.

Hatte Freuds Werk auf viele geisteswissenschaftliche Disziplinen erweiternd und erneuernd gewirkt, so entwickelte sich innerhalb seiner eigenen „Schule" eine eher dogmatische, antihistorische Betrachtungsweise der Lebensgeschichte, die sich auf seine Entwicklungstheorie (Prägung während der frühen Kindheit, schicksalhafte Wiederholung „prähistorischer" individueller Erfahrungen) beruft.

Freud war es jedoch auch gewesen, der das Augenmerk der biographischen Forschung ganz entschieden auf die Phänomene der „psychischen Realität" und der „verinnerlichten Biographie" gelenkt hatte. Binswanger konnte darauf aufbauend seine wichtige methodische Unterscheidung von „Lebensfunktion und innerer Lebensgeschichte" treffen.

Die für die vorliegende Untersuchung maßgebliche gedankliche Basis, die Theorie der „anthropologisch-integrativen Psychotherapie" (Wyss) wurde anhand ihrer Grundbegriffe: Antinomie, Kommunikation, deren Modi und Strukturen sowie der wesentlichen Konfliktebenen des menschlichen Daseins kurz skizziert.

Aus dem gesamten historischen Rückblick hatte sich der Hinweis
ergeben, daß im Gegensatz zur „erinnerten Biographie" das „biographische
Erinnern" nicht chronologisch verläuft, sondern gemäß dem momentanen
inneren „Daseinsgefüge" (Binswanger) nach bestimmten Sinn- und Bedeutungszusammenhängen geordnet ist.

Auf diese Einführung folgte die detaillierte Wiedergabe von Lebensgeschichte und Behandlungsverlauf eines angstkranken Exhibitionisten: die
empirische Grundlage für das weitere Vorgehen. Dieses gliederte sich in
drei große Einheiten: Die strukturellen Kategorien der Biographie als
lebensgeschichtlicher Zusammenhang, die Kategorien des lebensgeschichtlichen Erinnerns, der Besinnung auf die Gegenwart und des Entwurfs in die
Zukunft sowie die lebensgeschichtlichen Kategorien im psychotherapeutischen Prozeß als gelebter Biographie.

In der ersten großen Gruppe von Kategorien wurden einander „äußere
Lebensgeschichte" und „inneres Lebensgeschehen" gegenübergestellt,
wurde „inneres Lebensgeschehen" zur „autistischen Lebensgeschichte" in
Beziehung gesetzt und der Begriff der „inneren Lebensgeschichte" als einer
historisch-kommunikativen Größe, d.h. eines wandelbaren, Vergangenheit,
Gegenwart und Zukunft einbegreifenden, den Anderen und die Welt einbe-
ziehenden geistigen Zusammenhangs geklärt.

Die Gegensätze „gelebtes" und „ungelebtes Leben" hatten sich als
weitere bedeutsame strukturelle Kategorien aufzeigen lassen. Vor allem der
Begriff des „ungelebten Lebens" (von Weizsäcker) eröffnete dem biographi-
schen Verständnis einen neuen Horizont, da er die Vergangenheit aus der
Beschränkung auf das rein faktisch Geschehene herauszulösen vermochte.
„Ungelebtes Leben" erfaßt all die nicht verwirklichten Möglichkeiten eines
Lebens: sei es, daß diese Möglichkeiten nur phantasierte, also eigentlich
„leere" (Binswanger) gewesen waren, sei es, daß sie im entscheidenden
Moment verworfen, versäumt, verpaßt wurden oder daß auf sie verzichtet
worden war. Besonderes Interesse galt auch der Versagung, bei der es sich
nach Freud und Schultz-Hencke um einen wesentlichen „Mechanismus"
der Neurosenentstehung handeln soll. Schließlich wurde anhand der Dialektik von Versäumnis und Verzicht gezeigt, wie doch die Bewertung jeder
Entscheidung im Laufe des weiteren Lebens revidiert werden kann, wie
jeglicher Entschluß Wagnischarakter aufweist.

Ein weiteres wesentliches Gegensatzpaar innerhalb der biographischen
Kategorien wurde im „erlebten" bzw. „gelebten" Leben gefunden. Straus,
von Gebsattel und Zutt hatten diesem Phänomen Untersuchungen gewidmet, die ebenso zur Eingrenzung des Begriffs der „erlebten Lebensgeschichte" herangezogen wurden wie die Ausführungen von Gadamer zur „erfüllten Zeit" und die wörtlichen Äußerungen des Patienten. „Erlebte Lebensgeschichte" konnte präzisiert werden als die Geschichte des primordialen
Welthabens (Wyss), der gegenseitigen Entsprechung und Durchdringung
der in sich selbst Erfüllung findenden Momente. Entscheidend für die hohe
Bewertung des Moments des Erlebens ist, daß in ihm Bedeutung geschieht,
Sinn und Wert gestiftet werden, ohne daß sie sich dem Erlebenden im
Augenblick des reinen Erlebens zu erkennen gäben. Erleben und die

Reflexion auf dessen Bedeutung erwiesen sich als die zwei einander verborgenen Pole eines Gestaltkreises (von Weizsäcker).

Die Frage nach den lebensgeschichtlichen Kategorien führte anschließend zu der nach dem Problem der Geschichtlichkeit des Menschen. Als entscheidend wurde erachtet, daß Geschichtlichkeit sich nicht an der Vergangenheit allein festmachen läßt, sondern stets die gegenwärtige und zukünftige Existenz mitumgreift. Erst dort, wo der Mensch sich seiner Stellung zur Zeit und in der Zeit besinnt, wird er schließlich auch das geschichtliche Wesen. Individuelle Geschichtlichkeit wurde analog zur Geschichtlichkeit eines Volkes von den Zeugnissen eines historischen Bewußtseins, d.h. dem Bewußtsein der Stellung innerhalb der Zeit abhängig gemacht.

Davon heben sich jedoch die „prähistorische" (Freud) Epoche der individuellen Lebensgeschichte und ein „praeterhistorischer" Bereich ab, in dem, weil unbewußt, die geschichtsstiftende Funktion der bewußt erlebten Zeit außer Kraft gesetzt ist. Nach Ansicht der Psychoanalyse geht der „praeterhistorische" Bereich des Unbewußten aus der „Prähistorie" des Einzelnen hervor und bildet zusammen mit ihr den „ungeschichtlichen Hintergrund" der Biographie. Davon ausgehend wurde versucht, Gestimmtheit und „Vorgeschichte der Biographie" aufeinander zu beziehen, nicht um einer Prägung in der frühen Kindheit das Wort zu reden, sondern um das Phänomen der „treffenden Deutung" kindheitsgeschichtlichen Inhalts dem Verstehen zu eröffnen. Sie scheint nicht an konkretes Geschehen anzuschließen, sondern wohl eher die spezifische Tönung damaliger Gestimmtheiten zu erhellen.

Nach der Behandlung des Begriffs der Geschichtlichkeit des Einzellebens wandte sich die Aufmerksamkeit der Untersuchung den Kategorien des zeitlichen Daseins als Erinnern an die Vergangenheit, Besinnung auf die Gegenwart und Entwurf in die Zukunft zu. Phänomenologisch deskriptiv zeigten sich an verschiedenen Krankengeschichten die „gedankliche Vergegenwärtigung", die „bildhafte Vergegenwärtigung" und das „gefühlsmäßige Erinnern". Den verschiedenen Formen des spontanen und des gewollt-induzierten Erinnerns (Frage, Assoziationsarten, Traum, Widerstandsanalyse) stand das imperative Erinnern (Bild- und Szenensehen, Grübeln) gegenüber, dem sich der Patient zwanghaft ausgesetzt fühlt. Deskriptiv ließ sich das Gesamtphänomen des Erinnerns in verschiedene Erinnerungsarten auffächern, die als „präsente Erinnerung", „isolierte Erinnerung", „unerwartete Erinnerung" „illustrierende Erinnerung" bezeichnet und im Sinne einer eidetischen Phänomenologie wesensgemäß bestimmt wurden.

Das „Erinnern" hatte auf das Innen der Person verwiesen, dessen historischen Zusammenhang die „innere Lebensgeschichte" ausmacht. Die Kategorien des Innen als eines historischen Zusammenhangs, die sich schon bei Dilthey als Beziehung und Bedeutung, Sinn und Orientierung (Wert) finden ließen, wurden denn im nächsten Schritt der Arbeit untersucht und gemäß ihrem Wesensgehalt aufgezeigt.

Hatte der eben referierte Abschnitt die Kategorien des zeitlich vorge-

stellten Innen behandelt, so griff der darauf folgende die Kategorie des
räumlich vorgestellten Innen auf. Der Begriff der Tiefe erwies sich für diese
Betrachtungsweise als unverzichtbar (Krueger). Über die verschiedenen
Bedeutungen von Tiefe wurden zunächst die Implikationen der „Tiefe der
Tiefenpsychologie" geklärt, sodann die These aufgestellt, daß die diametral
entgegengesetzten Charakterisierungen des Unbewußten durch Freud und
Jung darauf hinweisen, daß wir unter „Tiefe des Psychischen" allgemein die
grundsätzliche Antinomie des Innen verstehen.

Anthropologische Tiefenpsychologie geht dagegen nicht nur von den
Bedeutungen des „Unten" oder des „Dunklen" im Begriff der Tiefe aus,
sondern auch von der Bedeutung von Tiefe in der räumlichen Wahrnehmung (Perspektive), die gemäß Merleau-Ponty nicht mit „Breite" gleichgesetzt werden darf. Sie sieht die Tiefe des Seelischen in einem dreifachen
Sinn: als unvermittelbares „aperspektivisches Innen" (Wyss) im Erlebnis
z.B. des Traumschlafs, als wache Zuwendung zum eigenen Innen in der
räumlichen Perspektivität, die von der Erfahrung des Außen übernommen
ist, und als Tiefe des Anderen, wie sie im anteilnehmenden Bezug zu ihm
erfahrbar ist.

Neben der „Tiefe der Zeit" der Lebensgeschichte, die meist mit „früh im
Leben" gleichgesetzt wird und im Dunklerwerden des Erinnerns, je weiter
es zurückblickt, gründet, wurde auch auf die von Bräutigam hergehobene
„Tiefe" durch die Verankerung im Leibsein hingewiesen.

Auf diese ausführliche Auseinandersetzung mit den Kategorien der
Vergangenheit im Zusammenhang mit der Biographie folgte die Klärung
der „Besinnung auf das Hier und Jetzt der gegenwärtigen Situation".
Zunächst wurde der Begriff der Gegenwart thematisiert und als die Zeit-
spanne zwischen „seit" und „solange bis", als die zeitliche Erstreckung von
Veränderung zu Veränderung charakterisiert. Zwei prinzipielle Weisen von
Gegenwärtigkeit ergaben sich: Gegenwart als Dauer und Gegenwart als
Moment der Veränderung. Beide Arten des Gegenwärtig-Seins sind dialek-
tisch aufeinander bezogen und erfordern zur Ermöglichung der Besinnung
auf sich den Umschlag in das jeweilige Gegenteil.

Das therapeutische Gespräch mit dem Patienten hatte schließlich auch
der Zukunft gegolten, welcher sich der Mensch nach Minkowski aktiv oder
erwartend zuwenden kann. Daneben hatte sich eine weitere Einstellung
gegenüber der Zukunft aufzeigen lassen, die die beiden vorgenannten Pole
in sich einbegreift: die „phantasierte Vorwegnahme des Zukünftigen".
Phänomenologisch deskriptiv konnten folgende spezifische Arten aktiver
und erwartender Zukunftsentwürfe differenziert werden: Das Planen und
Streben sowie der vorsorgende und sich vorbereitende Zukunftsentwurf
bzw. das Hoffen, Furcht und Verzweiflung, Sehnsucht und Wunsch. Die
Untersuchung des Wesens dieser einzelnen aktiven und erwartenden
Zukunftsbezüge erbrachte eine Auffächerung der Verzweiflung von ihrer
unterschiedlichen zeitlichen Struktur her. Sie zeigte sich in verschiedenen
Krankengeschichten als „Gewißheit der Leere der Zukunft", als „Gewißheit
des Untergangs", „Ersticken im Zweifel" und „Verschlossenheit der Zukunft" durch die „Ausweglosigkeit der Gegenwart". In allen Fällen war

Verzweiflung ein Ausdruck mißglückten Zukunftsentwurfs. Bemerkenswerterweise ließen sich die Beschwerden der Patienten mit der Art der Störung des Bezugs zur Zukunft in Zusammenhang bringen. Dem gehetztängstlich depressiven Patienten hatte die Zukunft die „Gewißheit der Vernichtung" bedeutet. Die gehemmt Depressive hatte sich einer für sie leeren Zukunft gegenübergesehen; der im „Zweifel erstickte" Patient war von innerer Rat- und Rastlosigkeit erfüllt, während die in der „Ausweglosigkeit der Gegenwart" Befangene zwischen brüsker Auflehnung und resignativer Apathie schwankte. Es wurde darauf hingewiesen, daß von dieser Betrachtung her eine Einteilung depressiver Verstimmungszustände als zeitlicher Störungen (Pauleikhoff) möglich sein könnte (vorausgesetzt einer Bestätigung an einer größeren Patientenzahl).

Im Anschluß daran wurden Gefahr und Bedeutung der „phantasierten Vorwegnahme der Zukunft" untersucht. Ihre wichtige Funktion in einer „Psychotherapie als Gang durch die Möglichkeiten" des Patienten wurde herausgestellt.

Die Zukunft war in den Krankengeschichten und Behandlungsskizzen allenthalben unter den Kategorien des Notwendigen, des Wahrscheinlichen, des Möglichen und der Möglichkeiten aufgetaucht, die sich damit als die wesentlichen Merkmale des Zukünftigen erschlossen. Das Mögliche und die Möglichkeiten bedeuten die Voraussetzung für Veränderung und mithin für Psychotherapie überhaupt.

Im letzten großen Abschnitt wurde die Frage nach den lebensgeschichtlichen Kategorien im psychotherapeutischen Prozeß als gelebter Biographie aufgegriffen. Die Untergliederung dieses Kapitels erfolgte nach den Charakteristika der Biographie, die den psychotherapeutischen biographischen Kategorien in ihrer Bedeutung für die Praxis der Psychotherapie offenbaren konnten.

Der lebensgeschichtliche Wandel in einer psychotherapeutischen Behandlung ließ ein Phänomen aufscheinen, das in der allgemeinen Historie eine Parallele aufweist: den „biographischen Moment" — analog zum „historischen Augenblick". Diese beiden Erscheinungsformen von individueller bzw. allgemeiner Geschichte ermöglichen lebensgeschichtlichen (bzw. geschichtlichen) Wandel. Entscheidend ist, daß sie im Voraus, ja selbst im Moment des Geschehens nicht sicher als „historischer Augenblick" oder „lebensgeschichtlicher Moment" bestimmt werden können. Erst im Nachhinein läßt sich von einer bestimmten umschriebenen Zeitspanne sagen, daß damals die Kluft zwischen Geschehnis und Erlebnis aufgeblitzt war als Möglichkeit von Wahl und Wandel. Der biographische Moment wurde also nicht im Augenblick des erfolgten Entschlusses und der vollbrachten Veränderung gefunden, sondern im Bereitstellen einer Möglichkeit zum Wandel der inneren oder äußeren Situation.

Im darauffolgenden Abschnitt zeigte sich anhand von Krankengeschichten, daß der lebensgeschichtliche Wandel im Rahmen einer Psychotherapie im wesentlichen unter zwei Erscheinungsformen auftritt: als „allmähliche lebensgeschichtliche Veränderung" und „plötzlicher lebensgeschichtlicher Wandel". Während jene gemäß den Modi der Kommunikation (Wyss) vom

Erkunden über das Auseinandersetzen, Binden und Lösen zum Bewältigen
verläuft, meist über die Krise im Moment der Entscheidung, geschieht diese
plötzlich — d.h. die Entscheidung ist gefallen, ohne im Prozeß der Reflexion
gereift zu sein. Die Krise ist hier nicht der Motor, sondern die Folge des
Entschlusses zur Veränderung. Der „plötzliche lebensgeschichtliche Wandel" wurde daraufhin mit den beiden von M. Balint beschriebenen therapeutischen Phänomenen „Flash" und „Neubeginn" in Beziehung gesetzt. Dabei
zeigte sich, wie in der psychoanalytischen Literatur Mißverständnisse
entstehen können, wenn zeitlich-historische Phänomene räumlich gedacht
werden.

Das gemeinsame Merkmal von „allmählicher lebensgeschichtlicher
Veränderung" und „plötzlichem lebensgeschichtlichen Wandel" wurde im
Charakter der Krise offenbar, die als Stillstand und zugleich wesentlicher
Bestandteil von Entwicklung und Werden eine paradoxe Struktur aufweist.
Im „Werden" gab sich schließlich die elementarste Kategorie des lebensge-
schichtlichen Wandels zu erkennen. Der Begriff des „Werdens" bei von
Gebsattel und des „tragenden Getragenseins" bei Zutt wurden diskutiert
und ihre Problematik aufgezeigt. Für diese Untersuchung genügte es, den
Begriff des Werdens rein phänomenologisch aufzufassen und ihn von dieser
Bestimmung her in seiner Bedeutung für Entwicklung und Reifen des
Einzelnen darzustellen: als Werden, welches die Zukunft der Erfüllung
eigener Möglichkeiten eröffnet. Sein Gegenteil, der „Stillstand des Werdens" ließ sich daran anschließend in die verschiedenen Formen: des
Beharrens, der Wiederholung und der rückschreitenden Entwicklung auf-
gliedern.

In einem weiteren Kapitel wurde kurz die Frage der Intersubjektivität
in ihrer Bedeutung für die Konstituierung der Lebensgeschichte erläutert.
Psychotherapie ließ sich abschließend als „Gang durch die Möglichkeiten"
der durch die Partner des Dialogs konstituierten „gemeinsamen Welt"
definieren.

Literatur

Abraham K (1969) Versuch einer Entwicklungsgeschichte der Libido aufgrund der Psychoanalyse seelischer Störungen. In: Abraham K (Hrsg) Psychoanalytische Studien zur Charakterbildung. Frankfurt a.M.: Fischer, S. 113—183

Adler A (1973) Der Sinn des Lebens. Frankfurt a.M.: Fischer TB

Allport G W (1949) Persönlichkeit. Stuttgart: Klett

Allport G W (1970) Gestalt und Wachstum der Persönlichkeit. Meisenheim am Glan: Hain

Auersperg A Prinz (1963) Großhirnpathologische Syndrome als Zeitigungsstörungen der Aktualgenese. In: Schaltenbrand G (Hrsg) Zeit in nerven-ärztlicher Sicht. Stuttgart: Enke, S. 19—31

Augustinus (1955) Bekenntnisse. Frankfurt a.M.: Fischer

Baeyer W von (1955) Der Begriff der Begegnung in der Psychiatrie. Der Nervenarzt 26, 369—376

Balint M. (1966) Die Urformen der Liebe und die Technik der Psychoanalyse. Stuttgart: Klett, Bern: Huber

Balint M. (1978) Therapeutische Aspekte der Regression. Die Theorie der Grundstörung. Stuttgart: Klett

Balint E; Norell I S (1975) Fünf Minuten pro Patient. Frankfurt a.M.: Suhrkamp

Bayer E (1960) Wörterbuch zur Geschichte. Stuttgart: Kröner

Binswanger L (1922) Einführung in die Probleme der allgemeinen Psychologie. Berlin: Springer

Binswanger L (1928) Lebensfunktion und innere Lebensgeschichte. Mschr Psychiat Neurol 68, 52—79

Binswanger L (1931) Geschehnis und Erlebnis. Mschr Psychiat Neurol 80, 243—273

Binswanger L (1947 u. 1955) Ausgewählte Vorträge und Aufsätze; I Zur phänomenologischen Anthropologie (1947); II Zur Problematik der psychiatrischen Forschung und zum Problem der Psychiatrie (1955). Bern: Francke

Binswanger L (1953) Grundformen und Erkenntnis menschlichen Daseins. Zürich: Niehans

Binswanger L (1957) Schizophrenie. Pfullingen: Neske

Blankenburg W (1958) Daseinsanalytische Studie über einen Fall paranoider Schizophrenie. Schweiz Arch Neurol Psychiat 81, 9—105

Blankenburg W (1971) Der Verlust der natürlichen Selbstverständlichkeit. Stuttgart: Enke

Blankenburg W (1977) Die Daseinsanalyse. In: Eicke D (Hrsg) Die Psychologie des XX. Jhdts. Bd. III. Zürich: Kindler, 941—964

Blankenburg W.(1981) Nomothetische und idiographische Methodik in der Psychiatrie. Schweiz Arch Neurol Neurochir Psychiat 128, 13—20

Blankenburg W (1983) Biographie und Krankheit. In: Medicus oecologicus. der Internationalen Mediziner-Arbeitsgemeinschaft in Pfalzgrafenweiler, X 1983, 45—96

Blankenburg W (1985) „Geschichtlichkeit" als Perspektive von Lebensgeschichte und Krankengeschichte. In: Bühler K-E, Weiß H (Hrsg) Kommunikation und Perspektivität. Würzburg: Königshausen u. Neumann 67—73

Bleuler E (1975) Lehrbuch der Psychiatrie. 13. Aufl., bearbeitet von M Bleuler. Berlin, Heidelberg, New York: Springer

Bollnow O F (1956) Das Wesen der Stimmungen. Frankfurt a.M.: Klostermann

Bollnow O F (1962) Maß und Vermessenheit des Menschen. Philosophische Aufsätze. Göttingen: Vandenhoeck & Ruprecht

Bollnow O F (1969) Existenzphilosophie. Stuttgart, Berlin, Köln, Mainz: Kohlhammer

Bollnow O F (1977) Das richtige Verhältnis zur Zeit. Confinia psychiatrica 20, 209—227

Boss M (1957) Psychoanalyse und Daseinsanalytik. Bern, Stuttgart: Huber

Boss M (1971) Grundriß der Medizin. Bern, Stuttgart, Wien: Huber

Bräutigam W (1961) Psychotherapie in anthropologischer Sicht. Beiträge aus der allgemeinen Medizin. Stuttgart: Enke

Buber M (1951) Gleitwort zu: Hans Trüb, Heilung aus der Begegnung. In: Trüb H: Heilung aus der Begegnung, Stuttgart: Klett, S. 9—13

Bühler Ch (1931) Kindheit und Jugend. Leipzig: Hirzel

Bühler Ch (1933) Der menschliche Lebenslauf als psychologisches Problem. Leipzig: Hirzel. Göttingen: Hogrefe 1959, 2. Aufl.

Bühler Ch; Massarik F (Hrsg) (1969) Lebenslauf und Lebensziele. Studien in humanistisch-psychologischer Sicht. Stuttgart: Fischer

Bühler K-E (1986) Psychoanalyse oder Daseinsanalyse. Daseinsanalyse 3, 267—289

Bürger-Prinz H (1940) Julius Langbehn, der Rembrandtdeutsche. Leipzig: Barth

Buytendijk F J J (1951) Zur Phänomenologie der Begegnung. In: Fröbe-Kapteyn O (Hrsg) Mensch und Ritus. Eranos Jahrbuch 1950. Zürich: Rhein, S. 431—486

Capelle W (1968) Die Vorsokratiker. Stuttgart: Körner

Christian P (1952) Das Personenverständnis im modernen medizinischen Denken. Tübingen: Mohr

Clauser G (1963) Lehrbuch der biographischen Analyse. Stuttgart: Thieme

Condrau G (1965) Daseinsanalytische Psychotherapie. Bern: Huber

Condrau G (1968) Einführung in die Psychotherapie. Olten: Walter

Condrau G (1985) Zeiterfahrung und Gestimmtheit. In: Bühler K-E; Weiß H (Hrsg) Kommunikation und Perspektivität. Würzburg: Königshausen u. Neumann, S. 37—46

Cooper B (1980) Die Rolle von Lebensereignissen bei der Entstehung von psychischen Erkrankungen. Nervenarzt 51, 321—331

Csef H (1985) Integrierte Psychosomatik bei Vertretern der Medizinischen Anthropologie. Nervenheilkunde 4, 238—243

Csef H; Wyss D (1985) Die Bedeutung von Bindung und Trennung für die Entstehung von Krankheiten. Der Nervenarzt 56, 245—251

Darwin Ch (1986) Der Ausdruck der Gemütsbewegungen bei dem Menschen und den Tieren (1872). Nördlingen: Greno

Demandt A (1983) Natur- und Geschichtswissenschaft im 19. Jhdt. Ber Wiss-Gesch 6, 59—78

Demandt A (1984) Ungeschehene Geschichte. Göttingen: Vandenhoeck & Ruprecht

De Mause L (1980) Hört ihr die Kinder weinen. Frankfurt a.M.: Suhrkamp

Dieckhöfer K (1977) Wege der Biographik. In: Vogel Th; Vliegen J (Hrsg) Diagnostische und therapeutische Methoden in der Psychiatrie. Stuttgart: Thieme, 110—123

Dilthey W (1922) Das Leben Schleiermachers. (Hrsg: H Mulert) Berlin, Leipzig

Dilthey W (1957) Ideen über eine beschreibende und zergliedernde Psychologie (1894) In: Dilthey W (1957) Die geistige Welt. Gesammelte Werke, Bd. V. Stuttgart: Teubner. Göttingen: Vandenhoeck & Ruprecht, 139—240.

Dilthey W (1981) Der Aufbau der geschichtlichen Welt in den Geisteswissenschaften. Frankfurt a.M.: Suhrkamp

Dollard J (1949) Criteria for the Life History. New York: Smith
Droysen J G (1977) Historik (1857). Stuttgart, Bad Cannstatt: Fromann-Holzboog
Ellenberger H F (1959) Der Gesichtskreis der Schweizer Psychologie. In: Bracken H von;
    David H P (Hrsg) Perspektiven der Persönlichkeitstheorie. Bern und Stuttgart: H.
    Huber, S. 81—93
Erikson E H (1970) Jugend und Krise (1968) Stuttgart: Klett
Ernst C; von Luckner N (1985) Stellt die Frühkindheit die Weichen? Stuttgart: Enke
Fenichel O (1980) Perversionen, Psychosen, Charakterstörungen. Psycho-analytische
    spezielle Neurosenlehre (1931) Darmstadt: Wissenschaftliche Buchgesellschaft
Fest, J C (1973) Hitler. Frankfurt a.M., Berlin, Wien: Ullstein
Fischle-Carl H (1980) Aus der Krankengeschichte eines Tagträumers. In: Bräutigam W
    (Hrsg) Medizinisch-psychologische Anthropologie. Darmstadt: Wissenschaftliche
    Buchgesellschaft, S. 32—50
Frankl V E (1959) Das Menschenbild der Seelenheilkunde. Stuttgart: Hippokrates
Frankl V E (1972) Der Wille zum Sinn. Bern, Stuttgart, Wien: Huber, S. 191
Freud S (1892) Ein Fall von hypnotischer Heilung nebst Bemerkungen über die Entste-
    hung hysterischer Symptome durch den Gegenwillen. G W (G W: Gesammelte Werke.
    London: Imago Publishing 1940—1952) Bd. I
Freud S (1900) Die Traumdeutung. Studienausgabe Bd. II. Frankfurt a.M.: Fischer
Freud S (1904) Die Freudsche psychoanalytische Methode. Studienausgabe Ergänzungs-
    band. Frankfurt a.M.: Fischer 1975, S. 99—106
Freud S (1905) Drei Abhandlungen zur Sexualtheorie. Studienausgabe Bd. V. Frankfurt
    a.M.: Fischer 1972, S. 37—145
Freud S (1909) Bemerkungen über einen Fall von Zwangsneurose. Studien-ausgabe Bd.
    VII. Frankfurt a.M.: Fischer 1973, S. 31—103
Freud S (1910) Eine Kindheitserinnerung des Leonardo da Vinci. Studien-ausgabe Bd. X.
    Frankfurt a.M.: Fischer 1969, S. 87—159
Freud S (1912) Zur Dynamik der Übertragung. Studienausgabe Ergänzungsband. Frank-
    furt a.M.: Fischer 1975, S. 157—168
Freud S (1913) Das Interesse an der Psychoanalyse. G W Bd. VIII
Freud S (1914a) Zur Geschichte der psychoanalytischen Bewegung. G W Bd. X
Freud S (1914b) Erinnern, Wiederholen und Durcharbeiten. Studienausgabe Ergänzungs-
    band. Frankfurt a.M.: Fischer 1975, S. 205—215
Freud S (1915a) Das Unbewußte. Studienausgabe Bd. III. Frankfurt a.M.: Fischer 1975, S.
    119—172
Freud S (1915b) Übersicht der Übertragungsneurosen. Frankfurt a.M.: Fischer 1985
Freud S (1915-17) Vorlesungen zur Einführung in die Psychoanalyse. Studienausgabe Bd.
    I. Frankfurt a.M.: Fischer 1969, 34-445
Freud S (1919) Das Unheimliche. Studienausgabe Bd. IV. Frankfurt a.M.: Fischer 1970, S.
    241—274
Freud S (1920) Jenseits des Lustprinzips. Studienausgabe Bd. III. Frankfurt a.M.: Fischer
    1975, S. 213—272
Freud S (1937) Die endliche und die unendliche Analyse. Studienausgabe Ergänzungs-
    band. Frankfurt a.M.: Fischer 1975, S. 351—392
Freud S (1975) Studienausgabe Bd. III. Frankfurt a.M.: Fischer
Freud S (1986) Briefe an Wilhelm Fließ. (Hrsg: J M Masson) Frankfurt a.M.: Fischer
Fried G (1982) Das Nahe suchen. Berlin: Wagenbach
Gadamer H G (1965) Wahrheit und Methode. Tübingen: Mohr, 2. Aufl.
Gadamer H G (1967) Kleine Schriften I. Philosophie, Hermeneutik. Tübingen: Mohr
Gadamer H G (1972) Kleine Schriften III. Idee und Sprache. Tübingen: Mohr
Gaupp R (1914) Zur Psychologie des Massenmords: Hauptlehrer Wagner von Degerloch.
    Berlin: Springer
Gebsattel V E von (1954) Prologomena einer medizinischen Anthropologie. Berlin, Göttin-
    gen, Heidelberg: Springer

Gehlen A (1950) Der Mensch. Bonn: Athenäum

Gehlen A (1956) Urmensch und Spätkultur. Bonn: Athenäum

George A L and George J L (1971) Psychoanalyse und historische Biographie. In: Wehler H-U (Hrsg) Geschichte und Psychoanalyse. Köln: Kiepenheuer & Witsch, S. 78—100

Goethe J W von(1962) Dichtung und Wahrheit (1811-1813). München: Deutscher Taschenbuch-Verlag, Bd. 22—24

Gruhle H W (1912) Die Ursache der jugendlichen Verwahrlosung und Kriminalität. Heidelberg: Springer

Gruhle H W (1953) Geschichtsschreibung und Psychologie. Bonn: Bouvier

Guardini R (1958) Sigmund Freud und die Erkenntnis der menschlichen Wirklichkeit. Jb f Psychol Psychother 5, 97—107

Habermas J (1968) Erkenntnis und Interesse. Frankfurt a.M.: Suhrkamp

Häfner H (1961) Psychopathen. Daseinsanalytische Untersuchungen zur Struktur und Verlaufsgestalt von Psychopathien. Berlin, Göttingen, Heidelberg: Springer

Häfner H (1962) Struktur und Verlaufsgestalt manischer Verstimmungsphasen. Jb Psychol Psychother med Anthrop 9, 196—217

Häfner H (1986) Einleitung in den psychiatrischen Teil. In: Hersch I; Lochmann J M; Wiehl R (Hrsg) K. Jaspers, Philosoph, Arzt, politischer Denker. München: Piper, S. 83—87

Hartmann F (1985) Zeitgestalt und Dauer im Kranksein. Psychother med Psychol 35, 32—40

Hartmann N (1964) Der Aufbau der realen Welt. Berlin: de Gruyter

Heidegger M (1984) Sein und Zeit. Tübingen: Niemeyer

Hessler M; Lamprecht F (1986) Der Effekt stationärer psychoanalytisch orientierter Behandlung auf den unbehandelten Partner. Psychother med Psychol 36, 173—178

Hicklin A (1987) Bedeutung der Lebensgeschichte in der daseinsanalytischen Psychotherapie. Daseinsanalyse 4, 1—6

Hildesheimer W (1977) Mozart. Frankfurt a.M.: Suhrkamp

Hoffmann S O (1987) Forschungstendenzen im Bereich von Psychotherapie und Neurosenlehre in den letzten 15 Jahren — Ein persönlicher Eindruck. Psychother med Psychol 37, 10—14

Hübner K (1978) Kritik der wissenschaftlichen Vernunft. Freiburg i.Br., München: Alber

Hüttenberger D (1984) Der historische Augenblick. In: Thomsen Ch W; Holländer H (Hrsg) Augenblick und Zeitpunkt. Darmstadt: Wissenschaftliche Buchgesellschaft

Ideler K W (1841) Biographien Geisteskranker in ihrer psychologischen Entwicklung. Berlin: Schroeder

Jacob W (1978) Kranksein und Krankheit. Anthropologische Grundlagen einer Theorie der Medizin. Heidelberg: Hüthig

Janz P (1966) Eine unbekannte Abhandlung V. v. Weizsäckers über die epileptische Persönlichkeit. Jb f Psychother med Psychol 14, 16—20

Jaspers K (1922) Strindberg und van Gogh. München: Piper

Jaspers K (1950) Nietzsche. Einführung in das Verständnis seines Philosophierens. Berlin: de Gruyter, 3. Aufl.

Jaspers K (1955) Schelling. Größe und Verhängnis. München: Piper

Jaspers K (1957) Die großen Philosophen. Band 1. München: Piper

Jaspers K (1963) Gesammelte Schriften zur Psychopathologie. Berlin, Göttingen, Heidelberg: Springer

Jaspers K (1973) Allgemeine Psychopathologie. Berlin, Heidelberg, New York: Springer, 9. Aufl.

Jones, E (1960,1962,1962) Das Leben und Werk von S. Freud. Bern, Stuttgart: Huber. Bd. 1 1960, Bd. 2 1962, Bd. 3 1962

Jonckheere P (1988) Der Fall Gunther. Daseinsanalyse 5, 56—67

Jüttemann G (Hrsg)(1986) Die Geschichtlichkeit des Seelischen. Weinheim: Beltz

Jüttemann G; Thomae H (Hrsg) (1987) Biographie und Psychologie. Springer: Berlin, Heidelberg, New York, London, Paris, Tokyo

Jung C G (1976) Die Archetypen und das kollektive Unbewußte. Freiburg i.Br.: Olten und Walter

Jung C G (1984) Menschenbild und Gottesbild. Freiburg i.Br.: Olten und Walter

Katschnig H (Hrsg) (1980) Sozialer Streß und psychische Erkrankung. München, Berlin, Baltimore: Urban & Schwarzenberg

Kessler H (1983) Bauformen der Esoterik. Freiburg: Aurum

Klages L (1937) Der Mensch und das Leben. Jena: Diederichs

Klein M (1932) Die Psychoanalyse des Kindes. Wien: Internationaler Psychoanalytischer Verlag

Kloos G (1938) Störungen des Zeiterlebens in der endogenen Depression. Der Nervenarzt 5, 225—244.

Kornbichler Th (1986) Tiefenpsychologische Biographik. Phil. Diss. Berlin (Fachbereich 16, Geschichtswissenschaft/Friedrich-Meinecke-Institut)

Kraepelin E (1916) Einführung in die psychiatrische Klinik. Leipzig: Barth, 3. Aufl.

Kraus A (1984) Melancholie und Zeit in phänomenologisch-identitätstheoretischer Sicht. Referat vor dem Würzburger Kreis für anthropol. und daseinsanalyt. Medizin und Psychologie. 13.5.1984, unveröffentl. Manuskript

Kraus Fr (1926) Allgemeine und spezielle Pathologie der Person. Klinische Syzygiologie. Leipzig: Thieme

Krehl L von (1918) Pathologische Physiologie. Leipzig: Vogel, 9. Aufl.

Krehl L von (1930) Entstehung, Erkennung und Behandlung Innerer Krankheiten. Bd. I. Leipzig: Vogel, 13. Aufl.

Kretschmer W (1949) Körperbau und Charakter. Berlin: Springer, 23./24. Aufl.

Kris F (1956) The Personal Myth: A Problem in Psychoanalytic Technic. J of the Americ Psychoanal Assoc 4, 653—681

Krueger F (1967) Über das Gefühl. Zwei Aufsätze. Darmstadt: Wissenschaftliche Buchgesellschaft

Künzler E (1986) Freuds Lehre von den Lebens- und Todestrieben — eine „biologische Psychologie" oder eine „Mythologie"? Jahrbuch der Psychoanalyse 18, 77—99

Kütemeyer W (1963) Die Krankheit in ihrer Menschlichkeit. Göttingen: Vandenhoeck & Ruprecht

Kuhn R (1946) Daseinsanalyse eines Falles von Schizophrenie. Mschr Psychiat Neurol 112, 233—257

Kuhn R (1948) Mordversuch eines depressiven Fetischisten und Sodomisten an einer Dirne. Mschr Psychiat Neurol 116, 66—151

Kuhn R (1952/53) Zur Daseinsstruktur einer Neurose. Jb f Psychol Psychother 1, 207—222

Kuhn R (1960) Aus einer Psychotherapiestunde. In: Höfling H (Hrsg) Beiträge zu Philosophie und Wissenschaft. W. Szilasi zum 70. Geburtstag. München: Francke, 129—139

Kunz H (1975) Grundfragen der psychoanalytischen Anthropologie. Ausgew. Abhandlungen (Hrsg: H Balmer) Göttingen: Vandenhoeck & Ruprecht

Lain-Entralgo P (1950) Heilkunde in geschichtlicher Entscheidung. Salzburg: Müller

Lange-Eichbaum W (1928) Genie — Irrsinn und Ruhm. München: Reinhardt

Langegger F (1983) Doktor, Tod und Teufel. Frankfurt a.M.: Suhrkamp

Lehmann G (1982) Menschsein ist Mitsein. Göttingen: Vandenhoeck & Ruprecht

Leonhard K (1986) Aufteilung der endogenen Psychosen und ihre differenzierte Ätiologie. Berlin: Akademie Verlag

Lersch Ph, Thomae H (Hrsg) (1960) Persönlichkeitsforschung und Persönlichkeitstheorie. Handbuch der Psychologie Bd. 4. Göttingen: Hogrefe

Lévi-Strauss C (1967) Strukturale Anthropologie. Frankfurt a.M.: Suhrkamp

Loewald H W (1986) Psychoanalyse. Stuttgart: Klett-Cotta

Lorenzer A (1974) Die Wahrheit der psychoanalytischen Erkenntnis. Ein historisch-materialistischer Entwurf. Frankfurt a.M.: Suhrkamp

Masson J M (1984) Was hat man Dir Du armes Kind getan? Hamburg: Rowohlt

Mathey F J (1960) Zur Schichttheorie der Persönlichkeit. In: Lersch Ph; Thomae H (Hrsg) Persönlichkeitsforschung und Persönlichkeitstheorie. Handbuch der Psychologie Bd. 4. Göttingen: Hogrefe, S. 437—467

Mazlish B (1972) Autobiographie und Psychoanalyse. In: Mitscherlich A (Hrsg) Psychopathographien I. Frankfurt a.M.: Suhrkamp, S. 261—287

Merleau-Ponty M (1966) Phänomenologie der Wahrnehmung. Berlin: De Gruyter

Meyer C F (1963) Sämtliche Werke. Bd. I. Bern: Benteli

Miller A (1979) Das Drama des begabten Kindes. Frankfurt a.M.: Suhrkamp

Miltner M; Birbaumer N; Gerber W-D (1986) Verhaltensmedizin. Berlin, Heidelberg, New York, Tokyo: Springer

Minkowski E (1923) Bleulers Schizoidie und Syntonie und das Zeiterlebnis. Z f d ges Neurol u Psychiatr 82, 212—230

Minkowski E (1955) Zum Problem der erlebten Zeit. Stud gen 8, 601—607

Minkowski E (1971) Die gelebte Zeit. Bd. I. Salzburg: Müller

Mitscherlich A (1971) Krankheit als Konflikt. Bd. I, II. Frankfurt a.M.: Suhrkamp, 6. Aufl.

Moebius P J (1903 ff) Ausgewählte Werke. Leipzig: Barth (z.B. Bd. 2 u. 3: Goethe 1903; Bd. 4: Schopenhauer 1904; Bd. 5: Nietzsche 1904)

Monk M ; Mendeloff A J; Siegel Ch J and Lielienfeld A (1970) An Epidemiological Study of Ulcerative Colitis and Regional Enteritis among Adults in Baltimore III. J chron Dis 22, 565—578

Müller L G (1986) Mikroskopie der Seele — Zur Entstehung der Psychologie aus dem Geist der Beobachtungskunst im 18. Jhdt. In: Jüttemann G (Hrsg) Die Geschichtlichkeit des Seelischen. Weinheim: Beltz, S. 185—208

Neumann E (1984) Ursprungsgeschichte des Bewußtseins. Frankfurt a.M.: Fischer TB

Nishimaru S (1976) Die „verhaltensanalytische" Behandlung einer schweren Defektschizophrenen. Z f Klin Psychol Psychother 24, 43—48

Nissen G (1977) Psychopathologie des Kindesalters. Darmstadt: Wissenschaftliche Buchgesellschaft

Nunberg H; Federn E (Hrsg) (1976) Protokolle der Wiener psychoanalytischen Vereinigung. Bd. I. Frankfurt a.M.: Fischer

Pauleikhoff B (1986) Endogene Psychosen. Hürtgenwald: Pressler

Peters U H (1977) Wörterbuch der Psychiatrie und medizinischen Psychologie. München, Wien, Baltimore: Urban & Schwarzenberg

Pfahler G (1964) Der Mensch und seine Vergangenheit. Stuttgart: Klett

Pohlen U (1984) Psychoanalyse als Mantik. In: Lohmann M (Hrsg) Die Psychoanalyse auf der Couch. Frankfurt a.M.: Qumran, S. 125—157

Pongratz L J (1961) Psychologie menschlicher Konflikte. Göttingen: Hogrefe

Pongratz L J (1967) Problemgeschichte der Psychologie. Bern, München: Francke

Proust M (1976) Auf der Suche nach der verlorenen Zeit. Frankfurt a.M.: Suhrkamp

Rahner K (1968) Das Opfer in der Selbstwerdung. In: Zacharias G (Hrsg) Dialog für den Menschen. Festschrift für W. Bitter, Stuttgart: Klett

Revers W J (1964) Der biographische Aspekt in der Sozialpsychologie. Jb f Psychol Psychother med Anthropol 11, 193—211

Revers W J (1966) Über die Hoffnung. Die anthropologische Bedeutung der Zukunft. Jb f Psychol Psychother med Anthropol 14, 175—185

Revers W J (1972) Gefühl, Wille, Persönlichkeit. In: Katz D; Katz R (Hrsg) Kleines Handbuch der Psychologie. Basel, Stuttgart: Schwabe, S. 198—254

Revers W J (1985) Psyche und Zeit. Salzburg, München: Pustet

Ricoeur P (1969) Die Interpretation. Ein Versuch über Freud. Frankfurt a.M.: Suhrkamp

Ricoeur P (1974) Hermeneutik und Psychoanalyse. München: Kösel

Rössler D (1959) Krankheit und Geschichte in der Anthropologischen Medizin. In: Siebeck R: Medicus Viator. R. Siebeck zum 75. Geburtstag. Tübingen: Mohr, S. 165—179

Rogers C (1977) Therapeut und Klient. München: Kindler

Roheim G (1977) Psychoanalyse und Anthropologie. Frankfurt a.M.: Suhrkamp

Rombach H (1985) Zur Hermetik des Daseins. In: Bühler K E; Weiß H (Hrsg) Kommunikation und Perspektivität. Würzburg: Königshausen und Neumann, S. 13—19
Romein J (1948) Die Biographie. Bern: Francke
Rosenkötter L (1977) Die psychoanalytische Situation als Grundlage der psychoanalytischen Therapie. In: Eicke D (Hrsg) Die Psychologie des XX. Jhdts. Bd. III. Zürich: Kindler, S. 1069—1077
Rousseau J-J (1985) Bekenntnisse. Frankfurt a.M.: Insel
Sartre P (1971) Das Imaginäre. Reinbek b. Hamburg: Rowohlt
Schaltenbrand G (1963) Zeit in nervenärztlicher Sicht. Stuttgart: Enke
Schelling W A (1978) Sprache, Bedeutung und Wunsch. Beiträge zur psychologischen Hermeneutik. Berlin: Duncker und Humblot
Schelling W A (1985) Lebensgeschichte und Dialog in der Psychotherapie. Göttingen: Vandenhoeck & Ruprecht
Scheuer H (1979) Biographie. Studien zur Funktion und zum Wandel einer literarischen Gattung vom 18. Jhdt. bis zur Gegenwart. Stuttgart: Metzler
Schneider K (1976) Klinische Psychopathologie. Stuttgart: Thieme
Schramm W (1978) Georg Friedrich Grotefend, erster Entzifferer der Keilschrift. In: Eggebrecht A; Konrad W; Pusch E B (Hrsg) Sumer, Assur, Babylon. Ausstellung des Roemer- und Pelizaeus-Museums Hildesheim 1978. Mainz: Zabern, S. 60—73
Schultz-Hencke H (1951) Lehrbuch der analytischen Psychotherapie. Stuttgart: Thieme
Siebeck R (1953) Medizin in Bewegung. Stuttgart: Thieme, 2. Aufl.
Straus E (1928) Das Zeiterlebnis in der endogenen Depression und in der psychopathischen Verstimmung. Mschr f Psychiat 68, 640—656
Straus E (1956) Vom Sinn der Sinne. Berlin, Göttingen, Heidelberg: Springer, 2. Aufl.
Straus E (1963) Psychiatrie und Philosophie. In: Gruhle H W; Jung R; Mayer-Gross W; Müller M (Hrsg) Psychiatrie der Gegenwart. Bd. I/2. Berlin, Göttingen, Heidelberg: Springer, S. 926—996
Straus E (1930) Geschehnis und Erlebnis. Berlin: Springer 1978
Tausch R (1963) Gesprächspsychotherapie. Göttingen: Hogrefe
Tellenbach H (1976) Melancholie. Berlin, Heidelberg, New York: Springer, 3. Aufl.
Ten Bruggenkate G (1971) Allgemeine Sinnesphysiologie. In: Gauer O H; Kramer K; Jung K (Hrsg) Physiologie des Menschen. München: Urban & Schwarzenberg, S. 171—194
Thiele R (1948) Über den Gebrauch von Raumbildern in der Psychologie, insbesondere über Wesen und Erkenntniswert der psychologischen Schichttheorien. Stud Gen 1, 144—156
Thomae Hans(1951) Biographie und Psychologie. Die Sammlung 6, 443—455
Thomae Hans (1952) Die biographische Methode in den anthropologischen Wissenschaften. Stud Gen 5, 163—177
Thomae Hans (1955) Persönlichkeit. Eine dynamische Interpretation. Bonn: Bouvier & Co. 2. Aufl.
Thomae Hans (1960) Der Mensch in der Entscheidung. München: Barth
Thomae Hans (1977) Fallstudie und Längsschnittuntersuchung. In: Strube G (Hrsg) Die Psychologie des XX. Jhdts. Bd. 5. Zürich: Kindler, S. 213—235
Thomae Helmut(1984) Der „Neubeginn" Michael Balints (1932) aus heutiger Sicht. Psyche 38, 516—542
Thomae H; Kächele H (1986) Lehrbuch der psychoanalytischen Therapie. Bd. I: Grundlagen. Berlin, Heidelberg, New York, Paris, London, Tokyo: Springer
Tölle R (1966) Katamnestische Untersuchungen zur Biographie abnormer Persönlichkeiten. Monographien aus dem Gesamtgebiete der Neurologie und Psychiatrie, H 116. Berlin, Heidelberg, New York: Springer
Tucholsky K (1982) Unser ungelebtes Leben. Briefe an Mary. Reinbek bei Hamburg: Rowohlt
Uexküll J von (1956) Streifzüge durch die Umwelten von Tieren und Menschen. Bedeutungslehre. Hamburg: Rowohlt

Uslar D von (1969) Die Wirklichkeit des Psychischen. Pfullingen: Neske
Uslar D von (1973) Zeit als Dimension des Psychischen. Neue Zürcher Zeitung vom 4. 3.
    1973
Van den Berg J H (1960) Metabletica. Über die Wandlung des Menschen. Göttingen:
    Vandenhoeck & Ruprecht
Wahrig G (1972) Deutsches Wörterbuch. Berlin, München, Wien: Bertelsmann Lexikon
    Verlag
Wallerstein R S (1986) Forty-Two Lives in Treatment. A Study of Psycho-analysis and
    Psychotherapy. New York, London: The Guilford Press
Weber M (1964) Soziologie, — weltgeschichtliche Analysen — Politik. Stuttgart: Kröner
Weiß H (1984) Zeitlichkeit bei Bergson und Minkowski. Daseinsanalyse 1, 203—275.
Weiß H (1986) Der Andere in der Übertragung. Habilitationsschrift. Med. Fak. Würzburg
Weiß H (1987) Zur Zeitstruktur der Übertragung. Daseinsanalyse 4, 38—50
Weizsäcker V von (1923) Das Antilogische. Psychol Forsch 3, 295—318
Weizsäcker V von (1925) Ludolf von Krehl. Münch med Wschr 72, 1252
Weizsäcker V von (1926) Der Arzt und der Kranke. Kreatur 1, 69 ff
Weizsäcker V von (1946a) Anonyma. Bern: Francke
Weizsäcker V von (1946b) Studien zur Pathogenese (1935). Wiesbaden: Thieme
Weizsäcker V von (1947a) Fälle und Probleme. Beiträge aus der allgemeinen Medizin. H.
    3. Stuttgart: Enke
Weizsäcker V von (1947b) Körpergeschehen und Neurose (1933). Stuttgart: Klett
Weizsäcker V von (1949) Arzt und Kranker. Stuttgart: Koehler
Weizsäcker V von (1950) Diesseits und jenseits der Medizin. Stuttgart: Koehler
Weizsäcker V von (1956a) Pathosophie. Göttingen: Vandenhoeck & Ruprecht
Weizsäcker V von (1956b) Am Anfang schuf Gott Himmel und Erde; Grundfragen der
    Naturphilosophie (1920). Göttingen: Vandenhoeck & Ruprecht
Weizsäcker V von (1970) Der Gestaltkreis (1940). Frankfurt a.M.: Suhrkamp
Weizsäcker V von; Wyss D (1957) Zwischen Medizin und Philosophie. Göttingen: Vanden-
    hoeck & Ruprecht
Wesiack W (1986) Psychoanalyse und psychoanalytisch orientierte Therapieverfahren. In:
    Uexküll Th von (Hrsg) Psychosomatische Medizin. München, Wien, Baltimore: Urban
    & Schwarzenberg, S. 223—236
Wieck H H (1955) Zur Psychologie und Psychopathologie der Erinnerungen. Stuttgart:
    Thieme
Wiesenhütter E (1981) Grundbegriffe der Tiefenpsychologie. Darmstadt: Wissenschaftli-
    che Buchgesellschaft
Wilpert G von (1964) Sachwörterbuch der Literatur. Stuttgart: Kröner
Wyss D (1970) Strukturen der Moral. Göttingen: Vandenhoeck & Ruprecht
Wyss D (1972) Die tiefenpsychologischen Schulen von den Anfängen bis zur Gegenwart.
    Göttingen: Vandenhoeck & Ruprecht
Wyss D (1973) Beziehung und Gestalt. Göttingen: Vandenhoeck & Ruprecht
Wyss D (1976) Mitteilung und Antwort. Göttingen: Vandenhoeck & Ruprecht
Wyss D (1979) Abriß der psychoanalytischen „Neurosenlehren" und der Psychotherapie.
    In: Weitbrecht H J; Glatzel J (Hrsg) Psychiatrie im Grundriß. Berlin, Heidelberg, New
    York: Springer, S. 60—106
Wyss D (1980) Zwischen Logos und Antilogos. Göttingen: Vandenhoeck & Ruprecht
Wyss D (1982) Der Kranke als Partner. Lehrbuch der anthropologisch-integrativen
    Psychotherapie. Bd. I u II. Göttingen: Vandenhoeck & Ruprecht
Wyss D (1985) Biographie als Sinngebung des Sinnlosen. Zschr f klin Psychol Psychopath
    Psychother 33, 100—111
Wyss D (1987) Erkranktes Leben — kranker Leib. Göttingen: Vandenhoeck & Ruprecht
Wyss D ; Zacher A (1983) W. J. Revers Bedeutung für die moderne Psychologie. Zschr f klin
    Psychol Psychopath Psychother 31, 137—148

Zacher A (1978) Der Krankheitsbegriff bei Viktor von Weizsäcker. Anthropologie des kranken Menschen. Med Diss Würzburg

Zacher A (1985) Die Krankengeschichte und das „ungelebte Leben". Z f klin Psychol Psychpath Psychther 33, 51—57

Zacher A (1986) Die antiken Ursprungs- und Unterweltsmythen und die Theorie des Unbewußten bei S. Freud. Analytische Psychologie 17, 266—287

Zacher A (1987) Zur Tiefenpsychologie und Psychotherapie der Angstkrankheit. Referat vor dem wissenschaftlichen Symposium: Das Phänomen Angst. 13./14.2.87 in Heidelberg. In Druck

Zutt J (1963) Auf dem Wege zu einer anthropologischen Psychiatrie. Berlin, Heidelberg, New York: Springer

Namenverzeichnis

Stichwortverzeichnis